国家卫生健康委员会"十四五"规划教材

全国高等学校教材

供卫生信息管理、医学信息学及信息管理与信息系统等相关专业用

医学知识组织

U0207839

主　编　钱　庆　陈先来

副主编　李海燕　黄　芳　沈丽宁　侯跃芳

编　委　（以姓氏笔画为序）

成　颖（南京大学）　　　　　　　　　邰杨芳（山西医科大学）

刘海霞（中南大学）　　　　　　　　　罗　悦（成都中医药大学）

李玉明（首都医科大学燕京医学院）　　罗凌云（南华大学）

李玉玲（吉林大学）　　　　　　　　　侯跃芳（中国医科大学）

李军莲（中国医学科学院北京协和医学院　顾东晓（合肥工业大学）
　　　　　医学信息研究所）　　　　　钱　庆（中国医学科学院北京协和医学院

李海燕（中国中医科学院中医药信息研究所）　　　　医学信息研究所）

吴　响（徐州医科大学）　　　　　　　黄　成（重庆医科大学）

沈丽宁（华中科技大学同济医学院）　　黄　芳（首都医科大学）

陈先来（中南大学）

秘　书　李军莲（兼）

　　　　　邓盼盼（中国医学科学院北京协和医学院医学信息研究所）

人民卫生出版社

·北　京·

图书在版编目（CIP）数据

医学知识组织 / 钱庆，陈先来主编. —北京：人民卫生出版社，2022.11

全国高等学校卫生信息管理 / 医学信息学专业第三轮规划教材

ISBN 978-7-117-34094-6

Ⅰ. ①医…　Ⅱ. ①钱…②陈…　Ⅲ. ①医学－医学院校－教材　Ⅳ. ①R

中国版本图书馆 CIP 数据核字（2022）第 222814 号

| 人卫智网 | www.ipmph.com | 医学教育、学术、考试、健康，购书智慧智能综合服务平台 |
| 人卫官网 | www.pmph.com | 人卫官方资讯发布平台 |

医学知识组织

Yixue Zhishi Zuzhi

主　　编：钱　庆　陈先来

出版发行：人民卫生出版社（中继线 010-59780011）

地　　址：北京市朝阳区潘家园南里 19 号

邮　　编：100021

E - mail：pmph @ pmph.com

购书热线：010-59787592　010-59787584　010-65264830

印　　刷：中农印务有限公司

经　　销：新华书店

开　　本：850×1168　1/16　　印张：18

字　　数：508 千字

版　　次：2022 年 11 月第 1 版

印　　次：2023 年 1 月第 1 次印刷

标准书号：ISBN 978-7-117-34094-6

定　　价：76.00 元

打击盗版举报电话：**010-59787491**　　E-mail：**WQ @ pmph.com**

质量问题联系电话：**010-59787234**　　E-mail：**zhiliang @ pmph.com**

数字融合服务电话：**4001118166**　　E-mail：**zengzhi @ pmph.com**

全国高等学校卫生信息管理／医学信息学专业规划教材第三轮修订

出 版 说 明

为进一步促进卫生信息管理／医学信息学专业人才培养和学科建设，提高相关人员的专业素养，更好地服务卫生健康事业信息化、数字化的建设发展，人民卫生出版社决定组织全国高等学校卫生信息管理／医学信息学专业规划教材第三轮修订编写工作。

医学信息学作为计算机信息科学与医学交叉的一门新兴学科，相关专业主要包括管理学门类的信息管理与信息系统、信息资源管理、大数据管理与应用，理学门类的生物信息学，工学门类的医学信息工程、数据科学与大数据技术，医学门类的生物医药数据科学、智能医学工程等。我国医学信息学及卫生信息管理相关专业的本科教育始于20世纪80年代中期，通过以课程体系和教学内容为重点的改革，取得系列积极成果。2009年人民卫生出版社组织编写出版了国内首套供卫生信息管理专业使用的规划教材，2014年再版，凝结了众多专业教育工作者的智慧和心血，与此同时，也有多个系列的医学信息学相关教材和专著出版发行，为我国高等学校卫生信息管理／医学信息学教育和人才培养做出了重要贡献。

当前，健康中国、数字中国加快建设，教育教学改革不断深化，对卫生信息管理／医学信息学人才的需求持续增加，知识更新加快，专业设置更加丰富，亟需在原有卫生信息管理课程与教材体系的基础上，建设适应新形势的卫生信息管理／医学信息学相关专业教材体系。2020年国务院办公厅发布《关于加快医学教育创新发展的指导意见》，对"十四五"时期我国医学教育创新发展提出了新要求，人民卫生出版社与中华医学会医学信息学分会在对国内外卫生信息管理／医学信息学专业人才培养和教材编写进行广泛深入调研的基础上，于2020年启动了第三轮规划教材的修订工作。随后，成立全国高等学校卫生信息管理／医学信息学专业规划教材第三届评审委员会、明确本轮教材编写原则、召开评审委员会会议和主编人会议，经过反复论证，最终确定编写11本规划教材，计划于2022年秋季陆续出版发行，配套数字内容也将同步上线。

本套教材主要供全国高等学校卫生信息管理、医学信息学以及信息管理与信息系统等相关专业使用。该套教材的编写，遵循全国高等学校卫生信息管理／医学信息学专业的培养目标，努力做到符合国家对高等教育提出的新要求、反映学科发展新趋势、满足人才培养新需求、适应学科建设新特点。在修订编写过程中主要体现以下原则和特点。

一是寓课程思政于教材思政。立德树人是教育的根本任务，专业课程和专业教材与思政教育深度融合，肩负高校教育为党育才、为国育人的历史重任。通过对国内外卫生信息管理／医学信息学专业发展的介绍,引导学生坚定文化自信;通过对医学信息安全与隐私保护相关伦理、政策法规等的介绍,培养和增强学生对信息安全、隐私保护的责任意识和风险意识。

二是培养目标更加明确。在以大数据、人工智能为代表的新一轮科技革命和产业变革新背景下,卫生健康信息化加快发展,医工、医理、医文更加交叉融合,亟需加大复合型创新人才培养力度,教材结构、内容、风格等以服务学生需求为根本。

三是统筹完善专业教材体系建设。由于卫生信息管理/医学信息学相关专业涉及医学、管理学、理学、工学等多个门类,不同高校在专业设置上也各具特色,加之学科领域发展迅猛、应用广泛,为进一步完善专业教材体系,本轮教材在进行整合优化的基础上,增加了《医学大数据与人工智能》《公众健康信息学》《医学知识组织》和《医学信息安全》等,以满足形势发展和学科建设的需要。

四是遵循编写原则,打造精品教材。认真贯彻"三基、五性、三特定"的编写原则,重点介绍基本理论、基本知识和基本技能;体现思想性、科学性、先进性,增强启发性和适用性;落实"三特定"即特定对象、特定要求、特定限制的要求。树立质量和精品意识,突出专业特色,统筹教材稳定性和内容新颖性,坚持深度和广度适宜、系统与精练相统一,同一教材和相关教材内容不重复,相关知识点具有连续性,减轻学生负担。

五是提供更为丰富的数字资源。为了适应新媒体教学改革与教材建设的新要求,本轮教材增加了多种形式的数字资源,采用纸质教材、数字资源(类型为课件、在线习题、微课等)为一体的"融合教材"编写模式,着力提升教材纸数内容深度结合、丰富教学互动资源。

希望本轮教材能够紧跟我国高等教育改革发展的新形势,更好地满足卫生健康事业对卫生信息管理/医学信息学专业人才的新需求。真诚欢迎广大院校师生在使用过程中多提供宝贵意见,为不断提高教材质量,促进教材建设发展,为我国卫生信息管理/医学信息学相关专业人才培养做出新贡献。

全国高等学校卫生信息管理 / 医学信息学专业规划教材第三轮修订

序　言

———

　　随着互联网、大数据、云计算、人工智能等信息技术在医学和卫生健康领域的广泛深入应用，信息技术与医学和卫生健康事业的结合日益紧密。医学和卫生健康领域的信息化、数字化、智能化，对于推动健康中国和数字中国建设、卫生健康事业高质量发展、深化医药卫生体制改革和面向人民健康的科技创新，实现人人享有基本医疗卫生服务、保障人民健康等具有极为重要的意义，迫切需要既了解医学与卫生健康行业又懂信息技术的复合型、高层次医学信息专业人才。

　　医学信息学是实现医学和卫生健康领域信息化、数字化、智能化高质量发展，以及推动健康中国、数字中国建设的重要基础，是引领和支撑医学和卫生健康事业发展的重要支柱。医学信息学作为一门计算机信息科学与医学交叉的新兴学科，已经成为医学的重要基础学科和现代医学的重要组成部分。它伴随着计算机信息技术在医学领域中的应用以及服务医学研究与实践的需要而产生，也随着服务于医学及相关领域的目标与活动而不断发展。目前，已涵盖与人类生命健康相关的各层次（分子—基因—蛋白—亚细胞—细胞—组织—器官—个体—群体）的医学应用，通过对医学信息（数据）的挖掘、有效组织和管理、开发与应用，实现对医学信息的充分利用和共享，提高医学管理与决策的质量和效率，全面赋能医学与卫生健康事业发展。

　　我国医学信息学的发展主要起步于医学图书和情报管理领域，早期主要集中在医院信息系统、医学情报研究、医学信息资源建设与服务等方面。20 世纪 80 年代中期开始，当时卫生部所属 4 所医学院校创办图书情报专业，开始了医学信息学专业教育的探索。经过 30 余年的建设，特别是进入新世纪以来，医学信息学发展迅速，加快形成为与理学、工学、管理学、医学相互交叉的新兴学科，涉及学科门类、专业类目众多，主要相关的如管理学门类的信息管理与信息系统、卫生信息管理、信息资源管理、大数据管理与应用，理学门类的生物信息学，工学门类的医学信息工程、数据科学与大数据技术，医学门类的健康数据科学、生物医药数据科学、智能医学工程等。目前，我国的卫生信息管理 / 医学信息学高等教育已形成以本科教育为基础、硕博士教育为龙头、专科教育为补充的多层次教育格局。与此同时，以课程体系和教学内容为重点的教学改革取得了系列成果，出版了一批内容新颖、富有特色的教材，包括规划教材、自编教材、翻译教材等。在全国高等学校规划教材建设方面，2009 年人民卫生出版社就组织编写并出版了国内首套共 9 本供卫生信息管理专业学生使用的教材，2014 年更新再版扩展至 11 本，为我国高等学校卫生信息管理 / 医学信息学教育做出了重要贡献。

　　随着计算机科学与信息技术的迅猛发展，健康中国建设的推进，医学信息学呈现诸多新特征，主要表现为，信息技术应用与卫生健康行业深度交融加快，数字健康成为健康服务的重要组成部分，信息技术与医学的深度融合推动新的医学革命，数据治理与开放共享、信息安全与隐私保护更加受到重视，医学信息学科发展加速。在此背景下，卫生信息管理/医学信息学人才需求持续增加，亟需建设适应新形势的相关专业教材体系，为培养复合型、高层次专业人才提供帮助。人民卫生出版社主动履行使命、担当作为，联合中华医学会医学信息学分会，在对国内外相关专业人才培养和教材编写进行深入调研的基础上，决定组织编写新一轮全国高等学校卫生信息管理/医学信息学专业教材，并将其作为国家卫生健康委员会"十四五"规划教材。

2020年人民卫生出版社成立全国高等学校卫生信息管理/医学信息学专业规划教材第三届评审委员会，由我担任主任委员，中华医学会医学信息学分会现任主任委员、中国医学科学院医学信息研究所钱庆研究员和候任主任委员、郑州大学第一附属医院刘章锁教授等8位专家学者担任副主任委员，来自全国高等院校、科研院所等机构的32位专家学者担任委员。评审委员会在现状调研和专家论证等基础上，紧密结合新形势、新需求，更好体现系统性、权威性、代表性和实用性，经反复论证对既往多个教材品种进行整合优化，针对前沿发展新增4个品种《医学信息安全》、《医学知识组织》、《医学大数据与人工智能》、《公众健康信息学》，最终确定11个品种，力求体现新的学科发展成果和更好满足人才培养需求。整套教材将于2022年秋陆续出版发行，配套数字内容也将同步上线。

经评审委员会和人民卫生出版社共同协商，从全国长期从事卫生信息管理/医学信息学相关教学科研工作的专家学者中，遴选出本套教材的主编和副主编。最终，11本教材共有主编18人、副主编40人、编委130余人，涵盖了全国110多所高校、科研院所和相关单位。

教材编写过程中，各位主编率领编委团队高度负责、精诚团结、通力合作、精益求精，高质量、高水平地完成了编写任务，中国医学科学院医学信息研究所的李姣研究员担任本套教材评审委员会的秘书，同人民卫生出版社共同完成了大量卓有成效的工作。我要特别指出的是，本轮教材的顺利出版，离不开人民卫生出版社的优质平台，离不开各参编院校、科研院所的积极参与，在此，我向各位领导的支持、专家同道的辛勤付出和做出的卓越贡献致以崇高的敬意，并表示衷心的感谢。

作为一门快速发展的新兴交叉学科，编写中尽可能反映学科领域的最新进展和主要成果，但囿于时间和水平等原因，难免存在错漏和不当之处，真诚欢迎各位读者特别是广大高等院校师生在使用过程中多提宝贵意见。

全国高等学校卫生信息管理/医学信息学专业

第三届教材评审委员会主任委员　代　涛

2022年秋于北京

主编简介

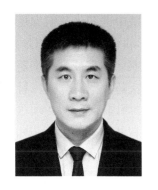

钱 庆

研究员,硕士生导师,中国医学科学院北京协和医学院医学信息研究所副所长,国家人口健康科学数据中心工程技术中心主任,国家广电总局医学融合出版知识技术重点实验室主任,兼任中华医学会第二十六届理事会理事、中华医学会医学信息学分会主任委员、中华中医药学会中医药信息学分会副主任委员、亚太医师编辑协会(APAME)副主席、全国信息与标准化技术委员会委员,《医学信息学杂志》主编, *Journal of Healthcare Informatics Research*、*Journal of Information and Data Science*、*Artificial Intelligence in Medicine*、《情报工程》《数据分析与知识发现》《数字图书馆论坛》《农业图书情报学报》等期刊编委。

长期从事医学信息学教学和科研工作。主讲医学信息学、医学知识组织、医学科学数据管理等课程,主要研究方向是医学知识组织、科学数据管理和医学信息学,侧重于语义化信息组织、智能信息检索、智能信息处理等关键技术及医学领域应用研究。主持多项国家重点研发计划、国家科技支撑计划及中国工程院、世界卫生组织等资助项目(课题),担任多部国家规划教材主编、副主编,以第一作者或通讯作者在国内外高水平期刊发表论文 100 余篇。

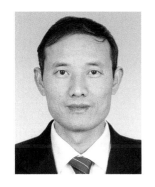

陈先来

教授,博士生导师,中南大学大数据研究院副院长,医疗大数据应用技术国家工程研究中心(中南大学)、医学大数据省部共建协同创新中心、湖南省医学大数据 2011 协同创新中心核心成员,医学信息研究湖南省教育厅高等学校重点实验室学术带头人,兼任中华预防医学会预防医学信息专业委员会常委,湖南省医学会医学信息学专业委员会副主任委员。2012 年在美国国立卫生研究院(NIH)访学。2013 年入选中南大学"531"人才工程。

从事医学信息学领域科研、教学工作近 30 年,主要研究方向为医学数据挖掘与决策支持系统、医学大数据。参与组织了湘雅医学大数据系统等项目建设,主持 / 参与国家重点研发计划"精准医学研究"专项子课题、国家社会科学基金、国家自然科学基金、湖南省科技计划项目等各级各类课题 10 余项。发表学术论文 60 余篇,作为主编、编委编写教材和专著 10 余部,获软件著作权 10 余项,申请发明专利 6 项,培养毕业研究生 20 余名,获省级教育教学成果特等奖 1 项。

副主编简介

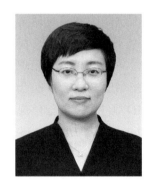

李海燕

医学博士，研究员，博士生导师。中国中医科学院中医药信息研究所所长，兼任国际标准化组织中医药技术委员会信息学联合工作组（JWG1）召集人，中国中西医结合学会信息专业委员会主任委员。主编或副主编著作 5 部，发表论文 100 余篇。主持研制并已发布《中医药数据集分类》《针刺表示的语义分类结构　第 6 部分：针刺效应》等 4 项国际标准，2 项国家标准；获省部级科学技术奖励 8 项，其中，"大数据智能环境下中医药知识组织体系构建与应用"获得 2021 年度中国中西医结合学会科学技术二等奖。

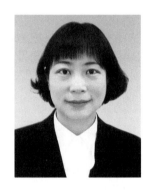

黄　芳

教授，硕士生导师，首都医科大学医学人文学院医学信息学系主任，《首都医科大学学报》编辑部主任，兼任中国高等教育文献保障系统（CALIS）全国医学文献信息中心学术委员，中华医学会医学信息分会委员。从事医学信息学教学工作 20 多年，主要研究方向为文献计量学、补充计量学、信息分析、信息素养教育等。主持北京市教育委员会社科计划等课题，作为副主编、编委参加多部教材的编写，发表多篇论文。

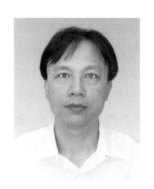

沈丽宁

副教授，硕士生导师。华中科技大学同济医学院医药卫生管理学院医药信息管理系主任，兼任国家卫生健康标准委员会卫生健康信息标准专业委员会委员、国际医学数字成像和通信标准（DICOM）中国委员会常委、国家医疗健康信息互联互通标准化成熟度测评专家、中国卫生信息与健康医疗大数据学会卫生信息标准专业委员会常委等学术职务。从事教学工作 20 年，主持和承担国家级、省部级科研课题 20 余项，出版专著 1 部，发表学术论文 80 多篇。主持或参与制定国家、行业及团体标准 80 余项。

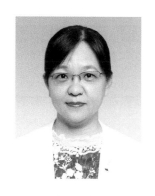

侯跃芳

博士，教授，硕士生导师。中国医科大学健康管理学院健康知识管理学教研室副主任、党支部书记，兼任中华医学会医学信息学分会教育学组委员，中国中西医结合学会信息专业委员会委员，辽宁省哲学社会科学评审专家。从事医学信息学教学科研工作20余年，承担"信息资源建设与组织"等多门本科生及研究生课程。从事医学数据挖掘研究，主持省级课题4项，参与国家级课题多项，发表核心期刊论文40余篇，作为副主编参编3部、作为编委参编5部教材。作为主要成员获得辽宁省教学成果二等奖、三等奖，辽宁省图书馆科研成果一等奖，多次被评为校级优秀教师。

前　　言

　　21 世纪以来，互联网技术的迅猛发展促进了信息呈指数级别发展，知识逐渐取代信息成为社会经济发展的战略性资源，科技发展进入"知识大发现"的跨界融合的新时代，医工、医理、医文交叉融合发展势不可挡。与此同时，随着生物医学信息资源飞速增长，医学知识缺乏有效组织，"知识迷航"和"知识过载"问题突出，知识获取、利用更加困难。如何实现在海量生物医学信息中对所需的有效知识进行快速、准确定位，对混乱信息进行有效序化，组织成为有用的医学知识，满足用户的知识需求，是当前医学信息资源利用的关键问题，也是当前医学信息学、卫生信息管理、情报学等相关学科的研究热点。作为复合型高级人才的医学信息学、卫生信息管理专业学生，应该掌握医学知识组织的相关理论与技能，方可适应社会的新需求。针对医学知识组织核心内容散在不同课程和教材中、不易利用的现状，在本轮规划教材中新增了教材《医学知识组织》。

　　内容上，本教材在继承深化"十一五"规划教材《医学信息资源建设与组织》中"文献信息组织"的同时，突破传统"知识组织即文献组织"的认知，将知识组织对象从医学文献拓展到网络信息及医学数据，力图全面体现本专业领域最新发展和实践，以利于学生系统学习与了解。教材主要包括：①医学知识组织理论基础；②医学知识组织目标、原则、方法与过程；③医学知识组织系统构建与服务；④医学知识处理与表示；⑤领域知识组织与知识图谱构建等。在遵循"三基"原则的基础上，本教材力求突出本领域的最新方法、技术和工具，全面介绍医学知识组织的基础理论、方法、原理与技术、各领域案例，以提高学生的医学知识组织素养和能力，从而培养出复合型、应用型的医疗卫生领域的专业信息管理人才。本教材兼顾理论与实用，在系统介绍医学知识组织基本理论、方法、技术的基础上，与医学各领域紧密结合，突出核心领域信息的组织方法、关键技术、典型知识组织系统及应用服务案例，以更好地指导学习实践。

　　为了更好地促进教与学，本教材在提供纸版教材的同时，立体化融合了相应的数字内容，提供了丰富的数字资源，以数字化手段呈现学科知识，充分发挥融合教材的特色与优势，便于教师更好地开展教学活动，学生更好地开展自学活动。

　　本教材密切结合医学知识组织发展与卫生信息人才培养的特点，可作为高等院校医学信息学、卫生信息管理、信息管理与信息系统、图书情报、自然语言处理、大数据、人工智能等专业的本科生及相关专业研究生教材，也可供医疗卫生信息化、数据库及系统建设人员作为参考用书使用。

　　在本教材的编写及出版过程中，参考了国内外许多学者最新的研究成果和论著，得到了许多业内专家和学者的大力支持，在此表示由衷的感谢。陈颖、高曼、冀玉静、贾李蓉、李晓瑛、刘丽红、聂莹、施明毅、孙海霞、夏光辉、杨承林、张浩等为教材的编写做了许多工作，在此一并致谢。

　　尽管在本教材编写过程中，各位编者倾尽全力，但仍难尽人意，难免有错漏与不当之处，恳请广大师生和读者不吝指教。

钱　庆　陈先来
2022 年 8 月

目　录

第一章

绪　论

如何实现在海量医学信息中对所需知识的快速准确定位，对混乱的信息进行有效序化，组织成为有用的知识成为当前资源利用的关键问题，也是当前情报学、图书馆学、信息学科等相关学科的研究热点。本章内容主要围绕医学知识组织的概念内涵、意义与作用、组织内容及发展等基本理论来展开。

第一节　医学知识组织基本概念

一、知识组织概念起源

（一）国外知识组织概念起源

知识是对客观世界事物本质的认识，是人类认识的成果或结晶。对知识加工、整理、揭示、控制等一系列有序化过程称为知识组织。1929 年，美国著名图书馆学家、分类法专家布利斯（H.E.Bliss）最早在其著作《知识组织和科学系统》《图书馆的知识组织》中提出了"知识组织"（knowledge organization，KO）一词，从文献分类角度阐述了组织知识的思想。Alexander Siger 指出"知识组织是将含有知识的集合物加入信息价值的一种跨学科领域的文化活动，以便为用户群提供最好的相关信息体系"。美国著名图书馆学家谢拉分别于 1965 年和 1966 年出版了《图书馆与知识组织》《文献与知识组织》两部论著，对图书馆的知识组织表现及作用进行了初步研究。1974 年，《国际分类法》（*International Classification*，IC）开始刊登有关知识组织文献的最新书目。1989 年，国际知识组织学会（International Society of Knowledge Organization，ISKO）在德国法兰克福成立，主要从事分类法的研究，自成立后一直致力于促进知识组织系统的研究、发展及应用；同年创建期刊《国际分类》，并在 1993 年改名为《知识组织》。随着网络信息的爆炸增长，最早的网络知识组织系统 / 服务（networked knowledge organization systems/service，NKOS）专题研讨会起于 1997 年、1998 年的数字图书馆研讨会，探索将传统知识组织系统用于支持网络信息资源描述、检索与服务，学者们的研究重点也逐步转向了网络环境下的知识组织。

2008 年期刊《知识组织》专题"何为知识组织"，从历史和当代视角探索了知识组织跨学科领域的定义，指出：狭义知识组织是指图书馆员、档案员、信息专家、学科专家在图书馆、书目数据库、档案馆和其他类型的"记忆机构"中开展的活动，如文献描述、索引和分类等；作为一个研究领域，涉及知识组织过程的性质和质量，以及用于组织文档、文档表示、作品和概念的知识组织系统（knowledge organization systems，KOS），图书馆和信息科学是狭义知识组织的中心学科；广义的知识组织是关于精神劳动的社会分工，即大学和其他研究机构与高等教育机构的组织、学科和专业的结构、社会媒体组织、知识的生产和传播等；知识社会学、单一科学和形而上学等学科是广义知识组织的中心学科。如果不从更广泛的角度考虑知识组织，那么狭义的知识组织就无法发展出富有成果的知识体系。

国外医学领域的知识组织探索和发展较为迅速，建成的医学知识组织系统成果也极为丰富。1951 年美国国立医学图书馆正式发行《美国国立医学图书馆分类法》(*National Library of Medicine Classification*，NLMC）第一版，1960 年首次出版《医学主题词表》(*Medical Subject Headings*，MeSH），目前已被翻译成包括中文在内的 20 多种语言；1986 年开始实施建设生物医学和健康领域的一体化医学语言系统（Unified Medical Language System，UMLS），通过整合上百部生物医学领域的本体、叙词表、分类表、标准术语表，实现医药卫生领域资源及系统间的语义互操作。美国国家生物医学本体中心（NCBO）后续还研发了开放的生物医学本体仓储平台 BioPortal，支持基因本体（Gene Ontology，GO）、人类表型本体（Human Phenotype Ontology，HPO）、疾病本体（Disease Ontology，DO）等多种格式典型本体的仓储与集成。

（二）国内知识组织概念起源

1964 年袁翰青在《现代文献工作基本概念》中提出"文献工作就是组织知识的工作"。1980 年，白国应在《试论图书分类与科学分类的关系》中提出"科学分类问题即各门科学的相互区别和相互联系问题，是一个哲学问题。这主要是世界观在科学知识组织上的体现，也是一定社会阶段科学水平的反映"。1985 年刘迅首次将知识组织作为图书情报学研究的内容，自此学者们展开了各方面的研究。1990 年程建群等提出多专家系统知识库的知识组织是指在建立和维护时对知识所实施的一种组织方式，知识组织系统主要任务是组织杂乱的知识信息、构造良好的知识库。1991 年刘洪波等提出知识组织与知识社会化过程的关系，知识共时运动是知识的不断增长和作用于人类社会的历史特征；知识历时运动是知识在某一历史时期呈现的现实形态，表现为知识的社会化过程，包括知识生产、知识组织、知识交流、知识利用四个环节。后来，该学者又提出图书馆知识组织与人工智能的知识表示在根本性质上是一致的，两者都是表达人类的概念、关系、特征等思维因子的手段。1996 年贾同兴提出知识组织是对事物的本质及事物之间的关系揭示的有序结构，即知识的序化。1999 年蒋永福指出知识包括存在于人脑中的主观知识、依附于载体的客观知识两种形态，图书馆知识组织的实质是为客观知识主观化提供社会保障；知识组织是指为促进或实现主观知识客观化和客观知识主观化而对知识客体所进行的诸如整理、加工、引导、揭示、控制等一系列组织化过程及方法。

之后，计算机和信息技术的飞速发展催生了大量互联网信息资源，很多学者探索了网络资源或数字图书馆中的知识组织。陈树年在 2000 年提出网上信息资源知识组织是对网上的各种概念、数据、事实、文献等，通过分析、标引、著录、链接、排序、存储等手段，形成一个有序的、便于用户理解和查询的信息系统，揭示知识的整体联系和相关知识间的联系。知识组织方式从传统的分类法和主题法，逐渐提出了分类主题一体化组织模式。2014 年苏新宁等将知识组织定义与知识发现和服务的目的相结合，认为知识组织是关于数据结构的设计、知识内容的记录以及知识集合整序的过程，使之便于揭示知识单元，方便知识发现。

我国在医学领域陆续开展了知识组织探索和实践。中国医学科学院医学信息研究所早在 1979 年开始翻译出版《医学主题词 - 注释字顺表》，1984 年推出《英汉对照医学主题词注释字顺表》，后发展为《中文医学主题词表》(CMeSH）提供网络检索和浏览服务，每年更新。20 世纪 90 年代，我国相继编制了多部医学知识组织系统，如《中国图书馆分类法·医学专业分类表》《中医药学主题词表》《军用医学主题词表》。这些知识组织工具目前已被广泛应用于中文生物医学文献索引编制、图书编目、检索导航、智能检索、自动标注、主题监测、数据挖掘等领域。医学知识组织（medical knowledge organization，MKO）是按照医学知识的内在逻辑联系，运用一定的组织方法、工具和标准，对无序分散的知识元素的本质内容和知识元素间的关联，进行整理、加工、表示、控制等一系列有序化、系统化活动。

二、医学知识组织内涵

如果没有客观知识无序化状态的存在，便不会产生知识组织的需求。随着互联网和大数据技术的发展，海量信息泛滥，知识爆炸性增长，知识间的结构与关系混乱无序，导致有效知识获取和利用难度大。知识的无序化主要表现在四个方面：①由不同机构产生的纷繁复杂的知识，分散在各个渠道，查找困难；②知识可分为隐性知识和显性知识，隐性知识是存在于专家头脑和记忆中难以具象化及传递的知识，提取难度大；③知识类型复杂、格式多样、结构不一，造成不同系统间的异构知识难以传承与转移；④知识与实践严重脱节，复用率低。从知识组织的目的来看，知识组织能满足人类客观知识主观化利用的需要，减少知识的混乱程度。

医学知识组织的内涵是对医学领域知识的有序化、系统化组织，本质在于对医学领域知识的整序、控制和提供。医学知识组织过程是以满足特定需要为前提开展的将无序化状态知识转化为有序知识所实施的一系列组织活动，一般包括知识提取、知识重组、知识表示、知识存储和知识学习等关键阶段。医学知识的有序化组织主要体现在三个方面：①根据医学知识内容或外在特征将相关信息汇聚，区分开不同信息，如分类法、主题法；②按某种秩序标识医疗信息，使其系统、有条理，如字顺法、时序法；③明确医疗知识及知识元素间的关系，建立丰富的关联，使科学知识由无序变得有序、形成知识体系。

当前，随着语义网络、人工智能等技术的发展，知识组织工作不再局限于图书情报和信息领域，各学科领域以及搜索引擎、学术社交网络、问答系统等网络和移动资源都探索着本体、语义网、关联数据、知识地图、知识图谱等适用的个性化知识组织方式。医学领域的知识组织内容、方法、技术和工具也朝着更高、更深层次发展，并成为图书情报、信息科学、计算机科学、语言学、认知计算等领域共同研究和拓展的方向。

三、医学知识组织的意义与作用

医学文献快速增长，信息泛滥，数据内容表达不统一、格式不同、类型多样。系统、格式、标准等方面的异构造成了信息孤岛和互操作难题，致使知识获取困难。组织和表述各类数据资源，计算机技术与规范元数据、分类表、主题词表、一体化语言系统、规范文档等众多知识组织系统相结合，开展知识序化处理，使得外部特征、主题内容及关联都达到一定范围的标准化，可以更好地支持知识关联、发现和获取。

（一）医学知识导航与聚类

分类是医学知识组织的方法之一，即把医学知识按照研究对象、知识效用、知识属性、知识形态等特定的标准划分成为不同类别的知识体系，如学科分类、主题分类。基于贝叶斯分类、K-近邻分类、支持向量机、神经网络算法等机器学习方法，结合医学知识组织系统开展资源自动分类，有助于解决医学知识的凌乱、繁杂、无序问题，从宏观角度系统、条理地认识知识间的复杂关系。分类体系是医学信息资源的指向标，帮助人们建立全面、科学的知识脉络，有助于知识资源的搜索、查找、分配、存储、传递、应用与创新。

（二）医学知识记录与描述

知识是人们通过实践活动获得的对客观事物的认识。按照获得方式的不同可分为个体亲身体验的直接认知知识和来自书本及其他方式的间接描述知识；按知识所有权不同可划分为独特的个人知识和组织享有的集体知识；按表述形式的不同划分为以文字、符号、图形等方式表达的显性知识，以及难以用符号体系表示的隐性知识，如以大脑为载体的个人隐性知识、以人际关系结构为载体的组织隐性知识。医学知识本身复杂多样，每个人只能将自己擅长的优势通过集体合作实现知识共享，间接地获取他人或集体记录和描述的经验总结,依赖知识共同体(集体知识)的智慧行动和思考。因此,医学知识组织运用数据建模、自动标引、知识标注、实体识别等方式对世界客观存在的医药卫生知识进行精确记录与描述,使之有序化,极大地促进了人类医学知识的传播和交流。

(三)医学知识增值与评价

在《管理科学技术名词》中,知识增值是利用知识生产获取新的知识,并创造价值的过程;知识评价由专门机构建立系统的、标准化的知识考核量化指标体系,对知识及应用状况进行完整的分析和评定。信息爆炸现象增加了知识获取的难度。将无序的海量信息组织成为有序、系统化的知识,有助于实现知识从量变到质变的增值过程:一是知识在有序化、系统化和再生产的过程中产生新的价值,即知识效用增值;二是知识或知识产品在用户利用后增加了社会和经济价值,即知识经济增值。医学知识组织的理想结果就是医学知识在量和质方面的增值。但处于知识过剩时代,如何获取符合需求的高质量、高水平医学知识,就需要分领域建立科学的评价标准和指标,从定性和定量角度评估各个方面,侧面反映知识本身的价值或相关实体的研究水平。因此,医学知识组织工作的开展有助于实现医学知识增值与评价。

(四)医学知识转移与共享

在《图书馆·情报与文献学名词》中,知识转移又称知识传递,指知识在个体、部门、组织、区域、国家等不同拥有者之间进行传播的过程。在《管理科学技术名词》中,知识共享是指知识以各种方式由知识源转移、扩散到其他组织和个人,为其所理解、掌握的过程,包括个人知识让群体、团队或组织了解的过程以及群体、团队或组织的知识让其他群体、团队或组织了解的过程。医学知识的有序化组织,有助于解决系统架构、数据格式、术语标准等异构导致的信息孤岛问题,实现不同医疗信息系统间的数据互操作,方便计算机进行语义处理和交互,实现医药卫生知识的转移与共享,支撑智能检索、主题检索、跨语言检索、知识发现、智能问答等应用。

第二节　医学知识组织内容

一、医学知识组织对象

医学领域拥有海量的知识,而且快速更新。如何从海量的医学数据中提炼信息,并加以管理、共享及应用,是推进医学智能化的关键问题,是医学知识检索、临床诊断、医疗质量管理、电子病历及健康档案智能化处理的基础。

在《图书馆·情报与文献学名词》中,信息组织是使信息有序化和优质化的过程,即利用一定的科学规则和方法,通过对信息外在特征和内容特征进行揭示和描述,实现无序信息流向有序信息流的转换,从而使信息集合达到科学组合,实现有效流动,促进用户对信息的有效获取和利用;知识组织是指以知识为对象的诸如整理、加工、表示、控制等一系列组织化过程及其方法。直观上来讲,知识组织是对"知识"的组织,是人类对客观事物认识结果的组织,知识即为组织的对象,与信息组织的区别在于组织对象与深度不同。由于知识的载体及加工程度不同,与"知识"关联性较大的"文献""信息""数据""情报""智慧"这几个概念都较多提及。Anderson(2003)认为知识本身存在于大脑及思维中,通过短期记忆和长期记忆组织检索是认知科学的研究主题,图书馆和信息科学研究人工制品(信息、文本、文件)的描述和组织,通过这些人工制品,知识(包括感情、情感、欲望)得以表达并与他人共享;这些知识资源通常也称为信息资源,图书情报学背景下的"知识组织"是"知识资源组织"的简称,通常也可称为"信息组织"。王知津等认为系统化了的信息成为知识,而知识中的特定需要部分即是情报；信息相当于食物，信息内容（知识）相当于食物中的营养，而情报则相当于有机体从食物中吸收的营养。

金字塔形知识管理 DIKW（data，information，knowledge，wisdom）层次体系模型描述了数据、信息、知识、智慧的逐层转化关系。在该模型中，数据可以是通过原始观察度量获得的数字、文字、图像、符号等，也可以是经过多个加工阶段的定性和定量数据；采用某种方法组织和处理数据并分析数据关联，转换为信息，可以回答"谁，什么，什么时候，在哪里"（know who，what，when，where）；知识是从信息中提炼而获得的有用资料，可以回答"如何"（know how）；智慧是关心未来、正确决策与预测的能力，可以回答"为什么"（know why）的问题。"文献""信息""数据"是知识组织的来源，"情报""智慧"是知识组织的成果。因此，医学知识组织对象并不局限于"知识"本身，医学文献、健康知识、电子病历、健康档案、生命体征数据、影像数据、解剖部位数据、基因组学数据、药物信息、公共卫生信息等种类繁多、规模庞大的医学数据、信息、知识，都是开展知识组织活动的对象。

二、医学知识组织内容范围

2014 年《知识组织》期刊创始人 Ingetraut Dahlberg 发文 *Brief Communication：What is Knowledge Organization?*，提出将知识组织建立为科学中的一个自主研究学科，从《知识组织》期刊的书目范围探索了知识组织的研究范围，概述了本学科的研究任务和活动，包括如下方面。

（1）形式划分：分类和索引／知识组织、文献综述、词汇表、通用分类系统、期刊和连续出版物、会议记录、教科书、其他专著、标准。

（2）理论基础和一般性问题：整序与知识组织，概念学与知识组织，知识组织中的数学，知识组织中的系统理论、心理学，社会学与知识组织，知识组织中的问题与研究，知识组织历史。

（3）分类系统和叙词表的结构和建设：一般性问题，分类系统的结构和要素，分类系统和叙词表的构建，关系，数字分类法、符号，代码，分类系统和叙词表的维护、更新和存储，标引语言之间的兼容性／互操作性和一致性，分类系统和叙词表的评价。

（4）分类和索引方法：分类和索引理论，主题分析，分类和索引技术，计算机辅助（自动）分类和索引，手动和自动排序技术，编码，重新分类，索引生成和程序，分类和索引评估。

（5）关于通用分类系统和叙词表：一般性问题，关于世界十进位分类法，关于杜威十进位分类法，关于国会图书馆分类法，关于布利斯分类法，关于冒号分类法，关于图书馆书目分类法，关于其他世界分类法系统和叙词表。

（6）关于特殊物体分类系统：遵循国际商会的九层结构及其细分。

（7）关于特殊主题分类与叙词表：遵循国际商会的九层结构及其细分。

（8）语言和术语的知识表示：与知识组织相关的自然语言问题，语义学，自动语言处理，语法问题，在线检索系统和技术，词汇及词典问题，术语学问题，面向主题的术语工作，多语言和跨语言系统以及翻译问题。

（9）分类和索引应用：一般性问题，数据、标题、主要和次要文献的分类和索引中涉及的指南、规则、一致性问题，非书籍材料、书本、主题字段索引和某些语言的索引。

（10）知识组织环境：专业和组织问题，知识组织中的人员和机构，国家和国际分类和标引组织，知识组织教育和培训，知识组织政策和法律，知识组织中的经济学问题，知识组织工作中的用户研究、标准化。

田书格在 1999 年提出知识（经过人脑思维加工的有用信息和人类认识世界、改造世界的智力、才能与技术）的整序、浓缩、存贮与提供及其技巧、手段和能力的提高与理论基础就是知识组织在现代信息环境下的研究内容与目标。知识组织的研究范围主要包括：①知识组织的理论基础，如发展历史、指导思想、基本原理、研究对象；②知识组织处理工具、手段、技术的编制原理和使用说明；③知识组织的具体方式、方法，如分类法、主体法、代码法、时序法、地序法、序号法等，浓缩、重构、系统表述等，加权法、知识单元标引法、自然语言自动标引与检索系统等；④知识组织的人工智能系统研究，包括知识库的建立、获取、更新与维护；⑤知识库的整序方法，包括顺序、索引、散列、树型等结构及数据字典的使用，层次结构的规则库，专家系统的知识组织方式和方法等。

邱均平在 2011 年提出知识组织的研究内容主要包括：①知识组织的理论基础，包括其发展历史、指导思想、基本原理、研究对象等；②知识组织的具体方式和方法研究，包括显性知识和隐性知识的组织方法，如知识表示、知识重组、知识聚类、知识存储、知识检索、知识编辑、知识评价、知识可视化等；③知识组织的手段和技术原理与说明；④知识组织的工具和语言；⑤知识库的建模、管理、更新与维护；⑥知识组织系统及其构成要素。

本书梳理了医学知识组织的主要研究内容，包括：①医学知识组织的理论基础，包括概念起源、内涵、研究对象、研究范围、组织层次等；②医学知识组织目标、原则、方法与过程；③医学知识组织系统理论、技术方法与工具，包括概念、类型、功能、发展、内容结构、构建方法、技术、流程、工具与典型案例、互操作、服务与应用；④知识处理与表示，包括知识抽取、知识表示、知识融合、知识运维、知识可视化等；⑤领域知识的组织与图谱构建，包括医学文献组织、医学数据、网络医学信息、基础医学、临床医疗、药学、公共卫生、中医药等领域的资源特征、典型知识组织系统、应用实践等。

三、医学知识组织层次

（一）按语言学基础划分

语言是知识的表达方式，语言信息可分为语义信息、语法信息和语用信息三个层面，知识表现为特定的语言及逻辑。蒋永福基于知识的语言结构从语法、语义、语用三个方面分别提出了知识因子、知识关联的重组、表示与记忆等知识组织原理，同时论述了知识组织的语义学、语法学和语用学等语言学基础。司莉阐述了知识组织中的语言学基础及在词汇、语法、语义和语用上的特点。

语义学也作"语意学"，是研究词汇、短语、句子、篇章等不同级别自然语言意义的学科。知识组织的语义学基础是指知识组织开展过程所遵循的语义学原则与方法。语义层面的知识组织即把知识客体中的知识单元及关系用语言表示出来。知识表示方法如一阶谓词逻辑表示法、产生式规则表示法、框架式表示法等。

语法学是研究语言的结构法则及其发展规律的科学，一般包括词法学（形态学）和句法学。词汇是语言的表达单位，加以语法组织和逻辑控制的词汇才可以表达某种特别的含义。知识组织的语法学基础是指表示语义时遵循的语法规则和方法，为知识的语义表示提供语法保障。语法层面的知识组织，如文献主题构成要素分析、句子结构（主谓宾等）成分分析、组配语法逻辑、语义注释等语法分析、语法辅助控制、语法重组与语法指引过程。

语用学是研究语境在语言表达中的影响和功能的语言学分支，主要从语言使用者的角度来研究语言，例如词句的字面意义如何在具体语境中表达说话者的隐含意义，在语言交际中预设的使用会对其他人产生怎样的效果等。语用信息指的是认识主题所感知或表述的事物运动状态和方式相对于某种目的的效用，知识组织的语用学问题体现在知识本身及用户语言的语用问题。规范的受控语言与自然语言相结合开展知识描述、标引、检索与利用，更容易提高知识信息对用户的效用。

（二）按组织对象的粒度

按组织对象的粒度，张文亮等将知识组织的概念和理论体系分为微观、中观和宏观三个层次（表 1-1）。微观知识组织主要是指对于知识节点和知识关联的组织，知识节点表现形式是概念，知识关联即概念间的关系（包括等级关系、相关关系等）；中观知识组织主要针对图书、期刊、电子文档等进行知识描述,如分类法、元数据;宏观知识组织包括数据库、机构、社会知识工程,是知识组织的社会化,目的在于开展知识传递与共享服务。其中,对于知识及关联的微观组织是中观与宏观知识组织的基础。

表 1-1　知识组织开展的层次

宏观	中观	微观
数据库	图书 - 章节	知识节点
机构(图书馆 / 企业……)	期刊 - 文章	机构规范文档
社会知识工程等	电子文档等	知识关联

第三节　医学知识组织发展

一、医学知识组织发展阶段

知识组织是在传统文献信息环境下发展起来的信息组织与利用手段,在近百年的发展与实践过程中形成和完善了知识组织理论、工具、方法和技术体系。医学知识组织很大程度亦如此。不同视角下,医学知识组织的发展阶段划分也有所不同。综合医学知识组织深度和呈现模式,医学知识组织大体经历了基于书目与题录的医学知识组织、基于文献特征的医学知识组织、基于语义的医学知识组织不同阶段。在这一发展过程中,医学知识组织能够组织的对象类型和范围越来越广,揭示的内容深度越来越深,相应的方法和技术体系也在不断向规范化、自动化和智能化发展。

(一)基于书目和题录的医学知识组织

基于书目和题录的医学知识组织是主要用于实现传统实体文献、样本、产品等医学资源的知识组织。以医学文献资源为例,实体图书和期刊是该阶段的主要组织对象,主要通过书目、期刊名等来描述一本图书、期刊,通过字顺、代码等方法进行序化,方便用户快速查找目标图书和期刊。后来书目或题录内容逐步扩展到馆藏、出版日期等时空信息,通过时空、地序等方法进行序化。同时,随着文献资源数量的增多,符合人类基本认知需求的分类法和主题法开始出现,开始根据文献的内容特征对其进行分类或聚类整理、排序。与此同时,各种专业分类表、主题词表构建开始出现高潮,出现了《杜威十进制分类法》(DDC)、美国《国立医学图书馆分类法》和《医学主题词表》(MeSH)、《中图法医学专业分类表》《中医药学主题词表》等,且其知识体系、编排方式等在应用中不断得以完善。

(二)基于文献特征的医学知识组织

在还没有找到知识的有效表达方式时,医学知识组织主要集中在文献层次,用文献作为基本单元来表示和组织知识,将文献组织工作看作知识组织工作。在此阶段,主要从物理特征和信息特征来描述医学文献,实现医学知识的结构化描述、检索、利用、定位、存取、发现、评估、关联、挖掘、推送等服务。分类法、主题法、元数据法开始成为该阶段医学知识组织方法体系的重要组成部分。文献资源描述增补了关键词、学科分类、主题词、作者、出版社、版本、页码等描述物理和信息维度的特征项。随着元数据理论与方法技术的发展,元数据种类已经覆盖描述性元数据、语义元数据、技术元数据、业务元数据、管理元数据等不同类别,并在国际范围内形成了相关规范,如都柏林核心元数据描述。事实上,分类法、主题法、元数据法所涉及的相关方法、标准、工具和技术至今仍然是医学知识组织理论研究、技术研究和应用实践的重要方向,被用以解决异构医学文献系统互操作、专题知识库自动构建、医学科学数据管理、开放共享与利用、多源异构医学数据融合等医学知识组织关键问题。

（三）基于语义技术的医学知识组织

基于语义技术的医学知识组织以知识本体理论为核心，以基于语义网络环境下的知识组织系统理论为指导，深入研究和实践医学知识组织和医学知识服务。在此阶段，医学知识组织对象已经不局限于从物理层次揭示文献单元，而是向认知层次的知识单元转化，致力于知识元层面的知识描述与关联组织，服务于用户从海量网络数据中实现知识检索、发现、推送等需求。这得益于可扩展标记语言（XML）、资源描述框架（RDF）、网络本体语言（OWL）等万维网（web）语义技术的出现与发展。Web 语义技术的广泛应用是该阶段的主要技术特征。网络化的知识组织系统（如医学学科分类表、医学主题词表的网络化）、具有丰富语义关系的医学知识组织系统（如各类医学知识本体）、集成式医学知识组织系统（如一体化医学语言系统、本体仓储）也在此阶段得到迅速发展。相应地，主题图、本体、关联数据、知识链接、知识图谱等知识组织方法开始成为该阶段医学知识组织方法体系的重要组成部分。

整体而言，不同发展阶段医学知识组织的组织对象和方法有共同之处，然而受计算机网络技术、信息技术、出版技术等环境影响，各阶段的侧重点显著不同，相应地所采用的知识组织方法、工具和技术也有所不同。但这三个阶段绝不是完全割裂的，前一阶段的理论、方法和技术在后一阶段并没有消失，而是或得到深化发展，或以另一种形式存在。

二、医学知识组织发展特点

（一）组织依据从以数据为中心向以用户为中心转移

医学知识组织的目标是满足用户知识需求，实现知识服务。用户需求驱动的知识组织范式强调用户需求是重中之重。受信息资源分布不均衡、用户信息获取困难等因素影响，很长一段时间内医学知识组织强调资源特征的揭示，通过分类法、主题法、搜索引擎、元数据等方法，实现医学数据的外在特征揭示（如作者、机构、期刊来源等）、学科分类、主题标引、文献结构等，一定程度上服务于数据管理，凸显的是信息检索与传递服务。随着医学信息环境的变化，医学信息获取更加容易，专业医学信息检索走向非专业化和智能化，用户关注的不再是简单获取文献或数据，而是如何从海量数据中快速获取能够解决其问题的知识或解决方案，且这一需求贯穿其整个问题解决过程，这就对医学知识组织以及建构在此基础上的知识服务提出了挑战，即如何根据用户需求，对海量多源异构数据进行细粒度揭示、关联、集成与动态重组，并以合适的方式与用户进行交互。在此背景下，本体、关联数据、知识图谱、知识链接等知识组织方法与技术得到了飞速发展。同时，能够揭示用户知识背景、知识偏好、知识行为等特征的用户画像、用户需求分析、人机交互等也获得了重视和发展。

（二）组织对象从医学文献向多元化医学数据拓展

目前医学知识服务正向临床辅助诊断与治疗、疾病预防与控制、医学影像识别、药物研发、健康管理与促进、社区卫生服务、医保审核等众多应用场景延伸。与此同时，伴随着医学研究对循证文献和重要科学数据的共享利用需求日益显著，医学知识组织研究与实践对象也从传统的学术文献（如期刊论文、图书、学位论文等）向电子病历、病理数据、影像数据（如 CT 图像、脑电图等）、临床试验数据（如随机对照试验）、生物标记物数据、健康行为数据（如饮食、运动等）、环境数据等多元化医学数据拓展，类型上也从传统的文本型向图像型数据和数值型数据（如体温、血压）拓展，研究主题覆盖医学数据管理服务全生命周期，涉及数据管理计划、收集、组织、分析、存储、访问、隐私保护、引用、质量控制等多个方面，形成了细粒生物医学数据库和知识库以及相关服务系统。

（三）知识组织粒度从以篇章为单位向以知识元为单位转变

医学知识组织理论、方法与技术研究和实践在很长一段时间内以文献篇章（如期刊论文）为单位开展粗粒度的资源描述与服务，如基于某一学科分类表、主题词表等，对学术期刊论文的题名、作者、期刊来源、学科、主题等信息特征进行元数据著录、标注与关联,提供题名检索、分类检索、主题检索等服务。近十多年来,随着全文数据处理技术、用户以及用户对知识内容需求层次的变化,越来越多的研究与实践开始关注更细粒的知识单元,如学术文献中数据、公式、事实、结论、创新点,药品说明书中的适应证、不良反应等,并以这些更为具体的知识单元为中心开展医学知识表示、语义关联、实体抽取、属性抽取、关系发现等关键医学知识表示与处理技术研究,致力于支持医学文献、电子病历、临床试验数据、基因组织数据、医疗保险数据、医学知识库等在多粒度、多层次、多维度的知识揭示、关联、发现、计算、检索、分析与利用。

(四)知识组织系统从弱语义向强语义发展

无论是 20 世纪,还是 21 世纪,作为医学知识组织的重要工具,医学知识组织系统一直是医学知识组织方法与技术研究的热点和重点,范围覆盖构建、描述与应用多个方面。20 世纪主要集中于医学分类法和主题法的相关研究,如医学主题词表的构建及其在医学期刊文献中的主题标引与主题检索等。21 世纪以来,元数据、主题图、本体、关联数据、知识图谱等正成为医学知识组织的研究热点。在此转变过程中,知识组织系统除了载体形式从纸版向网络化发展外,更重要的是其概念、属性和关系体系越来越丰富,按照"线形→树形→盒状→链式→网状"的演化路径不断复杂化,从开始的术语表、字典到分类表、叙词表、主题词表再到本体、语义网、知识图谱等,语义功能越来越强大,能够支撑医学数据、信息和知识的多维度与深度揭示、互操作、关联及应用。与此同时,出现了简单知识组织系统(simple knowledge organization system,SKOS)、资源描述框架(resource description framework,RDF)、网络本体语言(ontology web language,OWL)等能够描述复杂属性和语义关系的知识组织系统规范描述语言,促进概念、属性和关系描述的统一化、规范化与形式化,极大提升了各类医学知识系统协同构建、语义表达、语义互操作和语义化共享、服务能力。

(五)组织技术正在从自动化向智能化发展

随着医学数据和信息资源的主要载体形式从纸版资源到数字资源的转变,各类医学数据体量的飞速激增,语义网、大数据、专家系统、机器学习(包括深度学习)、自然语言处理、图存储、可视化等智能技术与知识工程技术的发展,以及医学卫生信息标准的发布与推广,计算机也逐渐成为医学知识组织的重要用户和组织主体。这一方面促使医学知识组织对象的描述、存储、发布等实现从人可读向机器可读、机器可理解、机器可推理方向发展,另一方面也极大提高了医学知识处理、揭示与控制等组织技术的智能化程度,涌现出一批疾病、药物、手术等医学实体以及相互间语义关系的知识智能抽取、标注、规范等模型和系统工具。

整体而言,医学知识组织无论是理论研究还是应用实践,都在致力于向用户需求满足、内容深度揭示、数据覆盖多元化、工具语义丰富化、组织技术智能化等方向发展,取得了系列研究成果,形成了各类医学知识体系和知识服务系统。未来,随着医学大数据生产技术的发展,面对多源异构异质医学数据体量与用户有限注意力的矛盾愈加激烈,以及用户专业知识与偏好的多样性、用户知识需求的难以表达性与不确定性等现实特点,即时实现去伪存真,将用户引入医学数据的知识建构,将用户需求、场景感知与资源特征进行融合,探索医学组织对象、组织过程、技术手段、结果呈现的新形态,是医学知识组织理论研究与创新的重要生长点。同时,实现多源异构异质多模态医学数据系统和知识组织体系的深度融合和动态重组,无缝融入医学智能问答、决策支持、疾病预测等用户问题解决、任务完成和业务流程,是医学知识组织实践发展的重要突破点。

三、国际学协会、学术期刊与交流平台

医学知识组织是一个交叉领域,涉及医学信息学、图书情报学、计算机科学、语义出版学、知识工程等多学科,医学知识组织理论、方法与实现技术已成为这些学科领域学协会、学术期刊与交流平台

的重要选题和活动组成。

在知识组织系统研究、开发与应用方面,国际上有代表性的国际组织有知识组织学会(International Society for Knowledge Organization, ISKO)、都柏林核心元数据组织(Dublin Core Metadata Initiative, DCMI)、NKOS 委员会(Networked Knowledge Organization Systems Workshop Committee, NKOS)、国际术语信息中心(International Information Centre for Terminology, Infoterm)、国际标准化组织下属术语相关工作组(如 ISO/TC37/SC3)等。ISKO 是跨信息科学、哲学、语言学、计算机科学以及医学信息学等多个学科和交叉学科的学会,其核心使命是推动各种表现形式和服务于各种目标的知识组织系统的研究、开发和应用;NKOS 致力于知识组织系统功能和数据模型研究,以更好地支持分类系统、叙词表、本体等知识组织系统服务于各种网络信息资源描述、检索。也有致力于单一医学知识组织系统发展或多个医学知识组织系统互操作的其他组织和机构,如国际疾病分类(International Classification of Diseases, ICD)与世界卫生组织(World Health Organization, WHO),系统化临床医学术语集(Systematized Nomenclature of Medicine Clinical Terms, SNOMED-CT)与国际医疗术语标准发展组织(International Health Terminology Standards Development Organization, IHTSDO)。

我国相关组织有全国文献工作标准化技术委员、全国科学技术名词审定委员会、中国卫生信息学会及其下设的卫生信息标准委员会等。全国文献工作标准化技术委员会,致力于提高我国文献标准化工作,范围包括图书、情报、档案、出版等多个领域,下设专业术语、词表、分类法和标引、目录著录、出版物格式等分委员会,是国际标准化组织(ISO)文献工作标准技术委员会(TC46)的成员;全国科学技术名词审定委员会的一个重要使命就是致力于推进我国科学技术名词规范化工作,下设医学名词审定委员会、人体解剖学名词审定委员会、药学名词审定委员会、中医药学名词审定委员会等多个医学相关学科委员会。

在医学信息学领域,还没形成专门的医学知识组织学协会,相关学术工作主要由医学信息学、卫生信息学等相关的学协会组织开展,如国际医学信息学学会(International Medical Informatics Association, IMIA)及其医疗卫生数据的编码与分类专业组,国内的中华医学会医学信息学分会和中国卫生信息与健康医疗大数据学会,国外的美国医学信息学协会(American Medical Informatics Association, AMIA)、德国医学信息学协会、法国医学信息学协会、加拿大医学信息学协会、英国计算机学会卫生信息学专家分会等。这些学协会每年或每两年定期召开全国医学信息学术会议,为医学知识组织从业人员提供了高水平的跨专业交流平台。近年来,多源异构医学数据汇聚融合、医学信息标准研究、医学术语系统建设与应用、医学知识图谱构建与知识发现、医学数据管理、医学自然语言处理等关键研究问题成为各学协会年度学术会议的重要交流主题。

在图书情报、医学图书情报领域,美国大学与研究图书馆协会(Association of College and Research Libraries, ACRL)、美国医学图书馆联盟(National Network of Libraries of medicine, NN/LM)、国际图书馆协会联合会(The International Federation of Library Associations and Institutions, IFLA)也在致力于推进图书文献的知识组织工作,尤其在分类法和主题法相关标准研究与应用推广方面。在计算机科学领域,国际电气和电子工程师协会(Institute of Electrical and Electronics Engineers, IEEE)、美国计算机协会(Association for Computing Machinery, ACM)、中国中文信息学会等权威组织也长期关注医学知识组织系统构建、应用和医学知识处理、表示等技术方法研究,连续举办国际或全国范围内的专业学术会议,也为医学知识组织从业人员提供了高水平的跨专业交流平台。

相应地,除了上述学协会发布或出版的会议论文集,医学知识组织相关理论、方法、实现技术和应用等研究也逐步成为各领域高质量期刊的重要选题和栏目,如 *Knowledge Organization*、*Journal of Knowledge Management*、*Knowledge Management Research & Practice*、*Journal of the American Medical Informatics Association*、*JMIR Medical Informatics*、*Information and Management*、*Journal of Data and*

Information Science、《图书情报工作》《数据分析与知识发现》《中文信息学报》《医学信息学杂志》《中华医学图书情报杂志》等。

（钱 庆 李军莲）

思 考 题

1. 知识组织与情报组织、信息组织、文献组织的关系是什么？
2. 医学知识组织分为哪几个层次？分别举例说明。
3. 对 2000—2022 年的期刊文章，如何组织后方便信息查阅？

第二章

医学知识组织理论与方法

医学知识组织是一个多学科交叉融合的领域,涉及系统科学、语言学、知识工程学、医学等。与其他学科领域一样,医学知识组织有其相关的理论指导和相应的方法学支撑。本章主要围绕医学知识组织相关的基本理论、基本方法和基本过程来展开。

第一节　医学知识组织基本理论

一、医学知识组织的学科基础理论

医学知识组织在情报学的分类法和叙词研究的基础上发展而来,从认知科学、知识工程等学科不断汲取养料。随着信息技术的发展,越来越多的理论和方法被引入医学知识组织领域。作为交叉性学科领域,其理论基础仍然离不开语言学、逻辑学、数学、心理学等学科相关理论。

（一）语言学理论

语言学（linguistics）是以人类语言为研究对象的学科,探索范围包括语言的性质、功能、结构、运用和历史发展,以及其他与语言有关的问题。语言学研究的对象是客观存在的语言事实。语言学被普遍定义为对语言的一种科学化、系统化的理论研究,一般包括语法学、语义学、语用学等。

语法学原理在医学知识组织的主要体现是医学知识重组。知识重组是对知识单元内的知识因子和知识关联进行语法结构上的重新整合,其结果是产生新的知识产品,包括知识因子的重组和知识关联的重组。语义学原理主要体现在医学知识表示中。知识表示是将知识单元中的知识因子和知识关联表示出来,便于人们识别和理解。知识表示是知识重组的前提。语用学原理主要体现在医学知识记忆中。知识组织的最终目的是要为用户认识和记忆。分类法和主题法近似模拟了人脑识记、机制和结构,但要达到较好的效果,还应建立后控词表和利用超文本技术,最重要的是发展神经网络技术,使知识的重组和表示更接近人脑的识记原理。

（二）逻辑学理论

逻辑学（logic）是一门具有悠久历史的科学,是关于思维规律的科学,包括形式逻辑、数理逻辑、辩证逻辑等一系列逻辑分支。思维分形象思维和抽象思维两种形式,人们的认识发展过程是由形象思维到抽象思维,由感性认识到理性认识的过程。感觉、知觉和表象是形象思维形式,属于感性认识的阶段;概念、判断与推理是抽象思维形式,属于理性认识阶段。知识组织是一种智力活动,离不开人的逻辑思维,而且属于抽象思维的范畴,是在各种概念的基础上进行的。因而知识组织必须遵循科学的思维方法,符合逻辑思维的规律,应用形式逻辑的一些方法,才能保证知识组织的优化和有序化。

知识组织必须建立在知识单元的基础上，而知识单元无非就是概念。知识组织是以概念为基础的，依靠这些概念，就可以构建概念系统（如分类系统）。概念的内涵和外延是概念的两个基本特征。从逻辑角度来说，明确概念就是要明确概念的内涵与外延。概念的内涵与外延是相互依存、相互制约的。概念的内涵确定了，概念的外延也就随之确定。概念的外延确定了，从同一角度来观察问题时，概念的内涵也就随之确定。概念的内涵与外延成反比关系。概念的内涵越大，其外延越小；反之，概念的内涵越小，其外延越大。逻辑学把概念的内涵与外延的这种反向变化的关系称为反变关系。

（三）知识工程理论

知识工程（knowledge engineering）是一门新兴的工程技术学科。它产生于社会科学与自然科学的相互交叉和科学技术与工程技术的相互渗透。知识工程是运用现代科学技术手段高效率、大容量地获得知识、信息的技术，目的是最大限度地提高人的才智和创造力，掌握知识和技能，提高人们借助现代化工具利用信息的能力，为智力开发服务。作为一种工程技术的"知识工程"，其主要对象是研究如何组成由电子计算机和现代通信技术结合而成的新的通信、教育、控制系统。知识工程过程包括 5 个活动：①知识获取，包括从人类专家、书籍、文件、传感器或计算机文件获取知识，知识可能是特定领域或特定问题的解决程序，也可能是一般知识或元知识解决问题的过程；②知识验证，指知识被验证（如通过测试用例），直到其质量为可接受，测试用例的结果通常被专家用来验证知识的准确性；③知识表示，指获得的知识被组织在一起的活动，该活动需要准备知识地图以及在知识库进行知识编码；④推论，包括软件的设计，使系统做出基于知识和细节问题的推论，推论结果可以提供建议给非专业用户；⑤解释和理由，包括设计和编程的解释功能。在这些活动中，知识获取被许多研究者和实践者认为是一个瓶颈，限制了专家系统和其他人工智能系统的发展。

知识工程是探索关于知识的表示、获取（包括学习、保存及交换）和运用（包括检索、推理以及其他各种形式的加工）的理论、方法及实现技术，它以知识生产、知识表示、知识交流、知识利用等为主要研究内容，与知识组织在研究内容上有一定的交叉或重合，如专家系统的研究就广泛涉及知识表示、知识推理、知识链接、知识综合等组织内容。

将知识工程应用于知识组织中，建立一种专家系统，探索、模拟人的感觉和思维过程的规律，设计出类似人表示知识、组织知识、获取和利用知识的功能程序，通过联想、判断、比较、推理、分析和学习等新兴的知识处理与组织功能，可以根据需要存储信息与知识，在必要时通过学习和推理机制实现知识与信息的重构，真正实现按知识与信息的意义组织和表达知识与信息。

（四）数学理论

数学是各门学科的通用方法，可以为知识组织研究提供数学模型和数学工具。知识组织研究中涉及的数学方法主要有三类：①系统论、控制论。借助于系统论、控制论等提出数学模型，再在计算机上进行模拟，在知识组织中，为了解决一些比较复杂的问题，经常会使用数学模型。②概率统计。从数量方面研究知识组织对象的偶然性与必然性的关系，并应用概率论的结果通过样本来了解和判断总体的统计特性。概率统计的基本知识和应用方法是知识组织研究中处理随机过程和统计数据的数学基础。③模糊数学方法。从数量上对模糊不清的概念进行研究，通过定量分析判断其性质，从而使模糊概念清晰化。

（五）心理学理论

知识组织的发展与心理学有着千丝万缕的联系，尤其与认知心理学的联系紧密。广义的认知心理学研究人类的高级心理过程，主要是认识过程，如注意、知觉、表象、记忆、创造性、问题解决、语言和思维等。狭义认知心理学相当于当代的信息加工心理学，即采用信息加工观点研究认知过程，将人脑与计算机进行类比，将人脑看作类似于计算机的信息加工系统。

在认知心理学的研究中，逐渐形成了两种知识观，即广义知识观与狭义知识观。广义知识观将认知领域的知识分为三类：①第一类为陈述性知识，也叫"描述性知识"。它是指个人有意识地提取线索，能直接加以回忆和陈述的知识，主要用来说明事物的性质、特征和状态，用于区别和辨别事物。这种知识具有静态的性质。陈述性知识要求的心理过程主要是记忆。陈述性知识的获得是指新知识进入原有的命题网络，与原有知识形成联系。②第二类为可以相对自动化的程序性知识，或称为智慧技能，也叫操作性知识，是个体难以清楚陈述，只能借助于某种作业形式间接推测其存在的知识。这类知识主要用来回答"怎么想""怎么做"的问题，主要以产生式和产生式系统表征，用来解决"做什么"和"怎么做"的问题。③第三类为策略性知识，是指学习者在学习情境中对任务的认识、对学习方法的选择和对学习过程的调控。它是由学习方法、学习调控和元认知等要素构成的监控系统。从知识分类的观点看，策略性知识也属于程序性知识的范畴，其实质也是一套如何学习、记忆、思维的规则和程序，它控制着人的学习、记忆和思维活动。一般来说，针对具体的活动，策略性知识是与陈述性知识、程序性知识相互作用，共同来解决某一个问题，完成某一活动。按照狭义的知识观，知识仅包括它的存储和提取。

（六）情报学相关定律

情报学中著名的布拉德福定律、齐普夫定律和小世界理论对知识组织有很大的指导和启示作用。

1. 布拉德福定律（Bradford's Law） 由英国文献学家布拉德福创立，又称"文献分散规律"。布拉德福定律认为，如果将科技期刊按其刊载某学科主题的论文数量，以递减顺序排列，就可在所有这些杂志中区分出载文率最高的核心部分和包含着与核心部分等数量论文的随后几区，这时核心区和后继各区中所含的杂志数成 $1:a:a^2\cdots$ 的关系（$a>1$）。布拉德福定律用专业文章数量的多少确定期刊核心区的概念，虽然不一定适合当今选择核心期刊，但这一思想仍对当今核心期刊的选择有很大的指导作用。布拉德福定律的主要思想认为，文献有相对集中和普遍分散两个方面。文献分散原理可以应用于知识组织的信息聚类研究中，指导聚类核心区的阈值的确定，帮助确定类的规模。另外，知识仓库、知识库，或者本体数据组织，都存在着知识点的集中和分散规律。布拉德福定律可以指导知识点集中区的发现，了解分散的知识点，进而帮助我们更科学、有效地构造各类知识库的逻辑结构。

2. 齐普夫定律（Zipf's Law） 是关于词汇在文献中出现频次的分布规律，也称词频分布定律、最省力法则、齐氏分布定律，由美国学者齐普夫提出。齐普夫定律的主要思想：如果把一篇较长文章中每个词出现的频次统计起来，按照高频词在前、低频词在后的递减顺序排列，并用自然数给这些词编上等级序号，即频次最高的词等级为 1，频次次之的等级为 2……，频次最小的词等级为 D。若用 f 表示频次，r 表示等级序号，则有 $fr=C$（C 为常数）。这个定律与 80/20 规律有异曲同工之效。这条定律提示：做任何事情都要尽可能以较少的付出去获得较大的收益。当然，这条定律并不是暗示"偷工减料"，而是指导我们如何利用事物的客观规律，发现可能产生较大影响的并较为"省力"的部分作为重点突破，以后再向全局突破。在知识组织研究中，根据齐普夫定律，把知识组织的用户需求、难易程度、工作量大小等进行排序，并权衡工作量大小和在知识服务中发挥作用的大小选取先进行的工作，使知识组织工作达到效率和效果的平衡。这正是最省力法则在知识组织中的应用。

3. 小世界理论（small world theory） 也称六度分隔理论（six degree separation theory），由美国社会心理学家米尔格伦提出。在这个世界上，任意两个人之间建立一种联系，最多需要 6 个人。而研究人员通过计算证实了这一理论，通过准确计算，任意两个人之间建立联系需要 6 人。六度分隔的现象并不是说任何人与人之间的联系都必须要通过六个层次才会产生联系，而是表达了这样一个重要的概念：任何两位素不相识的人之间，通过一定的联系方式，总能够产生必然联系或关系。小世界理论的世界事物都存在关联的思想，让我们认识到，数据、信息、知识也一定存在某种关联。将数据、知识间的关系有效地组织，将会大大提升知识服务系统的服务效率。因此，可以借助小世界理论，建立复杂网络,并通过复杂网络中数据间的关联,进行数据挖掘和深度分析,发现新的知识,提供解决问题的素材、知识和方案。

二、有序化理论

学术界认为有序化理论包括老三论和新三论。老三论指系统论、控制论和信息论。系统论是研究系统的一般模式、结构和规律的学问,它研究各种系统的共同特征,用数学方法定量描述其功能,寻求并确立适用于一切系统的原理、原则和数学模型。控制论是关于工程系统、生命系统和社会系统等领域中有关反馈现象和控制机制的共同理论的一门学科。信息论是利用数学方法来讨论信息本质、信息度量、信息识别和信息传递与交换共同规律的科学理论。新三论是指耗散结构理论、协同论和突变论,又称为自组织理论。耗散结构理论是研究耗散结构的性质及其形成、稳定和演变规律的科学,以开放系统为研究对象,着重阐明开放系统如何从无序走向有序的过程。协同论是研究系统从无序到有序转变规律和特征的一种理论方法。突变论是描述自然界中发生的各种突变现象的数学理论。在有序化理论中,与医学知识组织关系最为密切的是系统论、耗散结构理论和协同论。

(一)系统论

系统科学的思想由奥地利学者贝塔朗菲提出,他把系统定义为相互作用的诸要素的复合体,认为系统可以确定为处于一定的相互关系中并与环境发生关系的各组成部分的总体。

系统论(system theory)认为整体性、关联性、等级结构性、动态平衡性、时序性和可延续性等是所有系统的共同基本特征,也是系统所具备的基本思想和系统方法的基本原则,表现了系统论不仅是反映客观规律的科学理论,且具有科学方法的含义。系统论的核心思想是系统的整体观念,任何一个系统都是一个有机整体,不是各个组成要素的简单相加或机械组合,同时,系统中各要素不是孤立存在的,每个要素都发挥着一定的作用。由于系统要素间的相互关联,使得系统的整体功能产生质的飞跃,远远超出各单个要素的功能总和。这就是系统论的"整体大于部分之和"的原理。

医学知识组织是参考某种特定的、规范的医学概念体系和知识结构,对医学知识对象进行规范化的描述,从而对医学知识对象进行整序,方便医学知识对象的查找和利用,该系统中的知识资源就是一个整体。知识组织研究关注知识组织的结构和系统性,强调数据质量控制和数据流程管理,注重数据关联的平衡性、稳定性,重视知识间关系的协同作用,发现知识组织中的特殊规律等,这些研究都需要相关的理论来支撑和解释。利用系统论的思想,指导寻找医学知识或数据间的联系,并把这些联系上升为语义关系,保证经过关联的知识和数据的知识总量高于知识资源内个体知识总和,从而保证医学知识组织系统的整体功能大于各个知识单元的功能之总和。利用系统论对医学知识组织进行深入分析,将指导医学知识组织向着更优化的方向发展。

(二)耗散结构理论

耗散结构理论(dissipative structure theory)由比利时物理学家普里高津提出,其基本观点认为:在开放的系统中,系统不断与外界进行物质和能量的交换,熵趋于最小值,能量远离平衡,混乱度最小,从原来的无序结构转为一种时间、空间和功能上的有序结构。耗散结构理论指出,一个远离平衡态的开放系统通过不断地与外界交换物质和能量,在外界条件变化达到一定阈值(形成足够的负熵流)时,通过内部的作用(涨落、突变)产生自组织现象,使系统从原来的无序状态自发地转变为时空上和功能上的宏观有序状态,从而形成的新的、稳定的有序结构。耗散结构是一种自组织结构,耗散结构理论又称为"自组织理论"。

自组织的机制是:系统在一定的外界条件下,通过系统内部的非线性相互作用,经过突变而形成一种新的稳定有序的结构状态,也就是系统有序状态的自我形成和完善。医学知识组织过程包括医学知识聚类、分类,语义网络的构建,数据仓库的组织等,存在大量非平衡状态,而这些知识组织体系本身就具有潜在的稳定有序结构，我们需要认识这些有序结构形成的条件和机制，完成这些知识组织结构的自组织过程。耗散结构理论对医学知识组织的指导意义在于：医学知识组织所要建立的知识系统应该是一个开放的系统，它需要与外界不断进行交换（包括技术、方法、机制、知识内容等），才能具有持久的生命力。在耗散结构理论的指导下促进医学知识组织的稳定有序，而且也需要将耗散结构理论充分运用于医学知识组织的研究中。医学知识组织是一个具有开放性并远离平衡的系统，需要外部知识的介入，产生新的知识。新旧知识、内外部知识交换频繁，随着新知识的量的增加，产生了质变，构成了自成一体的医学知识组织系统，形成了医学知识组织的耗散结构。

（三）协同论

协同论（synergetics）由斯图加特大学物理学教授海尔曼·哈肯创立，是研究系统从无序到有序转变规律和特征的一种理论方法。这一理论认为：自然界事物是多因素体系的复杂系统；系统的总状态取决于作用、环境和时空：系统内要素相互作用主要表现为非线性的驱动力和涨落力，即系统所产生的扰动是不可缺少的；同时也不能忽视环境的影响，系统内要素相互作用主要表现为涨落，环境主要表现为外控制参量；影响系统状态的要素还有时空，因为运动是主体的运动、历史的运动。由于系统内各要素的协同作用，用定量的深度决定着开放系统的自组织程序。于是，这种描述化为一个公式：相互作用→自组织→有序。协同论研究系统中子系统之间是如何合作产生宏观的空间结构、时间结构或功能结构的。一个医学知识组织系统由多个子系统构成，建立各子系统之间的协同作用机制是非常重要的。

三、医学知识组织的其他相关理论

（一）知识构建理论

知识构建（knowledge architecture，KA）是在信息构建（information architecture，IA）基础上发展而来。一般而言，知识构建是基于 IA 基础之上的信息构建形式，它具有知识组织、知识导航、知识标识和知识检索的功能，是使知识更易于理解和吸收的工作理念、工作过程与工作方法。

有学者认为，知识是信息 + 背景（contexts），因此知识构建就是"信息构建 + 背景"。包括三种背景：智力背景、个人背景和社会背景。知识构建提供的智力背景主要包括：①提供一个可供学习的框架，使人们将存储的信息转变为知识；②将元数据初级阶段进化到控制词汇初级阶段；③建立一个支持故事讲述的框架以促进知识的交互活动。知识构建提供的个人背景是要建立一个基础结构，以支持在不同的团体范围内的多样化的成员，并支持工作中的每一个个体，其中两个关键的因素是为人员和任务建立相适应的分类方案，以及建立内容丰富的、能够捕捉隐性知识的轮廓图。知识构建提供的社会背景就是设计将多个个体集合联结和合并为丰富、不同的团体集合，开发组织的、标识的、导航的、搜索的手段来支持这些团体中人与信息、人与知识以及人与人之间的交互。

还有学者认为，从系统构成看，知识构建表现为：①信息构建的组织系统 + 更深更动态的范畴分类、面向任务的分类、面向用户的分类或三者结合；②信息构建的导航系统 + 联结人员和信息，"推"和"拉"平衡，人与人联络；③信息构建的标识系统 + 更加面向过程、可视工具、个人标识、与社团保持张力、行业社团；④信息构建的检索系统 + 新检索方法、范畴分类、摘要、个性化、适应性检索。

从信息构建到知识构建，从更好地获得信息到更方便地获得解决问题的方法，必须从信息与知识的采集、提炼、存储、组织、提供、互操作和智力基础结构等全方位去探索，引入新的信息和知识管理理念，研究新的技术方法，建立知识体系结构。

（二）分形理论

分形的概念由美籍数学家 Benoit B. Mandelbrot 提出。1967 年，他发表了题为 *How Long Is the Coast of Britain? Statistical Self-Similarity and Fractional Dimension* 的论文，认为海岸线作为曲线，其

特征是极不规则、极不光滑的，呈现极其蜿蜒复杂的变化。我们不能从形状和结构上区分这部分海岸与那部分海岸有什么本质的不同，这种几乎同样程度的不规则性和复杂性，说明海岸线在形貌上是自相似的，也就是局部形态和整体形态的相似。在没有参照物时，在空中拍摄的 100km 长的海岸线与放大了的 10km 海岸线的两张照片，看上去会十分相似。事实上，具有自相似性的形态广泛存在于自然界中，如连绵的山川、飘浮的云朵、岩石的断裂口、粒子的布朗运动、树冠、花菜、大脑皮层等。Mandelbrot 把这些部分与整体以某种方式相似的形体称为分形（fractal）。1975 年，他创立了分形几何学（fractal geometry）。在此基础上，形成了研究分形性质及其应用的科学，称为分形理论（fractal theory）。

在医学知识组织中，从医学概念到医学知识组织系统、从局部到整体，也都体现着一定的自相似性。可以认为，分形理论对医学知识组织有很大的启迪作用，将成为医学知识组织的理论基础。

（三）粒度原理

粒度是描述模糊不确定对象的工具。1979 年，学者 Zadeh 在论文 *Fuzzy Sets and Information Granularity* 中提出了"信息粒"的说法。T.Y.Lin 于 1997 年正式提出了"粒子计算"的概念，很快成为人工智能研究领域的一个热点方向之一。关于粒度计算的理论与方法，主要有词计算理论、粗糙集理论、商空间理论。粒度就是取不同大小的对象。也就是说，将原来"粗粒度"的大对象分割成为若干"细粒度"的小对象，或者把若干小对象合并成一个大的粗粒度对象进行研究。粒度计算是模仿人类思考问题的方式，用来处理不完全、不可靠、不精确、不一致和不确定的知识。粒计算作为一种方法论，旨在有效地建立基于外部世界，以用户为中心的概念，同时简化我们对物理世界和虚拟世界的认识，并以此为基础，在求解问题的过程中用"粒度合适的粒"作为处理的对象，从而在保证求得满意解的前提下，提高解决问题的效率。合适的粒度常常是由提出的问题及问题的环境来决定的，这一点对设计基于粒计算的数据处理框架有重要意义。

粒度的思想无处不在，粒度原理是一种看待客观世界的世界观和方法论，利用粒度原理的思想思考问题，提供问题解决的质量和效率，从不同侧面、不同角度分析问题现状、关联、推理，从而有利于问题的求解。在数据知识化、知识有序化等过程中存在不同颗粒度知识之间分类和聚类的不确定性问题，因此对知识进行颗粒化适用于知识组织，而且选择合适的知识粒度划分算法影响知识重组、检索、推理、共享的效果，所以在知识组织之前，要对知识进行充分的粒度化。

在医学知识组织过程中，通过知识粒度模型，针对用户的要求，选择适应的层次和大小的粒度知识进行挖掘和推理，最终形成用户问题的最优解，有助于医学知识组织实现数据知识化、知识有序化以及知识服务化的目标。

第二节　医学知识组织基本方法

一、知识组织方法概述

医学知识组织方法是指按照一定规则，根据医学知识内在或外在特征，对医学知识加以组织的方法。医学知识的内容特点不同，服务需求不同，组织方法也各不相同。

知识是有用的信息，最终必须通过人可以理解的语言符号（元素）来表示，因此，知识组织方法可以归纳为知识组织的语言学问题。从语言学角度，任何一个信息都可划分为语法信息、语义信息和语用信息三个层次。信息的传递主要涉及语法信息，信息的意义理解主要靠语义信息，信息的效用则体现为语用信息。因此，从语言学角度看，知识组织方法可以归纳为语法学方法、语义学方法、语用学方法,如图 2-1 所示。语法学方法主要从表示知识的符号及其符号之间的关系来对知识进行组织;语义学方法主要从表示知识的符号与实体的对应关系(意义理解)的角度对知识进行组织;而语用学方法则是从满足用户对知识的不同需求上,对知识进行组织。

常见的知识组织语法学方法有字顺法(包括形序、音序)、代码法、时序法、地序法、时空组织法等;语义学方法有分类法、主题法、概念图、本体、语义网、知识图谱等;语用学方法有权值法、逻辑排序法、概率法、引文分析法、用户认知法等。

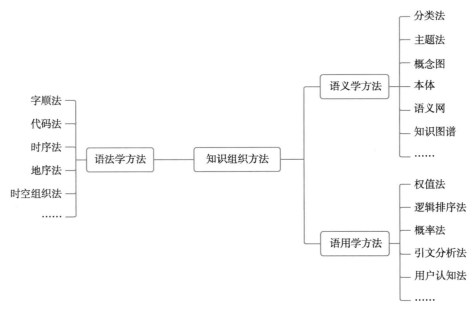

图 2-1 知识组织方法分类

二、知识组织的语法学方法

知识组织的语法学方法是从符号学角度对知识进行组织,主要解决知识元素之间排列关系规则,即按一定的规则来组织知识元素,以揭示知识元素及元素之间的关系。常见的知识组织语法学方法包括字顺法、代码法、时序法、地序法、时空组织法等。

(一) 字顺法

字顺法也称字典组织法,即按字顺对知识元素进行组织,主要包括音序法、形序法。音序法即按表示知识元素的字符发音顺序对知识进行组织,而形序法则是按表示知识元素的字符形状(包括部首、笔画等)对知识进行组织,如按汉字的笔画数,或按汉字笔画的笔顺进行组织编排。

在工具书类(如字典、词典)知识的组织中,常常使用字顺法。例如,《中医大辞典》内容即采用字顺法进行组织,根据中医术语的字形进行编排,先按首字笔画数排列,相同时,再按其笔顺进行排列。

字顺法作为知识组织的一种常用方法,具有符合语言使用习惯、组织简单、易操作等优点,但它难以反映知识元素之间的内在逻辑性,无法体现知识元素间的语义关系。

(二) 代码法

所谓代码法就是用数字、字母等符号或符号组合来表示相应概念的内涵,如事物的名称、属性、状态等。代码在日常生活中普遍使用,如健康卡号、疾病代码、邮编等。用代码表示,不仅可以提供一个概要而确切的认定,便于数据的存储和检索,还可以提高处理的效率和精度,提高数据的全局一致性,方便人机信息交换。

但应用代码法组织知识时,需要精心设计。一般来说,代码设计需要遵循以下原则:①唯一性。

不允许重码、乱码、错码。②规范性。国家有关编码标准是代码设计的重要依据，已有标准的必须遵循。在一个代码体系中，代码结构、类型、编写格式必须统一。③系统性。系统所用的代码尽量标准化，在整个系统中具有通用性，以方便数据交换和共享。④可扩充性。留有充分余地，以备将来扩充的需要。⑤简单性。代码要尽量简短。⑥适用性。反映特点，以助记忆、使用。⑦合理性：与相应分类体系相适应。

按组成的字符类型，代码可以分为数字代码、字母代码、混合代码等；而根据构成方式，代码可以分为顺序码、区间码、助记码。顺序码又称系列码，是一种用连续数字代表编码对象的代码。例如，某医院将医生工号设计为按入职时间顺序往后编码，形式如下：

0001　　张**　　主任医师

0002　　李**　　副主任医师

0003　　王**　　主治医师

　　……

顺序码的优点是代码简短，记录定位方法简单，易于管理；其缺点是没有逻辑基础，本身不能说明任何信息，新增代码只能列在最后，删除则造成空码。

区间码则把数据项分成若干区间，每一区间代表一个组，码中数字的值和位置都代表一定意义。区间码中最常见的是多面码。一个数据项可能具有多方面的特性，如果在码的结构中，为这些特性各规定一个位置，就形成多面码。例如，《医保药品中药饮片和医疗机构制剂统一编码规则和方法》所规定的中药饮片编码就是多面码，如图2-2所示，分4个部分，共10位。第1部分是中药饮片识别码，用英文字母"T"表示。第2部分是标准分类码，2位阿拉伯数字，国家药材标准收录的中药饮片用"00"，地方标准收录的中药饮片用行政区划代码前两位表示，如"43"表示湖南省标准中收录的中药饮片，"99"表示其他标准收录的品种。第3部分是功效分类码，2位阿拉伯数字，根据中药功效大类划分，如"02"表示清热药。第4部分是中药饮片名称码，5位阿拉伯数字，对中药饮片名称依次进行编码。国家标准收录的品种按照中药饮片名称拼音先后顺序依次编码；地方标准或其他标准收录的品种，按线上维护时间顺序依次编码。中药饮片名称不一致但基原一致的，赋相同的名称码。

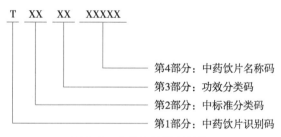

图2-2　中药饮片编码结构

区间码的优点是信息处理比较可靠，易于排序、分类、检索等，其缺点在于码长与它分类属性的数量有关，有时可能造成代码过长，在许多情况下，代码有冗余，维护比较困难。

助记码用文字、数字或文字数字结合描述，可以通过联想来帮助记忆。如某医院信息系统（HIS）中，医务人员的代码用5个字符进行编码，其中第1位为字母，D表示临床医生，N表示护士，T表示医技人员，后面4位按入职时间顺序编码，这样便于对医务人员进行分类管理和统计。

（三）时序法

时序法即时序排列法的简称，又称年代排检法、编年排检法、纪年排检法，是一种按照时间顺序编排的知识组织方法。年表、历表、大事记、年谱等常用此方法进行组织。

按时间概念组织知识，便于查考历史时间，也便于查考历史事物及图像资料。另外，还可以发现事物演变、发展的规律。例如,图 2-3 标记了从 2020 年 2 月 20 日到 2020 年 3 月 12 日我国存有确诊新型冠状病毒肺炎(COVID-19)病例情况,从中可以发现我国 COVID-19 控制效果显著,从而判断所采取防控措施的有效性。个人健康档案的组织,也常常使用时间序列为主序来进行组织,即将个人卫生事件按发生的时间顺序进行组织,这样有利于发现个人潜在的健康问题,以便及早采取相应的预防措施,防止健康问题的发生。

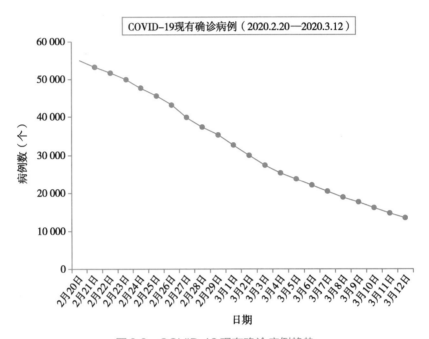

图 2-3　COVID-19 现有确诊病例趋势

（四）地序法

地序法是根据知识所涉及的地理位置顺序或地区次序进行组织的方法。按地序法组织的知识常见的有地图和地方文献。如《中国卫生统计年鉴》中分地区的统计信息,采用的就是地序法。图 2-4 所示为 2019 年我国分地区人口的城乡构成和出生率、死亡率、自然增长率,先按华北、东北、华东、中南、西南、西北六个地区顺序进行分类,各地区中再根据省份进行组织。

用地序法组织的常见知识系统有地图和书目,如《中国历史地图集》《中国地方志综录》等。只要知道所查资料属于某个地区,便能够很快找到。如果一时不清楚的,可按附录的地名索引或地方志目录附录的书名及著者索引查找。

（五）时空组织法

时空组织法是指按照信息、信息记录和信息实体产生、存在的时间、空间特征或其所涉及的时间、空间特征来组织排列信息的方法,即以时间为主,空间为辅进行知识组织,或者以空间为主,时间为辅进行知识组织。

三、知识组织的语义学方法

知识组织的语义学方法主要揭示知识元素与实体之间的关系问题,即揭示各知识元素所代表的具体含义是什么,各知识元素之间是一种什么联系。常见的知识组织语义学方法主要有分类法、主题法、概念图、语义网、本体、知识图谱等。

（一）分类法

分类是人类最常见的思维方式之一,是从本质上提示和把握事物之间的区别与联系的重要手段。

地区	总人口(年末)(万人)	城镇人口		乡村人口		出生率(‰)	死亡率(‰)	自然增长率(‰)
		人口数	比重(%)	人口数	比重(%)			
全　国	140005	84843	60.60	55162	39.40	10.48	7.14	3.34
北　京	2154	1865	86.60	289	13.40	8.12	5.49	2.63
天　津	1562	1304	83.48	258	16.52	6.73	5.30	1.43
河　北	7592	4374	57.62	3218	42.38	10.83	6.12	4.71
山　西	3729	2221	59.55	1508	40.45	9.12	5.85	3.27
内蒙古	2540	1609	63.37	931	36.63	8.23	5.66	2.57
辽　宁	4352	2964	68.11	1388	31.89	6.45	7.25	-0.80
吉　林	2691	1568	58.27	1123	41.73	6.05	6.90	-0.85
黑龙江	3751	2284	60.90	1467	39.10	5.73	6.74	-1.01
上　海	2428	2144	88.30	284	11.70	7.00	5.50	1.50
江　苏	8070	5698	70.61	2372	29.39	9.12	7.04	2.08
浙　江	5850	4095	70.00	1755	30.00	10.51	5.52	4.99
安　徽	6366	3553	55.81	2813	44.19	12.03	6.04	5.99
福　建	3973	2642	66.50	1331	33.50	12.90	6.10	6.80
江　西	4666	2679	57.42	1987	42.58	12.59	6.03	6.56
山　东	10070	6194	61.51	3876	38.49	11.77	7.50	4.27
河　南	9640	5129	53.21	4511	46.79	11.02	6.84	4.18
湖　北	5927	3615	61.00	2312	39.00	11.35	7.08	4.27
湖　南	6918	3959	57.22	2959	42.78	10.39	7.28	3.11
广　东	11521	8226	71.40	3295	28.60	12.54	4.46	8.08
广　西	4960	2534	51.09	2426	48.91	13.31	6.14	7.17
海　南	945	560	59.23	385	40.77	12.87	6.11	6.76
重　庆	3124	2087	66.80	1037	33.20	10.48	7.57	2.91
四　川	8375	4505	53.79	3870	46.21	10.70	7.09	3.61
贵　州	3623	1776	49.02	1847	50.98	13.65	6.95	6.70
云　南	4858	2376	48.91	2482	51.09	12.63	6.20	6.43
西　藏	351	111	31.54	240	68.46	14.60	4.46	10.14
陕　西	3876	2304	59.43	1572	40.57	10.55	6.28	4.27
甘　肃	2647	1284	48.49	1363	51.51	10.60	6.75	3.85
青　海	608	337	55.52	271	44.48	13.66	6.08	7.58
宁　夏	695	416	59.86	279	40.14	13.72	5.69	8.03
新　疆	2523	1309	51.87	1214	48.13	8.14	4.45	3.69

注：1. 本表数据根据2019年全国人口变动情况抽样调查数据推算。全国总人口根据抽样误差和调查误差进行了修正，分地区人口未作修正。

2. 全国总人口包括现役军人数，分地区数字中未包括。

图2-4　《中国卫生统计年鉴》分地区统计信息

分类法是根据特定分类体系以及逻辑结构组织知识的方法,其核心思想是按照信息内容的学科属性及相关特征,对各类信息进行系统揭示、区分、序化以及组织。其基本原理是用分类号作为表达主题概念的标识,以知识分类为基础,将主题概念组织、排列成系统,以系统固有的体系结构显示主题概念之间的关系,其实质是以学科聚类为基础进行知识组织。分类法将表示各种知识领域(学科及其研究问题)的类目,按知识分类原理进行系统排列,并以代表类目的数字、字母符号(分类号)作为知识标识。另外,分类法也指以科学分类为基础,运用概念划分的方法,按知识门类的逻辑关系,从总到分,从一般到具体,层层划分,逐级展开的层累制号码检索系统。知识经过分类组织后,就能揭示知识的全貌及其内在联系,提供分门别类查询知识的途径。知识被分别组织在不同的类中,从而起到了过滤和筛选作用。

分类法具有以下几个主要特点:①按学科、专业集中文献;②以分类号作为文献主题概念的标识;③主要用等级结构直接显示主题概念之间的关系;④按学科体系进行系统排列。分类法将事物和学科概念纳入知识分类体系,因而是对知识进行系统组织的最合理的方法。

分类法可分为等级体系分类法、分面组配式分类法、体系组配式分类法三种类型。

等级体系分类法也叫等级列举式分类法,它将所有类目组织成一个等级系统,并且采用尽量列举的方式编制。等级体系分类法依据的是"概念的概括与划分"原理,即以科学分类为基础,以知识中主题内容所属学科属性为划分标准,以分类号为检索标识,并依据这些检索标识的层累顺序来组织知识的一种方法。其优势是按学科或专业集中地、系统地揭示知识内容的功能,可以通过它检索纵览某个学科或专业知识的全貌。例如,《中国图书馆分类法》(第五版)就属于等级体系分类法,图2-5 所示的是其中医药、卫生类(R 类)的类目体系。

R1	预防医学、卫生学	R74	神经病学与精神病学
R2	中国医学	R75	皮肤病学与性病学
R3	基础医学	R76	耳鼻咽喉科学
R4	临床医学	R77	眼科学
R5	内科学	R78	口腔科学
R6	外科学	R79	外国民族医学
R71	妇产科学	R8	特种医学
R72	儿科学	R9	药学
R73	肿瘤学		

图 2-5　《中国图书馆分类法》(第五版)R 类类目体系

等级体系分类法的特点是:①分类结构显示直观,易于把握,便于使用;②类目设置比较均衡,并可以根据实际使用需要对类目的等级进行适当调整;③标记简明,适于分类排架,也可以用于组织分类检索工具。等级体系分类法的不足是:①揭示专门主题能力差,往往无法满足确切分类的需要,不能充分揭示知识资源中大量存在的细小专深主题;②类表具有一定的凝固性,不便于根据需要随时改变、调整检索途径,不能进行多角度检索;③无法根据现代科学的发展自动生成新类,难以与科学的发展保持同步;④大型列举类表一般篇幅较大,对类表管理的要求较高。

分面组配式分类法也称全分面分类法、组配分类法,是依据概念的分析与综合原理,将概括知识资源内容与事物的主题概念分解成"分面 - 亚面 - 类目"结构体系,通过各分面内类目之间的组配,来表达知识资源主题的一种分类法。全分面分类法是纯粹的组配分类法,一般仅在较小的学科或专业范围内使用。分面类表由若干分面构成,分面是用某一单一系列的分类标准对一个主题领域进行划分而产生的一组类目,即表示某一类事物某一方面属性的一组简单概念。分面分类法采用分段标记制,即分类号由若干具有独立意义的节(段)组成,它不仅可表达一个主题概念,而且可从分段形式上显示出构成这一主题概念的各个组面及主题因素。例如,"医学"可被定义为与人类为维持其健康和治疗其疾病而采取的行动有关的技术,见表 2-1。主题的定义直接产生主要类别(定义实体、人),所有其他类别都通过与此的关系实现。"医学"可通过年龄类别、人体部分、人体过程、对人体的操作、操作执行者等特征进行划分,从而产生 5 组类目,即 5 个分面。每一分面还可用同一系列的更细的标准进行划分,分为两个或多个亚面。将各学科知识分解成若干因素,按一定标准将这些因素归纳为若干个面(范畴),分类时利用范畴表的各种分面组配成适合医学知识的类目。分面组配式分类法能正确反映学科内容的复杂性和交叉性,使类目间的纵横关系得到充分揭示。

表 2-1　"医学"的分面组配示意

年龄类别 (C)	人体部分 (S)	人体过程 (P)	对人体的操作 (O)	操作执行者 (A)
青年(C1)	呼吸系统(S1)	正常生理(P1)	健康保健或预防性(O1)	医务人员(A1)
中年(C2)	循环系统(S2)	病理(P2)	诊断性(O2)	器械(A2)
老年(C3)	神经系统(S3)	治疗性(O3)	治疗性(O3)	机构 - 医院(A3)
……	运动系统(S4)			卫生服务机构(A4)
	……			……

从以上可以看出,类表中没有专指的复合主题,只有按照范畴设置的基本概念。使用时,首先分析标引对象的内容特征,然后利用表中概念进行组配标引。因此,一份名为"老年人股骨颈骨折后的基层医院康复训练"的特殊知识可描述为:老年(老年病学)- 骨 - 股骨 - 股骨颈 - 骨折 - 治疗 - 康复。在使用表 2-1 标引时,这一知识可根据其涉及的主题因素分类标引为:"C3:S4:P2:O1:A1"。

分面组配式分类法的优点是:①标引专指,可以通过基本概念的组配,充分揭示知识资源中的复合主题;②标记表达性强,便于根据不同需要,调整组配次序,进行多元检索,如可将上述标记轮排,提供从不同角度检索;③对科学发展的适应性强,可以通过组配表达新出现的复杂主题,有利于与科学的发展保持同步;④类表的篇幅较小,便于管理、增补、修订等。分面分类法的不足是:①分面类表的类目体系是隐含的,直观性不如等级列举式分类法;②检索工具中的类目是根据组配建立的,类目的分布往往不够均衡;③标引难度较高,要求分类人员有较高的专业素养;④分面标记的成分一般比较复杂,号码冗长,不适宜文献排架,主要用于组织检索工具。

体系组配式分类法又称为半分面分类法,是在体系分类法详尽类表的基础上,广泛采用各种组配方式的分类法。在等级体系分类法的基础上,引入分面分析和组配技术所形成的分类法结构模式,以等级体系分类为基础,是确保分类知识系统性的前提,也是文献工作者在诸多环节所需要的。引入分面分析和组配技术是为提高体系分类对新主题、复杂主题的描述能力和灵活的检索能力。

(二)主题法

主题指信息对象所表达或反映的主要内容、问题或事物。按信息所表达中心问题数量的多少,主题可分为单主题和多主题两种类型。单主题只含有一个中心问题;多主题含有两个及以上中心问题。

主题法是指以自然语言语词经规范处理后直接作为知识主题标识并按字顺排列,结合以参照体系和其他方法来间接地显示概念之间的关系,提供从事物名称检索知识的途径。主题法反映知识对象主题特征的异同,是知识组织两大最常见方法之一,在知识组织活动中占有十分突出的地位。主题法按照知识组织的原则构建,即用主题词表示知识因子,用参照系统来显示主题词之间的关联关系(知识关联),用主题概念的语义区分及主题词字顺序列作为组织知识集合的基本方式。可见,主题法实质上是以主题概念的语义网络为基础的知识组织方法。

按照选词方式,主题法可分为标题法、单元词法、叙词法(主题词法)、关键词法。标题法是用规范化的自然语言语词作为标题,直接表达知识主题概念,按照标题字顺排列,并用参照系统显示标题之间关系的一种方法。所谓标题词,亦称标题,是指经过词汇控制,用来标引知识资源的词或词组,通常为比较定型的事物名称。标题法除了直接选取自然语言中的单词和词组作为标识外,还采用其他一些标题形式:复分标题(多级标题),肿瘤-治疗、肿瘤-治疗-中药等;倒置标题,肿瘤-辐射性、高血压-肾性等;带限义词的标题,运动(哲学)、运动(体育)等。叙词法是以规范化的自然语言词为叙词,作为知识主题的标识,通过叙词的概念组配表达主题概念的一种主题法。叙词,也称主题词,是经过规范化处理的、以基本概念为基础表达知识资源主题的词或词组,概念组配是其最基本的原理。单元词法又称元词法,它是以取自自然语言、经过规范化处理的单元词作为标识,通过单元词的字面组配来表达主题概念的一种主题法。所谓元词,是指用来标引知识资源主题的、最基本的、字面上不能再分的语词。使用元词法时,对复合主题资源的标引和检索都是通过元词的组配进行的。例如,"医学知识组织"这一主题,就必须要通过"医学""知识""组织"三个元词的组配进行标引和检索。关键词法是直接以文献中能够表达主题概念的关键词作为标识的一种准主题法。

主题语言的要素包括以下四个方面。

(1)语词标识:标识有两类,即号码标识和语词表示。语词表示采用自然语言中经过控制的名词术语,作为描述知识主题的标识。

(2)字顺系统:汉字字顺系统主要有音序和形序。

(3)参照系统:是主题词表显示主题词语义关系的语义词网络。

(4)主题检索工具:是根据主题语言原理编制的各种主题检索工具,主要是主题目录、主题索引、计算机中的主题词倒排档等。

主题法的主要特点是:①按主题集中知识;②以受控的语词作为知识主题概念的标识;③主要用参照系统间接显示主题概念之间的关系;④按主题词的字顺排列,提供按事物名称检索知识的途径。

(三)概念图

概念图(concept map)是由康奈尔大学 Joseph D. Novak 教授提出的一种教学工具,是利用概念以及概念之间关系表示和组织结构化知识的一种可视化方法。概念图又可称为概念构图或概念地图,前者注重概念图制作的具体过程,后者注重概念图制作的最后结果。现在一般把概念构图和概念地图统称为概念图而不加严格的区别。概念图用节点表示概念,用连接线和连接词表示概念之间的关系,也是用来组织和表征知识的工具。

概念图包含四个基本要素:概念、命题、交叉连接和层级结构。概念是感知到的事物的规则属性,通常用专有名词或符号进行标记;命题是对事物现象、结构和规则的陈述,在概念图中,命题是两个概念之间通过某个连接词而形成的意义关系;交叉连接表示不同知识领域概念之间的相互关系;层级结构是概念的展现方式,通常情况下,一般、最概括的概念置于概念图的最上层,从属的概念安排在下面。例如,图 2-6 展示了动物的物质和气体运输概念图。

根据 Joseph D. Novak 教授提出的概念图构建准则,构建概念图包括以下四个步骤。

(1)概念选取:列出关于某个主题的所有重要概念。

(2)概念分类:分为广度结构和深度结构。广度结构根据概念间关联性强弱将概念划分为不同的分支;深度结构将不同分支中的概念按照概念的宽窄由上至下排列。

(3)定位中心概念、连接概念:首先,获取中心主题概念,作为整个概念图的根节点。然后,从中心节点出发连接每个分支的中心节点,形成概念图的第二层,并注明连接词。继续上述过程,直至连接完所有概念。

(4)连接交叉概念:仔细研究概念图中的各个概念,看它们是否存在交叉关系。若存在,连接交叉关系,并注明连接词。

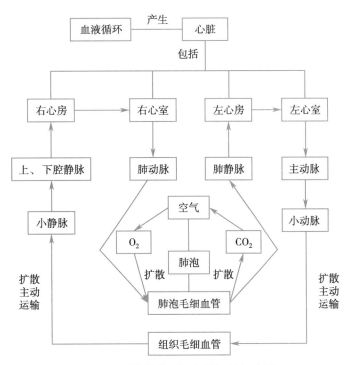

图 2-6　动物的物质和气体运输概念图

一个理想的概念图应该具备以下几个特点：①概念间具有明确包容关系的层次结构；②概念间的内在逻辑关系可以用适当的词或词组标注出来；③不同层级概念间的纵横联系清楚、明确，并形成一些交叉点，纵向联系说明概念间的包容与被包容的关系，横向联系可以说明处于概念图中同一层级水平的概念间的有意义联系，而交叉关系则说明处于不同层级概念间的联系。因此，在概念图中的概念是不能被单独表征的。

Klausmeir 等研究发现，画概念图策略，有利于新旧知识的整合。使用概念图对某一概念的新例作出概括，能辨别出该概念的反例。通过意义连接，能找到某一概念的上位概念、下位概念及组合关系的概念，并找出其与其他概念间的各种对应关系。概念图还能解决与某概念相关的实际问题，促进知识的重新组织。

（四）语义网

语义网（semantic web）被称为第三代万维网，是一个由机器可理解的大量数据构成的分布式体系结构。在这个体系结构中，数据之间的关系通过术语表达，术语之间又形成一种复杂的网络联系，计算机能够通过这些术语得到数据的含义，并且可以在这种联系上应用逻辑来进行推理，从而完成一些原来不能直接完成的工作。语义网的目标是扩展万维网，通过达到语义级的共享，便于人和计算机之间的交互和合作，提高网络服务的智能化、自动化。

Tim. Berners-Lee 认为，语义网并不是一个孤立的万维网，而是对当前万维网的扩展，语义网上的信息具有定义良好的语义，使得计算机之间以及人类能够更好地彼此合作。为了让信息在不同层次上使计算机可理解和可处理，Tim. Berners-Lee 提出了一个由多种语言和应用形成的层次化体系结构作为语义网的整体架构，如图 2-7 所示。

字符编码层包括字符编码集和统一资源标识符（URI），是表示语义网对象和使用国际字符集的基本手段。它主要解决 web 上资源的定位和跨地区字符编码的标准格式问题。

数据交换格式层是集成语义网定义与其他基于 XML 标准的基础。这一层通过 XML 的特性，实现文档对自身结构的描述，以及跨应用的语法互操作，是传统的超文本置标语言（HTML）语言所无

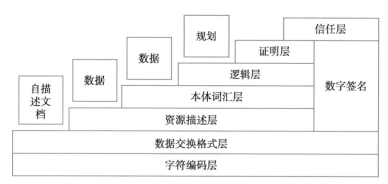

图 2-7　语义网的体系结构

法完成的。但 XML 是底层的数据交换格式，它只解决了文档内容的次序、结构问题，并没有解决文档内容的语义、联系的问题。这些问题要交给上一层去解决。

资源描述层主要实现知识资源的描述。RDF 本身并没有规定语义，但是它为每一个资源描述体系提供能够描述其特定需求的语义结构的能力。从这个意义上来说，RDF 是一个开放的元数据框架，这个元数据框架定义了一种描述机器可理解的数据语义的数据模型，用来描述和定义由 URIs 引用的对象及词汇，并指定资源和链接的类型。

本体词汇层用来定义不同概念之间的关系，以支持词汇的演化。虽然 RDF 能够定义对象的属性和类，并且还提供了简单语义，但它不能明确表达描述属性或类的术语含义及术语间的关系。本体层用来定义共享的知识，从而对各种资源之间的语义关系进行描述，它通过定义属性并建立一个分类层次结构，将不同的概念区别和组织起来，同时也通过属性将概念相互联系起来，从而建立起概念的语义空间，即对某一个范围内事物的共同理解。在语义网的交流和通信中，本体担当着语义沟通的重要角色，是其实现的关键技术之一。

逻辑层、证明层和信任层位于语义网体系结构的顶部，也是语义表达的高级要求。逻辑层的目标就是提供一种方法来描述规则，使语义网通过规则从这些描述性的知识中进行推理，为智能服务提供基础。证明层通过运用规则进行逻辑推理和求证。信任层则负责为应用程序提供一种机制以决定是否信任给出的论证。

（五）本体

1. 本体的概念与特征　本体（ontology）的概念起源于哲学领域，后来被引入到人工智能、知识工程和图书情报领域，用以解决知识概念表示和知识组织体系方面的有关问题。对于本体，不同学者从不同方面给出了很多定义。Gruber 认为，"本体是概念模型明确的规范说明"，其中包含四大特征。

（1）本体是明确的：指被引用的概念所属的上位类与在使用此概念时的约束应有明确的定义和说明。

（2）本体是形式化的：指本体应该具有机器可读性。

（3）本体是共享的：指在一个本体中，知识所表达的观念、观点应该体现的是共同认可的知识，反映的是相关领域中公认的概念集，针对的是团体的共识。

（4）本体是概念化的：本体是一个概念体系，又称为概念模型，指通过抽象出客观世界某些现象的相关概念而形成的模型。

在人工智能和知识工程领域，本体是指关于特定知识领域内各种对象、对象特征以及对象间关系的理论。本体通过抽象应用领域内的概念和术语，把现实世界中的实体抽象为一组概念与概念之间的关系，建立一种关于知识的描述，使得这些概念和关系在共享的范围内具有共同认可的、明确的、唯一的定义，通过这种方式使人机之间以及机器之间拥有可以进行语义交流的基础。本体已经成为知识工程、自然语言处理、智能信息集成、知识管理等方面普遍研究的热点。

一般来说，本体作为知识组织的重要手段应该具有以下要素。

（1）声明：用来说明本体所表示的知识范围、主体、主要用途和目的。

（2）公理：通常都是一阶谓词逻辑的表达式，用于表示无须再进行证明的逻辑永真式。

（3）概念：属于广义上的概念，又称为类（class），是相似术语所表达的概念的集合体，既可以是一般意义上的概念，也可以是任务、功能、策略、推理过程等。

（4）属性：用来描述类中的概念，具有约束类中的概念和实例的功能。

（5）函数：是关系的特定表达形式。函数中规定的映射关系，可以使得推理从一个概念指向另一个概念。

（6）实例：是本体中的最小对象。实例是类的实例，函数是实例的函数。

2. 本体的类型　目前尚无统一的本体分类方法。N. Guarino 提出了以详细程度和领域依赖度两个维度作为对本体划分的基础。详细程度高的称为参考本体，详细程度低的称为共享本体。依照领域依赖程度，本体可以细分为顶级、领域、任务和应用四类。

（1）顶级本体：描述最普通的概念及概念之间的关系，如空间、时间、事件、行为等，与具体的应用无关，其他种类的本体都是该类本体的特例。

（2）领域本体：描述特定领域（如电信、汽车等）中的概念及概念之间的关系。

（3）任务本体：描述特定任务或行为中的概念及概念之间的关系。

（4）应用本体：描述依赖于特定领域和任务的概念及概念之间的关系。

Perez 则在各种本体分类角度的基础上，进一步归纳为知识表示本体、普通本体、顶级本体、元（核心）本体、领域本体、语言本体、任务本体、领域 - 任务本体、方法本体和应用本体等十种类型。

四、知识组织的语用学方法

知识组织的语用学方法主要解决不同应用情况下的知识组织问题，即针对不同应用场景、不同用户需求，如何实现知识的有效组织与展示。知识组织中常见语用学方法有权值法、逻辑排序法、概率法、引用分析法、文献计量法、管理导向法、领域分析法、用户认知法等。

（一）权值法

权值也称为权重，指某一因素或指标相对于某一事物的重要程度，其不同于一般的比重，体现的不仅仅是某一因素或指标所占的百分比，强调的是因素或指标的相对重要程度，倾向于贡献度或重要性。常用的权值计算方法有因子分析、主成分分析、层次分析法、优序图法、信息熵等，在实际应用中，需要结合数据特征进行选择。

因子分析和主成分分析是利用信息量提取的原理，将多个分析项浓缩成更少的方面（因子或主成分），每个因子或主成分提取出的信息量（方差解释率）即可用于计算权重。例如，预期 13 个分析项可分为 4 个因子，那么可主动设置提取出 4 个因子，相当于 13 句话可浓缩成 4 个关键词。使用浓缩信息的原理进行权重计算时，只能得到各个因子的权重，无法得到具体每个分析项的权重，此时可继续结合后续的权值计算方法（如信息熵），得到各分析项的权重，然后汇总在一起，最终构建出权重体系。因子分析法和主成分分析法的区别在于，前者加带了"旋转"功能，而后者的目的更多是浓缩信息。"旋转"功能可以让因子更具有解释意义。如果希望提取出的因子具有可解释性，一般更多地使用因子分析；主成分分析出来的结果并非完全没有可解释性，只是有时候其解释性相对较差，但其具有计算更快的优点，因而得到广泛的应用。

层次分析法（analytic hierarchy process，AHP）和优序图法是基于数字相对大小进行权重计算的，数字越大其权重相对越高。AHP 和优序图法一般用于调查问卷和专家打分。AHP 直接让多位专家

（一般是4～7个）提供相对重要性的打分判断矩阵，然后进行汇总，计算平均值得到最后的判断矩阵，最终计算得到各因素权重。优序图法是基于主观判断的一种方法，需要具有大量的积累经验。采用优序图法计算权值时，首先专家通过对多个指标或目标进行两两相对比较，给出重要性次序或者优先次序；然后基于重要性打分值计算出相对重要性指标；最终计算得到权重。临床上经常使用一些医学量表对患者进行评估，这些量表实质是一种基于权值的医学知识组织方法，其权值大多利用AHP或优序图法来确定。

信息熵是根据数据携带的信息量大小进行权重计算的。熵值是不确定性的一种度量，信息量越大，不确定性就越小，熵也就越小；信息量越小，不确定性越大，熵也越大。因而，利用信息熵这个工具，根据熵值携带的信息进行权重计算，结合各项指标的变异程度，计算出各项指标的权重，为多指标综合评价提供依据。在实际应用中，通常是先进行信息浓缩（因子分析或主成分分析）得到因子或主成分的权重，然后可以通过信息熵的方法得到每个分析项的权重。

基于权值的方法在医学知识组织中普遍使用，例如基于术语频率-反转文档频率（TF-IDF）的文献知识组织，通过机器学习（如神经网络）建立的疾病预测模型，用于网络知识组织的网站排名等，都是基于权值来组织的。

（二）逻辑排序法

逻辑排序法是基于知识的逻辑关系，按其内容的逻辑顺序进行组织的一类方法。知识的逻辑关系主要通过概念系统来表达，利用概念及概念之间的关系来揭示。一个概念通过其内涵与外延来确定。通过划分，大概念可以分为若干小类或种概念。通过限定，可以使外延较大的属概念局限到外延较小的种概念。通过概括，可以使外延较小的种概念过渡到外延较大的属概念。利用概念的交叉关系，可以将一个新概念分析成外延重合的两个或多个概念表示。通过概念的综合，可以将两个或多个内涵较浅的概念综合成一个内涵较深的概念。

逻辑学是知识组织方法的重要理论基础，逻辑排序法在知识组织中广泛应用。在主题法系统中，为了揭示一事物与其他各种事物之间的联系与区别，使用户获得满意的检索效果，一方面需要精准界定不同概念的内涵与外延，另一方面需要显示各种概念之间的联系，概念逻辑正好为其提供了基本原理和具体方法。主题法中的等级关系就是概念划分的结果。主题法（特别是叙词法）一般由两部分构成，即字顺编排和分类编排。就分类编排显示而言，实际上是主题语言吸收了等级体系分类法的优点，将概念的划分、概念的限定与概括的逻辑方法引进到主题法，用以建立主题词的等级体系结构，揭示主题词之间的内在联系，以弥补主题语言系统性差的弱点。利用概念的分析与综合原理，可以形成情报检索语言的概念组配体系结构。叙词法采用概念分析与综合原理，以规范语词作为知识的主题标识，通过概念组配的方式表达知识的主题。在体系分类法中，进行类目划分时，其原则与逻辑学中的概念划分的原则基本一致。分面组配分类法的基本原理是概念的分析与综合，即任何复合主题都可分解为相应的单元概念，同样也可以通过相应单元概念的组合加以表达。在专家智能系统中，以知识关联为基础的知识组织方式，此方式的知识组织是在相关领域中提取大量知识因子，并对其进行分析与综合，形成新的知识关联，从而产生出更高层次上的综合的知识产品。

以逻辑学的思想和方法作为指导，可以使我们正确地表述知识，准确地揭示知识间的关系，建立起科学的知识组织系统，便于知识的理解，有利于对知识的利用。

（三）概率法

在社会和自然界中，相同条件下某类事件可能发生也可能不发生，这类事件称为随机事件。不同随机事件发生的可能性大小是不同的，可以用概率来表示。例如，某医院下一个月流感患者就诊人数是一类不确定的随机事件，相对于上一个月可能上升，也可能下降或者持平，这三种可能性大小用系数或百分数表示，就是一种概率。概率大小受不确定因素的影响，也就是说，影响因素不同，导致某事件发生的概率不同。

所谓概率法(probability method)是指专门对不确定因素进行决策分析的方法。任何一项决策所依据的各个变量(影响)因素值都来自预测,具有不确定性。这种条件下的决策分析,需要用概率法对不同行动方案进行选择。例如,要想知道某人患某种疾病的可能性,可以首先利用既往就诊患者的概率统计建立相关预测模型,然后基于该个体当前状况,利用所建模型对其做出判断。根据概率判断的主客观性,概率法可分为主观概率法和客观概率法。

1. **主观概率法** 主观概率是指根据决策分析者的主观判断而确定的事件可能性大小,反映个人对某件事的信念程度。因此,主观概率是对经验结果所做主观判断的度量,即可能性大小的确定,也是个人信念的度量。主观概率也必须符合概率论的基本定理:①所确定的概率必须大于或等于 0,且小于或等于 1;②经验判断所需全部事件中各个事件概率之和必须等于 1。主观概率是一种心理评价,判断中具有明显的主观性。主观概率的测定因人而异,受人的心理影响较大,谁的判断更接近实际,主要取决于决策分析者的经验、知识水平和对决策分析对象的把握程度。疑难杂症的会诊就是一个典型的主观概率法应用例子,诊断的准确性依赖于多位医疗专家主观判断,每位专家根据自己的临床经验、医疗知识水平以及对患者信息的掌握情况,对每种可能的诊断给出相应概率(可能性),经讨论后,专家达成共识,给出会诊结果。尽管主观概率法是凭主观经验估测的结果,但它仍有一定的实用价值。这种方法简便易行,但必须防止任意、轻率地由一两个人拍脑袋估测,要提高严肃性、科学性,提倡集体的思维判断。

2. **客观概率法** 在大量的试验和统计观察中,某一随机事件在一定条件下相对出现的频率是一种客观存在,这个频率就称为客观概率,可以为决策提供辅助,这种知识组织方法叫做客观概率法。例如,临床医生在估计患者患某种疾病的概率时,如果能够获得足够的临床病例资料,用以反映当前所有疾病发生的情况,则可以利用统计的方法计算出该种疾病发生的客观概率,从而形成关于疾病发生概率的推断知识。贝叶斯方法就是客观概率法的经典例子,它提供了一种计算假设概率的方法,这种方法是基于假设的先验概率、给定假设下观察到不同数据的概率以及观察到的数据本身而得出的。其方法为:将关于未知参数的先验信息与样本信息综合,再根据贝叶斯公式,得出后验信息,然后根据后验信息去推断未知参数的方法。客观概率法在实际运用中有时会遇到一些困难:①历史资料收集较为困难,其准确性和全面性难以确定;②所依赖的先验条件不断变化,客观概率法的假定前提往往不能成立。

在实践中,主观概率与客观概率的区别是相对的,因为任何主观概率总带有客观性。一方面,决策分析者的经验和其他活动信息是客观情况的具体反映,因此不能把主观概率看成为纯主观的东西。另一方面,任何客观概率在测定过程中也难免带有主观因素,因为实际工作中所取得的数据资料很难达到(大数)规律的要求。所以,在现实中,既无纯客观概率,又无纯主观概率。

(四)引用分析法

引用分析法属于信息计量学方法范畴,它是利用各种数学及统计学的方法,对科学期刊、论文、著者等分析对象的引用和被引用现象进行分析,以揭示其数量特征和内在规律的一类信息计量研究方法。

从不同的角度和标准来划分,引用分析方法有着不同的类型。如果从获取引文数据的方式来看,有直接法和间接法之分。前者是直接从来源期刊中统计原始论文所附的被引文献,从而取得数据并进行引文分析的方法;后者则是通过"科学引文索引"(SCI)、"期刊引用报告"(JCR)等引文分析工具,查得引文数据再进行分析的一种方法。若从文献引证的相关程度来看,则有自引分析、双引分析、三引分析等类型。如果从分析的出发点和内容来看,引用分析大致有三种基本类型:引文数量分析、引文网络分析、引文链状分析。引文数量分析主要用于评价期刊和论文,研究文献情报流的规律等。

引文网络分析主要用于揭示科学结构、学科相关程度和进行文献检索等。引文链状分析可以用于揭示科学的发展过程并展望未来的前景。

一般来说，对科学期刊进行分析时常用的测度指标有五种：自引率、被自引率、影响因子、引证率与当年指标。在对专业和学科结构进行研究时，除用引证率外，还可用引文耦合和同被引等测度指标。

引用分析技术日趋完善，应用不断扩大，已发展成为文献计量学的重要方法之一。引用分析方法的应用主要有以下几个方面：①测定学科的影响和重要性；②研究学科结构；③研究学科信息源分布；④确定核心期刊；⑤研究文献老化规律；⑥研究信息用户的需求特点；⑦评价人才。

引用分析具有适用性广、使用简便、功能特异等优势，但同时也存在许多不足，如受假联系影响，被引用并不代表优秀，受可获得性影响，受马太效应的影响等。

第三节   医学知识组织的原则与构成要素

一、医学知识组织原则

医学知识组织的目标是将知识组织的各种方法，应用于生物医学研究及实践活动过程中，组织和表述各类生物医学数据资源，使其从无序变为有序，形成医学知识，以便于医学知识的提供、利用和有效传递。医学知识组织必须遵循一定的原则才能保障它的科学、有序进行。医学知识组织的基本原则是对医学知识组织具有普遍指导意义的基本准则，主要有以下几条。

（一）科学性原则

科学性是一切研究工作的前提和基础，也是医学知识组织的首要原则。知识组织的科学性原则，最重要的是强调它的发展性、适应性。任何知识组织方法都不是一成不变的，这也是知识组织科学性的表现，也意味着不断地改进和发展。科学的标准是经过不断地推敲、争论而确定，并时刻用怀疑的态度面对科学，它与人的主观认知是相对的。科学意味着客观，知识组织应以科学性原则为基础。

（二）整体性原则

整体性原则，就是把研究对象看作由各个构成要素形成的有机整体，从整体与部分相互依赖、相互制约的关系中揭示对象的特征和运动规律，研究对象整体性质。整体性质不等于形成它的各要素性质的机械之和，对象的整体性是由形成它的各要素（或子系统）的相互作用决定的。

整体性原则包括两层含义：其一，知识资源系统内部的有机关联性。知识组织的成果是知识资源系统（知识组织系统），其整体性主要体现在系统内部要素的空间的整体性、时间的整体性和逻辑的整体性；其二，知识组织内容的完整性。知识组织的对象不仅仅是某一类型或某一来源的资源，更应该是某领域、某行业的不同类型、不同载体、不同来源的重要资源。

根据知识组织的整体性原则，在知识组织的过程中，应该从整体性角度来建设知识组织系统，将其看做由不同功能优化组成的有机整体，对不同来源、不同载体、不同类型的资源系统进行基于概念语义的组织。

（三）层次性原则

层次性是指知识资源系统内部各要素的构成关系及其所形成的纵向上不同质态的排列次序。层次性是结构的基本特点，系统内部各要素（事物的一种形式）的排列组合方式即构成系统的结构。系统的层次性大致包括时间关系层次、空间关系层次、逻辑关系层次和数量关系层次。知识组织系统层次的数量、质量、顺序以及层级关系对系统整体功能具有重要的影响。

（四）关联性原则

关联性是整体性的延续。知识组织系统的关联性体现在三个方面：一是要体现知识概念的关联性，以保持知识体系的完整性和系统性；二是要体现不同系统间的关联，以保持人类知识体系的整体性；三是要注意知识组织系统与信息环境的关联，以促进社会大环境中的知识的共享和交换。

根据医学知识组织的层次性和关联性原则，在组织知识的过程中，既要整序知识，更要重组知识，对知识的概念及关系进行不同层次的组织与揭示，使知识组织系统成为有效获取知识的知识网络，同时要将系统作为知识获取大环境的有机组成部分来研究、建设。

（五）动态性原则

动态性是指系统处于一种运动、变化和发展的状态之中。知识是动态变化的，知识组织系统的要素、要素间的关联、系统的结构、系统的功能、系统与环境的关系等应该随着时间的推移而不断发展。

根据医学知识组织的动态性原则，我们要注重知识组织系统中知识内容、功能结构的可持续发展问题，只有处于动态发展之中的知识组织系统才能发挥持续的效用，才更具有生命力。

（六）不确定性原则

医学是一门针对人的科学、一门不确定的科学。一方面，医学研究对象及"患者 - 疾病 - 医生"之间的互动关系所呈现出的复杂性，导致不确定性广布于医学中的各个领域；另一方面，从不确定性问题入手，可以更好地揭示医学的复杂性本质。知识组织的不确定性原则首先表现为在进行信息搜寻时，多种分类方法的选择的不确定性；其次表现为医学概念的含义或所属学科的不确定性。一个词语经常有多种含义，尤其当学科领域不同时，同一词语的含义也不同。由于一词多义的现象，分类就有了不确定性，需要充分考虑词语的含义，根据需要选择是将其限定在一个科学学科，还是充分反映其跨学科的性质。

（七）目的性原则

医学知识组织是一项有目的的活动，具有鲜明的目的性，必须围绕用户的知识需求开展工作，注意需求状态及其变化特征，满足成本收益对称的原则。知识组织的目标是对知识进行整序和提供。不同文化程度、知识背景、不同职业的用户需求特征不同；在知识组织过程中，不同阶段的目的也不一样。对于不同的描述对象，有不同的目的和需求；对同一对象的描述，不同的人专业背景不同，其出发点和侧重点也会有所不同。所以，知识组织过程中，根据不同的目的应当选择不同的知识组织方法。在提供知识服务过程中，应针对用户的需求特征进行知识组织，融入用户不同专业背景和需求背景，提供有目的性的知识服务。

目的性原则贯穿医学知识组织的全过程。医学知识组织不仅要对知识进行有序化组织，还要紧密联系用户需求和背景进行组织。

（八）多维性原则

医学知识组织的多维性是指知识组织应从多个维度来进行，对于同一个知识可能通过不同的学科来进行组织，或在同一学科内以不同的维度或范式来组织。首先，对同一事物的描述可能涉及多个学科，不同的学科通过不同的角度达到相同的目的，实现对事物的描述。如对一种药物的描述涉及药理学、化学和临床医学等多个学科，虽然它们对药物进行描述时的侧重点不同，但都是从本学科的研究内容、研究方法的角度对药物进行了描述。另外，同一学科内常常存在不同的理论观或范式，因此从不同的范式出发，知识的表示也不尽相同。学科本身的多维性赋予知识组织多维性特点。所以，要将知识按照不同理论观、范式组织的结果呈现给用户，还应将不同理论观、范式下知识组织的结果进行对比。

总之，医学知识组织的多维性原则要求知识的表示要充分，尽可能多角度、多途径、全方位地表示知识客体的内容和形式，使其得到较为全面的呈现。

二、医学知识组织构成要素

从构成要素上来看，医学知识组织是以医学知识单元为组织对象，以医学知识结构为描述基础，以医学知识网络为表现形式的复杂多维的系统。

（一）医学知识单元

医学知识组织是以医学知识单元为组织对象的。

知识单元（knowledge unit）是指构成整个知识集合系统的最基本单元形态。学术界目前对知识单元有两种观点：一种认为知识单元是知识不再分解的基本单位，是构成系统知识的最小的、最基本的要素；另一种认为知识单元是知识不同层次的，自为一体的相对独立的单位。两种认识并不矛盾，前一种可看成是狭义知识单元，而后一种则可看成是广义的知识单元。

广义知识单元泛指知识的任何一种相对独立的单元内容和形式，可以是参考书中的某一结论、事实、实验数据或问题的答案，期刊中的某一篇论文或某一段论述的文献片段，也可以是整篇文献，还可以包括单册文献，甚至单套的丛书等。总之，广义知识单元的容量是无限度的，只要具有相对独立性都可以称之为"知识单元"。狭义的知识单元特指那种在思维中不再分解的最基本思维形式，即概念思维形式的知识。有学者认为："对知识进行的任何组织都必须建立在知识单元的基础上，而知识单元无非就是概念。"

知识单元的狭义和广义之分，形成了知识组织的狭义和广义之分。狭义的知识组织等同于文献的分类、标引、编目、文摘、索引等一系列整序。广义的知识组织则是针对知识的两个构成要素进行的，即知识因子的有序化和知识关联的网络化。

知识单元既不同于文献单元，也不同于物质单元，其特有属性包括多维性、分合性、重组性和再生性。

（1）知识单元的多维性：知识单元的多维性或多向度性，是指知识单元可以多向成族，即每一个知识单元都可以同其他知识单元通过多种多样的形象、属性、关系相连。相对于以文献形态所记录的线性、静态、固化知识而言，知识单元的多维性体现在知识的非线性、动态性、活化性。线性、静态、固化知识是指固定表达某主题（某一形象、属性、关系）的知识。在这种固化的知识形态中知识单元是作为固化知识的整体存在的，即各个知识单元仅以本身所具有的多种形象、属性、关系中的某一种或某几种作为主题因素属性（形象、关系）或是主题因素的相关属性（形象、关系）而显性存在。其余属性（形象、关系）则呈潜在状态而存在。当各个知识单元脱离开固定的主题，作为独立单元存在时，其所有形象、属性、关系则有可能全部呈现出来而可以多向成族。

（2）知识单元的分合性：是指知识单元的可分解性和可组合性，即较大容量的知识集合态可以分解成较小容量的集合态，直至分解成不再分解的基本知识单元；同时，相对来说不再分解的基本知识单元可以组合成层次不同的各种容量和属性（形象、关系）的知识单元。知识单元的可分合性本质来源于物质的可分合性，即：物质可分解为分子，分子可分解为原子等；相对来说原子可组合成分子，分子可组合为一定物质等。但是两者又有本质的不同：物质的可分合性取决于物质本身客观上所具有的形象、属性和关联性及特定条件，而知识单元的可分合性主要取决于思维的主观能动性。而且，知识单元的可分合性也不同于文献单元的可分合性：文献单元的可分合性受物理载体和线性、固化的主题限制，基本单元只能是单篇文献，而知识单元的可分合性则不受物理载体和线性、固化主题所限制，可以突破单篇文献的限制，深入到知识最基本的单元形态（意象、概念、关系等）。

（3）知识单元的重组性：知识单元的可分解和组合的特性，特别是控制分解和组合的思维的主观能动性（按照某种实际需要，而不是客观地被动适应），直接导致了知识单元的可重组性。"重组"与"组合"是有本质不同而又有直接关系的两个概念，即：组合是按照已有的元素构成和固定结构对分解后的知识单元进行复原性的组合；重组则是指按照某种实际需要，进行创新性的元素重组和结构重组。这种重组的结果是生成新的知识单元或是新的知识单元的集合：这是思维形成新的知识，即新的规律、规则、理论（作品）、方法的主要途径、过程和方式，是思维主观能动性的重要体现。林平忠在《论图书馆信息资源及其深层开发》中提出："人脑把收集到的信息与已存储（记忆）的信息联系起来。进行加工组合，从而建立起一个个的信息系统，这就是一个个的知识单元，由这些知识单元进而构成关于客观世界的各种事物的概念、规律和理论。"

（4）知识单元的再生性：根据知识单元的多维性，对知识单元进行分解，使知识的各种复杂层次结构和组成因素（广义知识单元）得以活化，更深入地了解掌握知识单元的构成因素和结构方式，以从中深刻地认识和理解如何根据实际需要对知识单元进行重组，使已有知识活化和激活，生成再生性的新知识。

利用已有知识通过思维的重新组合产生再生性的新知识，是知识经济时代人类在已有知识积累到庞大而惊人，内容大量交叉、重复、分散的条件下，根据实际需要使知识增值的重要途径。路甬祥在《规律与启示——从诺贝尔自然科学奖与 20 世纪更大科学成就看科技原始创新的规律》中指出："对已有知识的科学整理与发掘，也可能有新的重大发现与理论创新。"

（二）医学知识结构

医学知识组织是以医学知识结构为描述基础的。

知识单元是知识组织的描述对象，知识组织的描述基础则是知识结构。知识结构不是线性的、等级式的，而是网状的。知识单元（或概念）是知识结构的基础要素，知识结构的表现形式就是具有各种关系的知识单元（或概念），每一个相对完整的知识体系都有它特有的、不同于其他知识体系的概念群。知识组织就是要将信息中反映知识结构的知识单元之间的关系揭示出来。

（三）医学知识网络

医学知识组织是以医学知识网络为表现形式的。

知识网络（knowledge network）是由知识单元以及它们之间的彼此关联关系所形成的网状结构的知识集合。知识关联有知识单元之间的本质的内在属性的关联和知识单元附加属性之间的关系两种形式。知识单元之间的内在属性关系是知识组织所描述的事物之间相互的内在的联系决定的，一般表现为知识单元具有的同一关系、从属关系和相互关系的联系；知识单元的附加属性是由于知识表达、展示和识别等需要，在其发布时一定会伴随着一些附加数据而出现。任何一种知识单元的属性，不管是内在的还是附加的，都有可能作为一种关联属性构成知识网络或者知识网络的子网络。附加属性知识网络的知识单元关系明确、简单；而内在属性知识网络中的知识单元关系复杂多样，动态性强，由知识生产方动态地建立，如一个新的知识发现，或由领域专家建立，如概念本体。

第四节　医学知识组织过程

一、医学知识组织总体流程

医学知识组织过程主要是借助知识组织方法，从所采集的医学信息资源中进行知识提取和知识组织，通过数据处理工具和相关技术，对所提取的医学知识进行规范化，并通过知识推理与挖掘，使医学信息上升为能够实现知识服务的医学知识资源。因此，医学知识组织过程概括起来可以分为医学知识资源提取、医学知识规范化、医学知识存储、医学知识推理及更新、医学知识服务等环节。在知识组织环境下，针对日益膨胀的海量信息，知识组织各个环节既要从纵向上确保前后环节协同合作,又要从横向上使单个环节能完成预期任务,具有较强可操作性。结合医学领域实际情况,优化知识组织过程,可以形成如图2-8所示的医学知识组织总体流程。

由图2-8可见,医学知识组织过程是在用户需求驱动下,获取涵盖解决用户问题的各类医学资源,根据医学知识资源特点进行清洗和筛选,形成待组织和处理的医学知识资源。通过知识组织工具对知识资源进行分类、标引和相关加工,使知识资源具有某些主题、类别或其他鲜明知识特征,再对知识按照一定的规范进行数据知识化和知识有序化,以及关联映射处理。根据知识表现的特点和服务需要构建知识库,进行知识存储。最后,借助各类检索分析技术为用户提供所需的知识服务,并利用可视化技术将知识以多种形式呈现给用户,最终满足用户的知识需求。另外,在知识组织过程中,经过深度挖掘推理,还会产生新的知识,这类知识也是知识组织系统的宝贵资源。

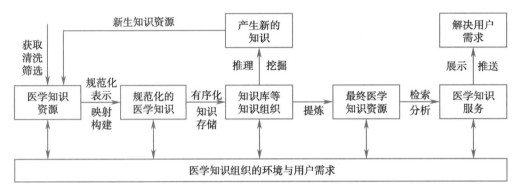

图2-8 医学知识组织总体流程

二、医学知识资源提取

医学知识资源的提取既要获取涵盖解决用户问题的各类医学知识,又要针对不同资源的特点、来源以及构成,选择相应标准/规范,使用合适的知识组织工具,针对用户需求,对知识资源进行清洗和筛选,以避免杂乱信息影响知识资源的质量。

(一)医学知识资源的来源

面对良莠不齐的医学知识资源,既要确保资源可靠,又要满足知识服务的要求,需要对资源进行筛选。在医疗领域,一方面遵从循证医学要求,知识必须有权威可靠的出处,才能够为决策支持所用;另一方面对知识的广度和深度要求更高,知识广度方面增加医学相关术语和知识,深度方面需要对知识进行二次加工,为临床决策提供支撑。

医学知识来源一般包括:①医学术语资源,国内外主要医学知识组织术语集合,包括医学相关术语体系;②国家颁布的各类标准、医保目录、医疗服务操作项目等;③专业学术资源,包括临床路径或指南等正式公开发表的文献、权威工具书、教材等;④官方渠道获取的资源,如药品说明书等;⑤基于医院临床实际情况,经过验证的方法或结论。此外,在以上医学知识资源的基础上,还需要对知识进行二次深度加工,包括知识碎片化加工、术语统一等处理,以及最终知识的审核入库。

(二)知识提取准备

1. **医学知识相关标准和规范** 按照标准构建和管理知识组织系统,是实现知识服务化的基础。只有按照一定规范进行数据知识化和知识有序化,才能做到知识共建共享,进而为用户提供知识服务。医学知识领域的标准规范可以归纳为数据标准、术语标准和医学信息系统标准三类。数据标准定义数据及其存储、传输的格式标准;术语标准包括结构化词汇、术语、代码集和分类系统;医学信息系统标准用于定义医学从业者,如医务人员、研发人员,使用信息系统相互协作的工作方式与接口。已有的一些医学数据标准和术语标准,为不同机构间交流和医学数据共享奠定了基础,例如:ICD-10

是成熟的疾病分类标准；LOINC（观测指标标识符逻辑命名与编码系统）是标识检验医学及临床观测指标的标准；SNOMED-CT 包含了一整套便于计算机处理的临床医学术语；DICOM 是医疗影像存储和交换协议的标准；HL7（卫生信息交换标准）是软件应用之间传输和管理卫生健康数据的标准。国内医学数据标准化工作起步相对较晚，但近 10 年得到了高度重视，发布了《电子病历基本数据集》《电子病历共享文档规范》等相关标准。

2. 医学知识组织工具的选取 医学知识组织工具是医学知识组织的关键，其作用是保证用户能够以最简单、最便捷的方式获得所需的医学知识资源，并对其进行管理和有效利用。更为重要的是，在已有知识基础上产生新的知识。医学知识组织工具可以归纳为基础知识与知识架构类、知识关系构建类、知识处理及展现类三种，如表 2-2 所示。在相应规范的条件下，这些工具可以充分利用和分析所采集的各类医学知识资源，解决用户实际问题，最终保证数据知识化、知识有序化以及知识服务化的高效实现。

表 2-2 知识组织工具

类别	特点	主要工具
基础知识与知识架构类	在概念组织及系统化方面发挥着重要作用，面向不同需求，起着规范、释义、传承、指南的作用，是数据知识化的基础工具	领域词典与百科全书、医学主题词表、分类法、主题分类一体化词表
知识关系构建类	通过各种理论、方法和技术将数据和知识建立相互关联，是实现知识有序化的主要工具	语义网络、本体、主题图、引文索引
知识处理与展现类	建立知识之间深层次关系，形成知识网络，展现给用户，是实现知识服务化的主要工具	自然语言处理工具、分类工具、聚类工具、本体构建工具

（三）知识资源获取与清洗

知识资源获取与清洗的主要任务是根据用户需求，对目标资源进行采集、检测、修正、抽取，初步检测和消除噪声资源，合并同类资源，剔除重复资源和不可用资源，形成粗粒度的资源清洗框架，有效提高资源的质量，为知识组织提供可靠的资源支撑。

资源获取与清洗可分为获取准备、检测分析以及资源清洗三个层次，各层次之间形成不断完善和优化的循环回路。获取准备层是在充分分析所采集目标资源的基础上，明确噪声数据范畴，分析用户需求和外部环境，同时针对资源状况，选择恰当的知识组织工具，为采集资源做好充分准备。检测分析层对采集的资源进行初步分析和检测，结合解决用户问题的要求，检测噪声资源，主要从资源是否可用、重复以及是否完整等方面开展检测。资源清洗层主要是根据资源质量报告，制订资源清洗策略，对资源进行清洗，包括筛选资源、去除噪声资源、合并重复资源、补充完善缺失资源等。

三、医学知识规范化

医学知识规范化是在遵循医学知识组织构建标准/规范基础上，选择适当的编码方式，结合粒度原理，形成不同层次、不同大小的知识粒度，包括用户需要解决的问题、解决问题的中间过程、问题最终解答以及可能涉及的相关知识等。医学知识表示是其中的核心任务，它是医学知识共享和互操作的基础，其主要目标是：从功能、内容和结构等方面，都能满足解决用户需求、用户和知识服务者沟通以及方便机器理解，以便在知识挖掘、知识仓库构建、知识推理、知识网络、知识服务等环节中能够更好地传播和应用知识。

（一）医学知识资源规范化表示

医学知识资源规范化表示的主要目的是方便资源共享和利用，借助符号系统对医学知识资源进行统一规范化的表示，建立符号系统与资源的映射。在统一性、表达性、易用性等原则下，对不同层次、不同领域以及不同粒度大小的资源，按照统一的符号系统展现，并经过实践应用后形成资源规范化表示的符号系统。例如，借助中图分类法可将医学文献进行学科分类，利用 CMeSH 可对医学文献资源进行主题标引，采用资源描述框架可对医学知识图谱实体及关系进行描述。

（二）医学知识表示

知识表示是为描述世界所做的一组约定，是知识符号化、形式化、模式化的过程，主要研究计算机存储知识的方法，其表示方式影响系统知识获取、存储及运用的效率。然而，由于医学数据具有种类繁杂、存储方式不一、格式和标准不同、涉及交叉领域等特点，医学知识表示有其特殊性，同时也带来了极大挑战。

常见的医学知识表示方法有产生式规则、谓词逻辑、框架、语义网等。产生式规则是在条件、因果等类型判断中所采用的一种知识表示方法，例如，表示"如果存在与已知类别细菌显著相关的病症，则肯定存在一种需要处理的细菌（可信度1.0）"这类因果类知识，可用"IF '存在与已知类别细菌显著相关的病症'，THEN '肯定存在一种需要处理的细菌'"来表示，其中，IF 部分表示条件，THEN 部分表示结论，由此形成一条规则。框架表示法由 M. L. Minsky 提出，是以框架理论为基础发展起来的一种结构化知识表示法，框架通常由描述事物各个方面的槽组成，每个槽拥有若干侧面，每个侧面拥有若干值。

（三）用户需求规范化表示

提供高效知识服务的前提和基础是对用户需求的规范化表示。通过用户需求规范化表示，可以精准地获取用户的需求和问题，以提高服务的质量。在用户需求规范化过程中，对于较复杂的用户问题，或无法直接解答的问题，可以采用分而治之的方法，借助规范化表示方法和技术，将问题分解为若干子问题来规划求解。对不同层次问题的规范化表示，有助于寻找用户问题与知识和资源的关联，促进用户问题得到逐步解答。因此，合理的问题表示和规范有助于提高问题解决效率。

（四）映射的构建

在知识、资源以及用户需求规范化表示的基础上，建立三者之间的相互关联，形成资源、知识和用户需求的映射，如图 2-9 所示。资源与知识之间的映射是静态的，它不仅包含从资源到知识的映射，还包括从知识到资源的映射。资源 - 知识映射的主要任务是抽取和标识知识点，建立资源与知识点的关联。例如，对于"某人体温为 39℃，并伴有头晕、鼻塞等症状"，其映射的知识是"感冒"，在看病过程中，医生在"体温 39℃，并伴有头晕、鼻塞等症状"资源中标记"感冒"，形成资源到知识的映射。再如，要搜集知识组织方法相关知识，可以通过"知识组织"关键词搜索文献资源，也可通过中图分类法中"卫生宣传教育"的分类号 R193 查找对应的资源，实现从知识到资源的映射。

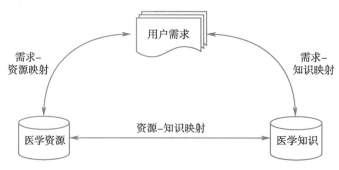

图 2-9 资源、知识和用户需求的映射结构

根据用户不同需求，需要动态构建需求 - 资源和需求 - 知识的映射。首先要根据用户问题分别映射到资源和知识，为问题解决提供资源和知识支持。例如，用户需要搜集"基于粒度原理设计知识组织体系"，首先通过分析得出用户需求涉及物理学和图书情报两个学科，主要包括粒度和知识组织体

系两方面的主题，然后通过这些主题知识在相关资源上查找粒度和知识组织相关文献资料，分别建立需求 - 资源和需求 - 知识的映射关系。

知识、资源与用户需求的映射主要目的是解决用户的实际问题。在问题解决过程中，将需求 - 资源和需求 - 知识的映射看成粗粒度映射，随着问题的解决，需要对映射不断细化和分解，形成不同层次、不同粒度的映射。

四、医学知识存储

医学知识存储是将所需的医学信息、文件和经验选择性保留的过程，意味着"将现有的、获得的和创造的知识存储在适当索引和相互链接的知识库中"。知识存量被视为组织中知识的储存库，是知识资产随时间积累的结果。知识存储是知识有效管理的重要过程，可以防止知识失真或损失。

（一）知识存储的发展

知识存储大致经历了两个阶段。第一阶段称为知识存储的原始阶段，在这个阶段显性知识以各种文档、数据、报表的形式存在于文件柜中，隐性知识则存在于人的头脑中。第二阶段称为知识库阶段，在这个阶段以现代信息技术为基础，将获取的知识数字化并存储为知识库，从而可以长时间保存并方便使用。根据知识的属性不同，可以将知识库分为知识仓库和知识地图。一般来说，知识仓库仅适用于显性知识的存储或是"显性化"隐性知识的存储。对于纯粹的隐性知识，常常通过专家知识地图的方式来存储。通常情况下，知识库指的是知识仓库。

知识库远比数据库和信息库复杂。知识库拥有更多的实体，它不仅存储着知识的条目、记录，而且存储着与之相关的事件以及知识的过往使用记录、来源线索等相关信息。知识库通过模式识别、优化算法和人工智能等方法，对其搜集的各类文档、各种经验、技术方案等巨量知识进行加工处理，并提供决策支持。相比数据库，知识库更具有创造性。数据库中的记录是历史的，而知识库中的信息既有过去的又有现实的，知识库中的事实是动态的。另外，数据库一般需要依赖数据通信等其他子系统，而知识库却包括了通信的智能接口、知识门径，有知识的用户代理器等。

（二）知识库的作用

知识库的作用主要体现在三个方面。第一，信息和知识的有序化：建立知识库意味着对知识存量进行搜集、整理、评估等处理，并通过技术手段和管理规则来进行分类保存。第二，加快知识的流动：经过整理后的有序知识比无序、杂乱的知识更利于流动。第三，有利于组织的协作与沟通：例如，从知识库中获取所需知识，经过知识利用后创造出新知识，再存入知识库中，丰富更新知识库的存量，从而可以为其他用户提供帮助。

（三）知识的存储方式

目前，知识的存储方式主要有三种：RDF 数据库、关系型数据库和图数据库。这三种方式如表 2-3 所示，各有优缺点。

表2-3 知识存储方式比较

知识存储方式	优点	缺点
RDF 数据库	描述直观；表达能力强；易于数据共享	设计不灵活；占用空间大；查询效率低
关系型数据库	存储效率高；一般查询效率高	关联查询效率低；难以实时查询
图数据库	深度查询效率高；多跳查询效率高	资源消耗大

RDF 数据库存储是将组成 RDF 数据集的三元组抽象为图的形式存储。其优点是图结构描述直观，可以最大限度保持 RDF 数据的语义信息，易于数据的共享和发布。但 RDF 不包含实体的属性信息、所需存储空间大，没有图查询相应引擎，导致查询和搜索效率低下，且在处理新增数据时需要重

构整个图,设计不灵活。目前主要的开源 RDF 数据库有 Jena、RDF4J 和 gStore 等。

关系型数据库发展历史久远,理论体系成熟,是知识存储的常用方式。关系型数据库使用三元组、水平表、属性表、垂直划分和六重索引等建表方式存储知识三元组,知识存储和查询效率都比较高。但是在进行深度关联关系查询或多跳查询时效率较低,且难以处理实时的关系查询。目前主流的开源关系型数据库有 PostgreSQL 和 MySQL 等。

图数据库是一种非关系型数据库,基于图数据库的存储是目前知识存储的主流方式。其优点是以节点和边表示数据,明确地列出了节点间的依赖关系,具有完善的图查询语言且支持各种图挖掘算法,在深度关联查询速度上优于传统的关系型数据库。但由于分布式存储特性,资源消耗大。典型的图数据库有 Neo4j、JanusGraph 和 HugeGraph 等。基于自然语言处理的医学知识存储研究中,常用 Neo4j 图数据库构建医学知识图谱。

五、医学知识推理及更新

医学知识推理是从数据集中识别出有效的、新颖的、潜在有用的,以及最终可理解的模式的非平凡过程,是医学知识组织过程中的重要环节,决定着医学知识服务效果。在医学知识表示与规范化成粒度知识后,无法为用户解决实际问题,有必要对粒度知识进行分类、聚类以及关联等操作,形成静态和动态粒度知识网络,为高效知识服务提供有力支撑。

在知识组织过程中,针对用户要求,选择适当的层次和粒度知识进行挖掘和推理,产生新知识,最终形成用户问题的最优解,有助于知识组织实现数据知识化、知识有序化以及知识服务化的目标。新知识的产生相当于知识组织过程中的"大脑"思维,即借助知识单元、知识资源、数据间的关联,通过推理、融合、演绎、归纳,形成新知识的过程。新知识的产生过程往往来自对用户问题的解答,即针对用户需求,在目标资源、知识和资源映射的基础上,按照知识组织结构组织目标资源,并通过分析和挖掘工具形成支撑用户问题的解答。在解答过程中,产生的有效、新颖、潜在有用的规律,即新的知识、新的理念,它为知识服务提供新的知识来源。

新知识的产生主要通过知识挖掘和推理实现,其过程如图 2-10 所示。基于用户需求、资源和知识表示,融合用户需求,以解决用户问题为主线展开知识挖掘和推理。在求解用户问题时,可从不同角度认识和分解问题,通过知识与资源映射,利用粒度分类、聚类、引用和关联等操作,寻求隐含知识中的潜在模式或规律,为问题求解提供可能的资源和知识。如果已获取问题相关的资源和知识,则可通过自适应调节机制,在均匀、统一粒度下进行粒度知识聚类,针对用户的问题和情景,结合目标资源和知识实际的数据特征,选择不同的挖掘和推理方法,通过粒度知识之间的关联和引用分析,形成一个动态优化学习过程。该过程从解决问题出发,对知识、资源以及用户问题进行关联、分析、挖掘和推理,并对产生的新知识进行检测和修正,最终形成针对用户问题解答的新生知识。

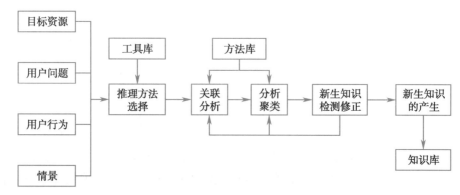

图 2-10 新知识产生过程示意图

（一）挖掘和推理方法选择

常用的挖掘和推理方法有决策树、神经网络、粗糙集、近邻推导、规则推导等，每种方法各有不同的适用范围和优缺点。在解决各类子问题时，应结合问题和目标资源特征，选择最适合的挖掘和推理方法。例如，对于用户的问题，决策树方法可以将整个问题逐级分解为较小的问题，分类过程可以按照非均匀粒度标准进行，问题域可以分为若干个子问题，这些子问题可以根据需要再进行细分，上一级是下一级的抽象，下一级是上一级的细化，自底向上逐级综合得到用户问题的解。对于每个子问题都可以根据子问题的实际情况来选择挖掘和推理方法。

（二）关联分析

关联分析是根据信息间已有的关联关系，通过设定关联规则，构建新的关联信息网，并根据用户问题，在用户问题和资源之间建立宏观的联系。其目的是从资源、知识以及用户需求中发现未知的关联信息，挖掘隐藏在资源间的相互关系。例如，在购物篮分析中，尿布和啤酒两种商品看似没有购物上的关联，但通过对购买商品过程中的购物关联分析，得到尿布和啤酒经常性购买关联，这种关联关系为重新组织货架提供了现实依据。所以，关联分析的目的是更有效地组织知识。常用的关联分析方法有简单关联、时序关联以及因果关联等。

（三）分类与聚类

分类是描述不同资源或知识之间区别的特征，按照统一标准进行区分，一般通过规则和决策树模式表示。例如，疾病诊断就是一个典型的分类问题，即根据患者情况，基于现有医学知识，将患者归属到某种疾病。聚类是对粒度较小的资源和知识按照一定的规划，将主题相近或存在某种关联的知识聚集在一起的过程。例如，将无法明确诊断但具有相似表现的病例放一起。

知识之间的相关程度可以用知识聚合度来表示。聚合度越大，相关程度也越高，由此可以设计聚合度阈值来筛选密切关联的知识，并借助分类和聚类方法在这些知识中进行深度挖掘。如果挖掘的结果不能满足要求，则可以调整聚合度阈值，重新筛选和挖掘，反复测试，直到获得满意的结果。分类和聚类的同时也形成新的知识，产生的新知识需要进行新生知识的检测和修正处理。

（四）新生知识检测和修正

在新知识形成过程中，需要利用偏差检测等手段，检测出分类和聚类中的反常实例、不满足规则的特例等情况，结合用户实际使用的反馈，完善新知识，并通过调整分类和聚类来修正新生知识，最后将修正后的新知识直接放入知识库，作为知识来源。

医学知识推理模仿医生思维过程，基于知识库中已有知识，结合所掌握的事实，通过推理算法，给出疾病诊断、治疗方案、错误医嘱提醒等结果，是医学智能化的基础。知识推理主要有本知识库推理和跨知识库推理两种。常用的知识推理方法有基于描述逻辑推理、基于规则推理、基于案例推理、人工神经网络、基于图的推理等。

如前所述的基于产生式规则方法提供了一种前向推理系统。它由事实集合、产生式集合和推理引擎三部分组成，根据专业知识产生的规则将最大限度地保证补全知识的严谨性。例如，在 lncRNA（长链非编码 RNA）与疾病关系知识推理中，系统存在两条知识：CARS2（lncRNA 的一种）在卵巢癌的形成中发生了调控作用；卵巢癌是一类女性生殖器官癌症。通过已有知识作为事实，可演绎推理：CARS2 是否在其他女性生殖器官癌症中也产生了影响？推理中可定义对应规则：若 lncRNA 参与调控的任意疾病是女性生殖器官癌症，那么认为 lncRNA 是一类女性生殖器官癌症调控基因。当系统中出现相应知识时，只需匹配已有的规则，通过修改原有知识就能推理出新的事实。

六、医学知识服务

医学知识服务是医学知识组织过程的实施阶段，是与用户交互的接口，也是高效知识服务的体现和保障。知识服务侧重向用户提供知识及问题解决方案，不仅仅是简单的信息集合。它以知识的搜集、组织、分析及重组信息和知识的能力为基础，根据用户的问题和环境，利用知识组织相关的信息技术，提供能够有效支持知识应用和知识创新的服务。医学知识服务的最终目的是为用户提供所需的个性化医学知识资源服务，促进用户任务的完成和问题的解决。

知识服务可分为可视化服务、知识生产服务以及服务管理三类。在可视化服务中，由可视化输入服务接收用户的问题，将问题推送给知识生产服务进行解答，将结果以可视化形式输出。知识生产服务主要针对用户提交的问题，通过对目标资源进行获取和清洗、关联和映射、挖掘和推理等处理过程，在解决用户问题的同时产生新知识。服务管理主要根据用户需求进行服务创建，在问题解答过程中集成和组配各类服务，确保用户问题的解决。为了保障知识服务高效地完成任务，还需要对服务进行设置和更新维护。

知识服务结合系统设计思路和流程，可以事先进行知识组织的准备，通过数据接口对各类知识来源库进行知识获取与清洗，过滤不需要的数据，按照知识表示的规范对知识进行粒度化表示形成知识仓库，根据知识挖掘与推理规则对已有的各类不同粒度的知识进行关联和语义组织，形成静态知识网络地图。在进行知识服务时，可以接收用户需求并形成用户知识需求和知识服务特征。然后，建立智能代理程序，可以将接收的用户信息用本体描述语言进行本体语义描述，建立高效的本体语义搜索树，实现知识检索，利用推理引擎将规则转化为系统内部的推理过程语言格式以及适当的知识表示与信息推送。

知识服务在医疗领域应用广泛，如智能导诊、辅助临床决策、医学知识科普、健康管理等。

（陈先来 刘海霞）

思考题

1. 医学知识组织的基本理论有哪些？
2. 阐述医学知识组织的基本方法。
3. 阐述知识组织的分类法、主题法的基本思想。两类方法各有什么优缺点？
4. 知识组织应遵循哪些原则？
5. 医学知识组织过程主要包括哪些主要环节？医学知识规范化的主要任务是什么？

第三章

医学知识组织系统：术语与编码

医学知识组织系统是开展医学知识与信息组织的重要基础，有助于解决医学概念内涵不清、语义表达和逻辑关系不一致等问题。经过二十余年的发展，医学知识组织系统研究及建设成果丰富。本章将系统介绍医学知识组织系统的概念、类型、功能、内容、构建、互操作及服务应用。

第一节　医学知识组织系统概述

一、医学知识组织系统概念

知识组织系统（knowledge organization systems，KOS）也称知识组织体系，最早在美国计算机学会 1998 年的数字图书馆会议上被提出。广义 KOS 指所有组织信息和促进知识管理的模式和方法，狭义 KOS 指具体的知识组织工具。不同学者对 KOS 有不同的认知。张晓林（2002）认为，知识组织体系是对内容概念及其相互关系进行描述与组织的机制，支持对信息对象按照知识内容和知识结构进行描述、链接和组织。Zeng M L（2004）则认为，知识组织系统是用来定义和组织表述真实世界物体的术语和符号的系统，泛指对各种人类知识结构进行表达和有组织阐述的语义工具的统称，包括分类法、叙词表、语义网络，以及更泛指的情报检索语言、标引语言。

医学知识组织系统（medical knowledge organization system，MedKOS）是领域知识组织系统中发展较早、较为规范和完善的代表之一，指按照医学知识的内在逻辑联系，对医学知识内容、概念、术语及其相互关系进行有效表达、组织与利用的语义工具。随着信息技术及医疗卫生信息化的快速发展，新的医学知识组织系统不断出现。现有的数百个医学知识组织系统，不仅类型丰富，涵盖了医学领域的字典、术语表、规范文档、分类表、标题表、主题词表、实用分类系统（知识本体）、语义网络等，而且涉及学科广泛，包括基础医学、临床医学、药学、公共卫生、中医药学等领域。

二、医学知识组织系统类型

可以从多个维度对知识组织系统进行分类，不同分类维度各有侧重。从知识工程角度，按严谨程度可将知识组织系统分为基于文献单元、基于数据单元、基于人工智能三种类型。根据概念及其关系的揭示程度，将知识组织系统划分为概念聚类系统和概念关联类系统两个层次。从发展维度，知识组织系统可分为传统型（如主题表、分类表）和新型知识组织工具（如语义网、本体、主题图）。基于知识组织体系演化路径，知识组织系统被分为两类，传统的线形、树形、盒状、链式知识组织体系以及数字时代的网状知识组织体系。

当前学界较为认可的知识组织系统类型，是 Zeng M L（2008）根据 NKOS 网站的 KOS 划分和

Hodge G（2000）知识组织系统分类提出的。将知识组织系统按结构和功能划分为四类，如图 3-1 所示，分为：①词汇单，包括可选词单、字典、词典、同义词环；②元数据式的系统模式，包括目录、规范文档、地名辞典；③系统分类和大致分组模式，包括大致归类表、系统分类表、标题表、知识分类表；④关系模式，包括叙词表（主题词表）、概念图、语义网络、本体（实用分类系统）。

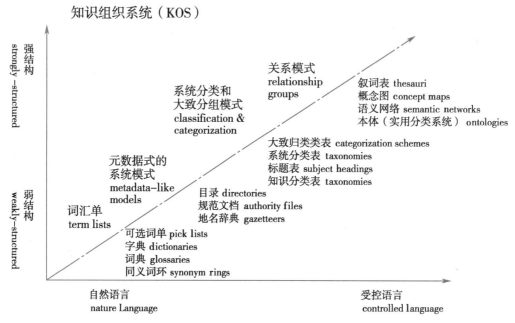

图 3-1　知识组织系统类型 - 按结构和功能

相对其他领域而言，医学知识组织系统类型更多样，结构维度更广，功能语义更丰富，不仅涵盖传统的词典、术语表、分类表、标题表，还包括结构更为规范、语义更为丰富的叙词表、本体及语义网络等。目前，应用较为广泛的是面向特定领域的系统分类表、知识分类表、叙词表、本体及语义网络，如：《中国图书馆分类法·医学专业分类表》《美国国立医学图书馆分类法》（NLMC）、《医学主题词表》（MeSH）、《中文医学主题词表》（CMeSH）、《中医药学主题词表》（TCMeSH）等，主要用于生物医学文献的分类组织和主题标引；《国际疾病分类法》（ICD）系列、《系统化临床医学术语集》（SNOMED-CT）、《观测指标标识符逻辑命名与编码系统》（LOINC）等，则主要用于疾病分类、临床诊疗信息的规范化处理。医学领域各典型知识组织系统示例，如表 3-1。

表 3-1　典型医学知识组织系统示例

类型	医学知识组织系统名称	编制机构
词汇单	实用药品正异名词典	国家食品药品监督管理局信息中心
	WHO 药物词典	世界卫生组织（WHO）
	ICH 国际医学用语词典	人用药物注册技术要求国际协调会（ICH）
元数据式的系统模式	国家基本药物目录	国家卫生健康委员会、国家中医药管理局
	世界各国和地区名称代码	国家质量技术监督局
系统分类和大致分组模式	国际疾病分类法第 11 修订版（ICD11）	世界卫生组织（WHO）
	NCBI Taxonomy	美国国立生物技术信息中心
	NNN 护理分类系统	北美国际护理诊断协会
	国际护理实践分类表（ICNP）	国际护理学会
	奥马哈系统（OMS）	美国奥马哈访视护士协会

续表

类型	医学知识组织系统名称	编制机构
	临床护理分类（CCC）	SabaCare 公司
	中国图书馆分类法·医学专业分类表	中国医学科学院医学信息研究所
	美国国立医学图书馆分类法（NLMC）	美国国立医学图书馆
关系模式	医学主题词表（MeSH）	美国国立医学图书馆
	中文医学主题词表（CMeSH）	中国医学科学院医学信息研究所
	一体化医学语言系统（UMLS）	美国国立医学图书馆
	中文一体化医学语言系统（CUMLS）	中国医学科学院医学信息研究所
	中医药一体化语言系统（TCMLS）	中国中医科学院中医药信息研究所
	基因本体（GO）	基因本体联盟
	人类表型本体（HPO）	德国柏林查理特医科大学
	人类基因组织基因命名表（HUGO）	人类基因组织（HUGO）基因命名委员会
	解剖学基础模型本体（FMA）	美国华盛顿大学结构化信息研究组
	神经命名大脑层级表（NEU）	华盛顿大学国家灵长目研究中心
	系统化临床医学术语集（SNOMED-CT）	美国病理学会
	观测指标标识符逻辑命名与编码系统（LOINC）	美国雷根斯基夫研究院
	NCI 叙词表（NCIt）	美国国立癌症研究所
	NCI 超级叙词表（NCIm）	美国国立癌症研究所
	通用医疗操作术语集（CPT）	美国医疗协会
	大众健康术语表（CHV）	CHV 研究小组
	MedlinePlus 健康主题	美国国立医学图书馆
	疾病本体（DO）	Northwestern 大学
	传染病本体（IDO）	Burroughs-Wellcome 基金和美国国家过敏和传染病研究所
	围术期护理数据集（PNDS）	美国围手术期注册护士学会
	临床药物标准术语表（RxNorm）	美国国立医学图书馆
	国家药品文档（VANDF）	美国退伍军人事务部
	国家药品文档 - 参考术语集（NDF-RT）	美国退伍军人健康管理局
	药物不良反应术语表（WHO-ART）	世界卫生组织（WHO）

三、医学知识组织系统功能

医学知识组织系统是医学领域传统信息检索语言的发展，最初应用于医学图书情报领域，支持文档标注及索引、查询扩展、术语提取、文本分类、翻译等服务，是用户和信息资源之间的桥梁，可帮助用户快速、准确地发现、组织和利用信息。随着信息技术进步和知识的精准需求的发展，医学知识组织系统及功能也在不断发展完善，在各个领域中发挥着愈加重要的作用。医学知识组织系统功能主要包括以下方面。

（一）医学知识界定与规范化

概念是客观事物基本属性的思维抽象，也是知识和推理的最基本组成单元。表达概念的语言形式通常是词汇或词组。概念都有内涵和外延，即其含义和适用范围，通过内涵（对其本质的描述）或外延（所代表的对象的总和）来界定概念的具体含义，以明确概念间的区别。医学知识组织系统，经对知识单元或概念内在结构进行加工、整理、序化、表示等操作，通过增加范围注释、限定词及语境等方式，实现了医学知识的明确界定。此外，医学知识组织系统，参考了卫生信息标准、科技名词、领域规范术语等，汇聚了通用名称、简称、全称、俗称等同一概念不同词形的多种表达方式，实现了专业术语与自然语言的对齐，有助于实现医学领域术语的规范化，支撑科技交流和知识传承。

（二）医学知识关联与网络化

等同关系、等级关系、语义关系（相关关系）是医学知识组织系统中主要的三种关系。等同关系又称同一关系、用代关系，医学知识组织系统将具有相同内涵和外延的多个词汇汇聚在一起形成一个概念，如同义词之间、学名与俗称之间、旧称与新称之间、简称与全称之间、同一产品的正式命名与绰号和型号之间、不同译名之间、不同拼写形式之间、倒置词序与自然词序之间的关系等。等级关系又称层级关系、属分关系，揭示了不同专指度的上位概念与下位概念之间的属种关系、整体与部分、实例关系等。语义关系在医学领域可以进一步细化并指定方向、定义域、值域，揭示语义上或使用中的密切联系，如疾病和药物间的治疗关系、药物和药物间的相互作用等。通过概念间的关系，将分散的词汇形成语义关联，构成关系丰富的知识网络。

（三）医学知识汇聚与体系化

医学知识组织系统是一种知识序化、系统化的系统，具有领域性特征，是对医学知识结构进行表达和有组织地阐述的各种语义工具的统称，包括分类法、叙词表、本体、知识图谱等。知识组织系统提供标准化语言来协调和构建知识，并进行实体描述，以可理解的方式识别不同知识领域间的关联或关系。这些医学知识组织系统通过规范的概念和语义关系汇聚了较为完整的医学知识，形成了系统化的体系结构和知识网络；紧跟领域科技发展的医学知识组织系统一定程度上反映了医学科技领域的核心内容和发展脉络，支持关系发现和推理，进而提高新知识获取和发现知识间关联的能力，在科学知识生成和发展过程中起到非常重要的作用，助力科学管理。

（四）医学知识应用与智能化

医学知识组织系统收录规范化、标准化的概念及关系，成为生物医学研究、实践活动及医疗数据的重要沟通桥梁。主要表现为：①基于知识组织系统开展术语服务，主要包括知识导航、知识检索、知识共享等，为进一步开展智能应用提供扩展接口；②用于规范组织和表述各类生物医学文献及数据资源，为医学数据库、知识库、实体标注工具、知识发现平台及临床决策系统提供重要的术语基础支撑；③基于医学本体、知识图谱等丰富的语义关系，支持对生物医学文本进行识别与理解，动态挖掘与展示医学领域研究热点与发展趋势等。

四、医学知识组织系统发展

日趋多样的信息资源组织需求，驱动医学知识组织系统螺旋上升式快速发展。为了缓解医学信息资源海量与快速有效组织利用之间的矛盾，医学知识组织系统也在不断地变革创新，从传统的文献检索语言向着标准化、集成化、细分化、语义化和智能化方向发展。

（一）标准化

知识组织系统相关标准是针对知识组织体系的构建、应用以及互操作等，为了使其达到最佳秩序所制定的标准。标准化的意义在于获取最佳实践，避免重复建设和资源浪费，实现知识组织体系间互操作等。近年来，知识组织体系的标准化建设得到越来越多机构和研究者的重视，涌现出很多正式成文或事实性标准，涉及 KOS 结构、编制、描述语言、互操作、标引应用等方面。标准制定除国际标准组织和国家相关机构外，还有万维网联盟（W3C）等组织。中国标准数据库中与知识组织体系相关的现行标准有 70 余个。标准化建设呈现单语种和多语种融合、其他知识组织体系与叙词表融合、数据格式和交换协议是标准化重心等趋势。

（二）集成化

医学领域知识具有跨语种、多数据源、专业性强、数据体量大、结构复杂、数据繁复等特征。大数据环境下，生物医学数据类型和规模快速增加，不同机构和系统产生的数据会出现术语标准不一、异构、冗余等现象，通过医学知识组织系统集成与互操作，有助于实现语义消歧和概念统一，达到信息共享与交互的目的。因此，多种知识组织系统和方法的整合与集成，支持多种语义工具的互操作，是当前医学知识组织系统构建的关注点。典型代表有 UMLS，它整合了上百部生物医学领域的本体、叙词表、分类表、标准术语表，可实现医疗信息系统、药学数据库、文献数据库、健康保险系统等相关系统的语义互操作。《临床药物标准术语表》(RxNorm) 是美国临床药品信息交换的标准，遴选了美国境内药房管理和药物相互作用系统中常用词表为名称来源，2021 年版本共包括 15 个词表，可以有效支持药品相关的临床决策。

（三）细分化

医学领域知识繁杂、专业性强，医学知识组织系统正是适应这些特点不断细分化、精细化。不同的机构编制的医学知识组织系统，都基于特定的科学研究或实践需要，具有明确的领域覆盖范围和应用场景，如：在组织对象方面，MeSH 主要面向生物医学文献组织，SNOMED-CT 主要用于生物医学数据和临床文本信息描述；在覆盖领域方面，多个细分领域都编制了相应的医学知识组织系统，如 ICD 系列、通用医疗操作术语集（CPT）、医疗设备通用命名系统（UMDNS）等。

（四）语义化和智能化

网络环境下，具备充分、多粒度的语义信息和语义关联的医学知识组织系统才能适应大数据搜索、情报计算和知识推理等应用场景。传统叙词表等知识组织系统要吸收语义网、本体、知识图谱等优势，适应语义化、关系化、智能化的需要，依托语义网技术、关联数据技术、语义集成、语义互操作等技术，促进结构升级和服务创新。构建可信赖、可回溯、丰富语义的医学知识组织系统（体系），并积极融入智能计算、认知计算等场景是现今研究热点及未来发展方向。

（五）开放性

新技术的不断涌现促使知识组织系统从构建到服务的全流程更加开放和灵活。其中，用户参与医学知识组织系统构建是其显著特征，如通过开源系统征集各界对词表的补充和修订，用户可参与其术语编辑和推荐。建立图书情报人员、医学专业人员、目标用户协同共建、融合服务的机制，构建开放包容的医学知识组织架构，处理好各版权方利益关系，鼓励开放共享，并在构建中积极融入大数据、云计算、信息融汇、人工智能、5G 等新技术，防止闭门造车和难以落地。

第二节　医学知识组织系统内容结构

医学知识组织系统类型多样，主要包括术语表、规范文档、分类表、叙词表，以及近些年快速发展的本体等，了解它们的内容结构对于认识、应用和构建医学知识组织系统具有重要意义。本节以分类表、叙词表、本体为代表，从宏观和微观两个层面重点介绍医学知识组织系统的内容结构。

一、医学知识组织系统宏观结构

（一）宏观结构组成

宏观结构是指医学知识组织系统的组成结构，以及为应用需要编制的各个部分。传统的医学知识组织系统一般由主表、附表、索引表等部分组成，如 MeSH 包括主题词表、副主题词表、增补概念词表、树形结构表、字顺索引表等。

主表是医学知识组织系统的主要组成部分，包括简表、详表、等级结构表等。简表是根据应用需要简化后的版本，可能由前几级构成，只含其中一部分知识条目，可帮助用户迅速了解表结构。详表涵盖了知识组织系统的全部知识条目，规模体量大，内容完整。等级结构表是按等级关系逐级展开的列表，或从学科范畴大类到若干小类，或从泛指叙词到专指叙词，相对详尽，细分程度高；除孤儿概念外，等级结构表包含了具有等级关系的全部知识条目。附表主要指附于主表之后和位于主表内起辅助作用的其他辅助表，如通用复分表、专业复分表、专有名称表等；使用复分表能节省主表篇幅，简明体系，同时增强主表有关内容的细分程度，使同性质内容细分规范，编码结构具有一定规律性。索引表用于辅助查检利用，主要基于核心内容（如概念、类目）按字顺排列而成，如类目中英文字顺表、正式叙词字顺表、非正式叙词字顺表等。

例如，《中国图书馆分类法·医学专业分类表》由主表、等级结构表和13个附表组成。主表系统全面收录了医学各学科及相关学科的各级类目，共计5 040个，等级结构如表3-2所示。13个附表中，通用复分表8个，分别是总论复分表、世界地区表、中国地区表、国际时代表、中国时代表、世界种族与民族表、中国民族表及通用时间、地点表；专用复分表5个，包括中医临床医学复分表、中药材复分表、中国少数民族医学复分表、临床医学复分表、药物分析复分表。

表3-2   《中图法·医学专业分类详表》等级结构示例

```
R 医药、卫生
  R4 临床医学
    R44 诊断学
      R441 症状诊断学
      R443 物理诊断学（体检诊断）
      R444 电诊断
      R445 影像诊断学
      R446 实验室诊断
      R447 鉴别诊断学
      R448 机能诊断学
      R449 预后及劳动能力鉴定
```

（二）宏观关联关系

宏观关联关系指医学知识组织系统在建设或应用过程中的各个版本间、与相关知识体系间的关联关系，如：①新旧版本间的继承和替代关系。医学科技迅速发展，医学术语不断推陈出新，删除不合适的术语、补充新术语或调整等级关系，医学知识组织系统在更新迭代中会出现多个版本，不同版本间形成保持了继承和替代关系。②来源表与集成表的关系。医学知识组织系统构建，无论是自顶向下还是自底向上，在具体的构建过程中通常都不是从零开始的，都会融合已有的知识基础，基于自然语言文本或结构化知识进行抽取、识别与复用，集成到知识组织系统中。构建一部集成表，需要借鉴多部来源表，来源表和集成表间的关系存在参考和被参考关系。③与范畴表、限定表间的引用关系。在主题词表中，会使用范畴表标明概念学科分类，明确概念所属领域；为了界定概念内涵，避免歧义，部分概念使用限定词进行定义。主表与这些范畴表、限定词表存在引用与被引用关系。

（三）宏观结构分析

分类表、叙词表、本体作为医学领域主要的知识组织系统类型，宏观结构见表3-3。

表 3-3　医学领域分类表、叙词表、本体的宏观结构

宏观结构	分类表	叙词表	本体
主表	基本大类	顶层概念或族首词	一级大类
	简表	等级结构表	等级结构表
	详表	详表	详表
附表	通用复分表	副主题词表	实例表
	专用复分表	专有名称表	
		增补概念表	
索引	字顺索引	词族索引	字顺索引
		范畴索引	概念类索引
		轮排索引	语义类索引

传统印刷版的分类表、叙词表，虽在主表、附表、索引的内容及排版各不相同，但都存在弊端，如规模有限、呈现方式和应用模式单一、建设成本高、更新周期长、维护困难等。网络数字化环境下，分类表、叙词表、本体等的编制和应用环境不再局限于行业或区域内部，而是面向更广泛的网络空间和自由用户，需要动态地更新与维护；分类表、叙词表、本体之间充分借鉴了先进理念和优势，借助协同加工平台编制，直接面向具体领域和特定应用场景，使用较为灵活，维护成本低。

二、医学知识组织系统微观结构

（一）微观结构组成

在医学知识组织系统中，表达具有某种或某些共同属性或特征的事物集合的概念，如分类法中的类目、主题词表中的主题词、本体中的类等，统称为术语。医学知识组织系统微观结构是指术语或概念的组织结构，包括编码、词形描述、等级关系（层级深度、上位关系、下位关系）、语义类型、学科范畴、注释信息、状态信息、来源信息、编辑信息等。

在分类表中，类目是构成分类体系的基本单元，表达具有某种或某些共同属性或特征的事物集合的概念，用于描述一类具有某种或某些共同属性或特征的文献或信息。分类表微观结构包括类号、类名、类级、注释和参照，其中类号、类名和类级是所有类目必备的。类号，即类目的代号，一般由数字、字母或其他符号按一定方式组合而成，用于决定类目在分类体系中的位置，明确各级类目次序，显示类目间关系。类名，是类目的名称，用于描述文献或信息主题内容的术语直接或间接表达类目的含义和内容范围。类级，指类目的等级，印刷版往往通过缩进和字体来区分不同等级的类目，电子版则是通过层级展开表达，多数情况下类号也能显示类目的等级。类目注释是对类名的补充说明，有助于明确类目涵义和内容范围，进一步解释类目的用法，包括类目内容注释、类目关系注释、分类方法注释、类目沿革注释等。类目参照用于揭示和当前类目有横向关系的其他类目，表达这两个类目之间是相关的，存在一定联系。以国际疾病分类（International Classification of Diseases，ICD）第 11次修订本类目"CA40.1 病毒性肺炎"为例，见表 3-4。

叙词表由众多叙词款目和非叙词款目构成。叙词表微观结构是指单个叙词和非叙词款目组成的结构，通常包括款目词项、标记项、注释项、参照项。其中款目词项是款目中起标目作用的词。标记项是款目词的序号或所属范畴号。注释项是款目词的补充说明，通常包括含义注释、用法注释、历史注释等，用于明确款目词的含义、用法和变动情况等。参照项是对当前款目的同义、属分、相关等语义关系进行呈现。以中文医学主题词表（Chinese Medical Subject Headings，CMeSH）主题词"肺炎，病毒性"为例，见表 3-5。

表 3-4   ICD-11 类目示例

CA40.1 病毒性肺炎	
父节点	CA40 肺炎
描述	由病毒源感染引起的肺部系统疾病。疾病特点是发热、昏睡、头痛、肌痛、呕吐或咳嗽。传播途径是吸入受感染的呼吸道分泌物。确诊方法是在痰液样本中找出病毒源
包括术语	流感病毒以外的病毒引起的支气管肺炎
不包括术语	流感伴肺炎，病毒未标明（1E32） 严重急性呼吸综合征（1D65） 特发性间质性肺炎（CB03） 产程或分娩期间麻醉引起的吸入性肺炎（JB0C.0） 妊娠期间麻醉的肺部并发症（JA67.0） 先天性肺炎（KB24） 固体和液体引起的肺炎（CA71） 产褥期麻醉的肺部并发症（JB43.0） 吸入性肺炎（CA71.0） 类脂性肺炎（CA71.1）
后组配	增加细节　病毒性肺炎 具有病因（另编码） 致因属性（需要时，使用附加编码） 　• XB5F 特发性 　• XB25 医院获得性 　• XB4Q 环境性 　• 职业相关性 　• XB17 职业作为主要因素 　• XB5G 职业作为辅助因素 　• XB80 非职业相关性 　• XB22 社区获得性 侧性（需要时，使用附加编码） 　• XK9J 双侧 　• XK8G 左侧 　• XK9K 右侧 　• XK70 单侧，未特指 感染性病原体（需要时，使用附加编码）

表 3-5   CMeSH 主题词示例

中文主题词	肺炎，病毒性
英文主题词	Pneumonia, Viral
入口词	病毒性肺炎（Viral Pneumonias）
树状结构号	C01.748.610.763；C01.925.705；C08.381.677.807；C08.730.610.763
标引注释	coordinate IM with specific viral disease（IM）
范畴注释	由病毒引起的肺炎（《多兰医学词典》，第 28 版）
可组副主题词	血液（BL）；脑脊髓液（CF）；化学诱导（CI）；分类（CL）；先天性（CN）；并发症（CO）；影像诊断（DG）；膳食疗法（DH）；诊断（DI）；药物疗法（DT）；经济学（EC）；人种学（EH）；胚胎学（EM）；酶学（EN）；流行病学（EP）；病因学（ET）；遗传学（GE）；历史（HI）；免疫学（IM）；代谢（ME）；微生物学（MI）；死亡率（MO）；护理（NU）；病理学（PA）；预防和控制（PC）；病理生理学（PP）；寄生虫学（PS）；心理学（PX）；康复（RH）；放射疗法（RT）；外科学（SU）；治疗（TH）；传播（TM）；尿（UR）；兽医学（VE）；病毒学（VI）；按摩疗法（AL）；气功疗法（QL）；穴位疗法（XL）；中医病机（ZB）；中医药疗法（ZY）；中西医结合疗法（ZJ）；针灸疗法（ZL）
MeSHID	D011024
分类号 / 分类名	R563.19：其他肺炎

本体是用形式化的结构表示具体领域的概念及关系，构成要素包括类、属性、关系、函数、规则等。本体的构成，归纳了类（classes）、关系（relations）、函数（functions）、公理（axioms）和实例（instances）5 个基本的建模元语，其中 classes 也可写成 concepts。类（classes）或概念（concepts）指任何事务，如工作描述、基本功能、行为活动、实施策略和推理过程。从语义上讲，它表示的是具体事实或抽象对象的集合，框架结构一般采用三元组进行界定，包括概念名称、与其他概念间关系及概念描述。以人类表型本体（Human Phenotype Ontology, HPO）为例，见表 3-6。

表 3-6　人类表型本体示例

Cough	
ID	HP：0012735
Synonyms	Coughing，Cough
Comment	The European Respiratory Society Task Force recommended two possible definitions of cough：（1）A three-phase expulsive motor act characterized by an inspiratory effort（inspiratory phase）followed by a forced expiratory effort against a closed glottis（compressive phase）and then by opening of the glottis and rapid expiratory airflow（expulsive phase）；and（2）A forced expiratory manoeuvre, usually against a closed glottis and associated with a characteristic sound. The term Cough or any of its more specific descendents can be modified by the terms Acute（HP：0011009），Subacute（HP：0011011），and Chronic（HP：0011010）. In adults, an acute cough lasts less than 3 weeks, a subacute cough from 3 to 8 weeks, and a chronic cough longer than 8 weeks. In children aged less than 15 years a chronic cough is defined as a daily cough lasting for over 4 weeks
Pubmed References	PMID：16428719，PMID：17540788
Cross References	SNOMEDCT_US：49727002，MSH：D003371，UMLS：C0010200，SNOMEDCT_US：272039006，SNOMEDCT_US：263731006
Disease Associations	ORPHA：980　　Absence Of The Pulmonary Artery ORPHA：79126　Acute Interstitial Pneumonia ORPHA：520　　Acute Promyelocytic Leukemia……
Gene Associations	ABCA3；ACAT1；ATL1……

（二）微观关联关系

在分类表中，类目之间的关系主要有以下四种：从属关系，又称隶属关系，是指一个类与其直接区分出来的子类之间的关系，通过上位类与下位类的关系来体现；并列关系，是指一个类按某种分类标准划分出来的若干个平级的下位类之间的关系，通过同位类来体现；交替关系是指同一事物的正式使用类目与非正式使用类目之间的关系，为了保持某学科专业体系的完整性，并使同一类文献加以集中，就对某个事物在某学科专业下设置正式类目，在其他学科专业下设置非正式类目，即交替类目；相关关系是指除了从属关系、并列关系、交替关系以外的某些类目之间的关联关系，通过类目参照与多重列类来体现，表现形式为参见注释。

在叙词表中，词间关系主要包括等同关系、等级关系和相关关系。等同关系又称用代关系、同一关系，指不同语词表达的概念内涵和外延完全相同，有时可根据需要细化为准同义、近义、缩写、跨语言等同等。此外，叙词表还常把某些准同义词或近义词也归入等同关系，通过用、代参照表达。等级关系又称上下位关系，具体可分为属种关系、整体 - 部分关系。属种关系又称包含关系，指的是下位叙词的概念外延包含在上位叙词的概念外延中。整体 - 部分关系指的是上位概念概括地表示某一事物整体，其下位概念则表示该事物的某一部分或某一方面。相关关系是指两个叙词之间虽不具有同义或准同义关系，亦不具有上下位关系，但在语义或使用方面有密切联系的关系，通过相关参照"参"

（C）表达，也可以进一步细化，如 MeSH 中将主题词间的相关关系细化成相关参照（see also）、提示参照（consider also）、副主题词组配参照（entry combination）、药理作用参照（pharmacological action）等。此外，主表与附表的词之间可能存在限定与被限定关系，如副主题词表、限定词表。

在本体中，关系（relations）指在特定领域中概念间的相互作用或影响，基本的概念关系有 part-of、kind-of、instance-of、attribute-of 四种，但在实际的本体建模中，概念间关系可根据领域本身的具体情况及需求定义、细化或增加。part-of 表达概念之间部分与整体的关系，kind-of 表达概念之间的继承关系，instance-of 表达实例与概念之间的关系，attribute-of 表达某一概念是另一概念的属性。函数（functions）是一类特殊的关系。

（三）微观结构分析

医学领域叙词表、本体的微观结构如表 3-7 所示。

表 3-7　医学领域叙词表、本体的微观结构

微观结构		叙词表	本体
术语		叙词 / 主题词	类 / 概念
关系	等同关系	用代关系：用 Y，代 D 示例：卫生政策 D 卫生方针政策	等同关系：Synonyms
	等级关系	属分关系：属 S，分 F，以树状号或"is a"表达 示例：公共卫生政策 S 卫生政策 　　　卫生政策 F 公共卫生政策	等级关系：is-a, instance of, part of 示例：Adie syndrome is_a syndrome 阿迪综合征是一种综合征
	相关关系	相关关系：参 C 示例：卫生政策　C　卫生标准	语义关系：细粒度的相关关系 示例：阿莫西林　治疗　伤寒
函数		无	示例：Mother-of 关系就是一个函数，其中 Mother-of（x,y）表示 y 是 x 的母亲
公理		无	公理：DisjointClasses、SubClassOf、EquivalentClasses 等
结构		等级结构为主，部分相关关系	除等级结构外，丰富的语义关系形成复杂的语义网络，可推理

叙词表和本体虽都是基于概念或概念词汇表达领域知识及语义关系，但在概念含义及关系表达上有一定不同。

（1）概念层面：叙词表通过语词及其附属信息如等级、相关概念、限定词、范围注释且精确定义来表达概念的含义。通常每个概念都用优选词表示，有一个或者多个非优选词来支持全面检索。与叙词表不同，本体为实现推理及推导，区分类和个体，每个类和个体通常（尽管并不总是）有一个标签，多个标签时不给予优选或非优选状态。自然语言词汇的消歧更多出现在叙词表中，例如，候选词"slough"有多个含义，为避免此歧义，复数形式"sloughs"表示泥沼，单数形式"slough"表示临床医学中的腐肉分离；如果词形完全相同时，还可以通过范畴或限定词进行消歧。如果两个概念都在本体中出现，不需要明显的语词标签区分。

（2）关系层面：叙词表重点聚焦等级关系和相关关系，很少对属种、整体部分和实例关系进行区分，相关关系也比较粗略。相对而言，本体更侧重丰富语义关系的描述，以更好地支持推理实现。

全新的信息环境和不同层次的信息利用需求，亟待各种知识组织体系提供支持，协助计算机从语义层面自动处理和理解信息。在网络与数字环境下，叙词表和本体等的编制和应用环境都更加灵活，可根据用户需求和应用环境的不同进行类型和格式转换。

第三节　医学知识组织系统构建与互操作

工欲善其事，必先利其器。采用一套成熟的构建方法，运用一款便利的构建工具，有助于规范知识组织系统构建流程，提升知识组织系统构建效率和内容质量。本节在介绍一些常用的知识组织系统（特别是具有丰富语义关系的本体）构建方法及工具的基础上，选取案例引导读者动手实践，完成简单医学知识组织系统构建。

一、医学知识组织系统构建方法

（一）常用构建方法

依据问世时间先后，对国际上具有较高影响力的知识组织系统构建方法进行简要介绍。

1. IDEF 法　1994 年，美国空军在集成化计算机辅助制造（integrated computer aided manufacturing, ICAM）工程中提出一种系统的结构化分析和设计方法，称为 IDEF 定义法（ICAM DEF inition method）；其中第五部分为本体描述与获取，侧重使用图表和细节描述语言来创建客观事物的概念名称、属性及相互之间的语义关联，简称为 IDEF5。该方法的优势在于对已有资源的重用与理解，不适用于知识组织系统的循环开发优化。

2. **骨架法**　1995 年，爱丁堡大学 Michael Uschold 与 Michael King 在总结企业本体建模与开发经验之上，提出了一种本体构建开发的指导思想，称为骨架法（skeletal methodology）。该方法通过两个阶段完成本体构建：第一阶段即基于领域知识分类的概念含义及关系分析；第二阶段为本体表示、编码和评价。其主要缺陷在于忽略了资源重用与共享。

3. TOVE 法　由加拿大多伦多大学企业集成实验室 Michael Gruninger 和 Mark Fox 等人于 1995 年总结提出，是一套领域本体逻辑模型与构建方法。因其产生于多伦多虚拟企业项目（Toronto Virtual Enterprise），又称为"企业建模法"。该方法适用于同一项目中多个子本体的构建与评价，不足在于没有对已经生成的本体进行循环迭代和具体的步骤说明。

4. METHONTOLOGY 方法论　由西班牙马德里理工大学人工智能（AI）实验室 Mariano Fernandez 等人在总结骨架法等优缺点的基础上于 1996 年提出，是一种融合软件工程开发思想的本体构建理论。该方法注重构建过程和生命周期，已被用于马德里大学化学元素周期表的本体化构建，但依然没有体现出对本体的迭代进化。

5. SENSUS 法　为美国商务部信息科学学院在 1997 年提出的一种利用自然语言处理技术构建本体的方法，已成功被用于研发了 SENSUS 本体构建。该方法支持从"叶子"节点开始，自底向上逐步添加概念；进一步采用启发式思维查找术语，直至覆盖领域所有重要信息。该方法适用于从多来源已有资源重构大规模领域本体，促进了知识共享。

6. **循环获取法**　2000 年，新西兰 Jorg-Uwe Kietz、Raphael Volz 和德国 Alexander Maedche 等人研究了一种基于文本数据直接构建领域本体的方法，称为循环获取法（cyclic acquisition process）；其基本流程为一种环状结构，涉及资源选取、概念学习、领域聚焦、关系学习和评价共五步循环迭代步骤。优势在于突出循环构建和学习评价的重要性，但尚缺少具体技术细节。

7. **七步法**　2000 年，美国斯坦福大学 Natalya Noy 和 Deborah McGuinness 提出了通过七步构建领域本体的方法，国内普遍称为"七步法"；其显著优势在于构建流程简洁，主要步骤阐述详细，可以通过多轮迭代而不断调整循环，成为目前广泛使用的知识组织系统构建方法，下文将重点对其进行介绍。

除了上述 7 种构建方法外，文献中经常提及的还有 KACTUS 工程法、五步循环法等方法。这些方法各有千秋，实践使用中应根据构建目标和资源收集等情况，选择合适的构建方法，必要时还需进行调整与优化。

（二）"七步法"基本思路与方法

美国斯坦福大学提出的"七步法"，主要用于领域知识组织系统的构建。一般而言，"七步法"指导的知识组织系统构建是一个迭代过程，螺旋上升，步步递进，在多次迭代、调整和更新过程中实现对领域知识的组织。由于每一次迭代环节又可分为七个步骤，所以称为"七步法"。以下阐述具体步骤。

1. 确定知识组织的领域和范围 首先要思考并确认所要构建的知识组织系统将涉及哪些领域、建成后预期应用到什么地方，以及知识组织系统中的信息能够向哪些类型的问题提供答案，还有知识组织系统的维护者和使用者。这些问题会随着构建过程的迭代而不断更新，目的是进一步缩小知识组织的范围。

2. 考查复用现有资源的可能性 应当考察前人已开发的领域知识组织系统以及是否能在此基础上进行改进并且实现当前知识组织系统构建的需求。这种做法具有节省构建时间、与使用已有知识组织系统的应用程序进行互操作、在实践中验证已开发的知识组织系统等优势。

3. 列出领域中的重要术语 列出想要陈述或向知识组织系统使用者表达的重要术语，用以表明知识组织所讨论的术语有哪些，这些术语有哪些属性以及通过这些术语能够给使用者传递什么信息。

4. 定义类和类的等级体系 类即领域中的一个概念，也可以称作实体。完善类的等级体系有三种可行的方法：自顶向下法、自底向上法和综合法。这三种方法本身并无优劣之分，采取何种方法往往取决于知识组织系统开发者自身对领域的理解，适合的即是最好。

5. 定义类的属性 仅通过定义类并不能提供足够的信息来回答第一步中所提出的问题，因此一旦定义了类，就要描述这些类的内部结构，即定义类的属性，明确界定类的本质、内涵和外延。

6. 定义属性的约束 属性可以从不同的方面来描述取值的类型、取值的范围、取值的数量（基数）等约束。完善属性的约束，有助于提高知识组织系统构建的质量，促进知识融合、推理等应用。在整个系统构建中，属性的约束和类的约束遵循同一原则：一方面尽可能保证约束关系的全面性，另一方面又要保证这些所约束的属性准确。

7. 创建实例 最后一步即基于前六个步骤创建的等级结构建立类的各个实例。结合前面步骤，可见在知识组织系统中定义一个类需要三个操作：选择类、创建类的实例及对类的属性进行填充。

综上所述，"七步法"是一种简洁易懂、通过迭代不断优化完善的领域知识组织系统构建方法，受到广泛关注。值得提出的是，该方法缺少检查评估及用户反馈环节，实践中应注意弥补这一缺陷。

二、医学知识组织系统构建工具

（一）常用构建工具及评价指标

目前常用的词表和本体构建工具，如 Protégé、Ontolingua Server、Ontosaurus 及国内中国科学技术信息研究所的汉语主题词表网络编制平台、中国医学科学院医学信息研究所的多语言领域术语系统构建工具（TBench）等。根据知识组织系统构建工具初步建成时间顺序及影响力，主要介绍其中 8 种工具；在此基础上，提出多维度的知识组织系统构建工具评价指标，便于使用者评估与筛选。

1. Protégé 是 1987 年由美国斯坦福大学研发的一种基于 Java、免费、开源的知识组织系统构建工具。该工具已广泛用于本体构建，包括类模拟、实例编辑、模型处理、模型交换等功能。Protégé 支持 RDF、DAML＋OIL、XML、OWL 等多种格式的输入及输出，可通过插件扩展实现推理和检索等功能。另外，使用者可以采用网页及桌面本地两种方式使用 Protégé，且桌面版本支持 Windows 及 IOS 系统。目前，Protégé 本地版本为 Protégé-Desktop 5.5.0，支持包含中文在内的多语言界面。

2. Ontolingua Server　由美国斯坦福大学知识系统实验室于 1990 年研发创建的 Ontolingua Server 是最早的本体服务器，可用于开发、浏览、维护、共享本体。该工具使用的本体编辑语言是 Onto-lingua。优点在于它拥有一个包含数百个本体的储存库，从而可以更好地支持本体复用。另外，该工具已开发推理引擎，具备推理功能。目前，Ontolingua 仅有网页版，且需要注册后才能使用。

3. Ontosaurus　是由美国南加利福尼亚大学信息科学学院于 1990 年开发的知识组织系统构建工具，包含编辑器及浏览器两部分。该工具的编辑及推理功能均基于 Loom 语言，支撑了 SENSUS 本体构建。该工具仅提供网页版，不支持多用户协同合作编辑，无可视化视图，页面功能较为复杂，对于初次使用者而言难度较高。

4. WebOnto　是英国开放大学于 1997 年研发的基于 Java 的网页编辑工具，其形式化描述语言为计算机概念建模语言（operational conceptual modeling language，OCML）。该工具可使用文件或数据库的方式储存知识组织系统，支持多用户协作维护开发，支持共同开发者之间的沟通交流，具有可视化视图。使用者注册授权后即可使用。

5. OILED　是英国曼彻斯特大学研发的开源工具，其编辑语言为 DAML+OIL，推理引擎为 FaCT。该工具主要用于构建和编辑大型知识组织系统，开源易于获取；但不支持协同加工及可视化，亦无法支持插件扩展。

6. DUET　由美国电话电报公司开发，以 Rational Rose 插件的形式提供可视化的构建环境，支持 DAML＋OIL 的形式化知识组织系统构建。使用者注册授权后可先通过 UML 建模，再转换成 DAML＋OIL 语言，并通过媒体视觉本体建模器 VOM（medius visual ontology modeller）插件实现可视化。其缺点在于不支持协同工作，无自带资源库，没有推理引擎及处理机制，无自动或半自动的知识获取及维护能力。

7. OntoEdit　由德国卡尔斯鲁厄大学知识管理研究组基于 Java 语言研发。该工具的推理引擎为 OntoBroker，支持包括 RDF、DAML-OIL、XML 等在内的多种格式的输入及输出。主要优点为具有强大的推理功能，可以支持推理的多重继承性、系统基本公理的不相交概念、对称性关系和传递性关系，支持多用户协同工作及插件扩展。然而，OntoEdit 尚缺少可视化试图等功能。

8. WebODE　由西班牙马德里技术大学人工智能实验室研发，可用于知识组织系统的编辑、合并和推理。该工具的内置推理引擎为 Prolog，外置为 Jess，支持多种构建方法，以 METHONTOLOGY 方法协作构建为最佳。优点包括数据库存储方式、提供多语种自动翻译服务、具有备份功能、支持可视化和分析评估，以及支持使用插件进行功能扩展等；缺点体现在不具备自动知识获取及维护能力等。

除了以上介绍的知识组织系统构建工具，研究者在实践过程中还开发了其他大量的构建系统或平台。因此，科学有效的工具评价指标，有助于方便使用者进行合理选择。学者基于构建工具的开放程度、主体功能、用户认可度及更新维护等多维度，提出以下 6 个评价指标：①开放性，是否支持在线免费使用或自由下载获取；②语言兼容性，是否支持多语言界面，特别是对中文语种的兼容性；③国际标准兼容性，导入 / 导出是否为 OWL、RDF、XML 等国际标准的文件格式；④可视化功能，是否支持图形化直观浏览内容结构；⑤用户认可度，考察用户量、访问率及工具名称在文献中出现的频率；⑥更新及时性，是否有维护团队，以及工具更新频率、最新版本日期等。

（二）Protégé 主要功能与操作

Protégé 是目前全球应用广泛的知识组织系统构建工具。相比其他工具，其优势在于：①免费开放，同时拥有网页版、桌面版两种模式；②支持基于 Java 编程语言的开源代码自动生成，支持多人协同共建，且界面友好易用；③兼容英文、中文等多语言；④支持以 OWL、RDF、XML 等格式存储及文件转化；⑤集成 OWLViz、OntoGraf 等可视化插件，易于将可视化结果保存为图片；⑥自 1987 年研发至今持续更新，功能日益丰富完善。

　　Protégé 桌面版主要功能如图 3-2 所示，与网页版相似，以下选择桌面版介绍常用功能及操作。在 Protégé 中，将知识组织系统的概念类（classes）、对象属性（object properties）、数据属性（data properties）、注释属性（annotation properties）及实例（individuals）通称为实体（entities），因此选择"Entities"导卡，即可开始构建。

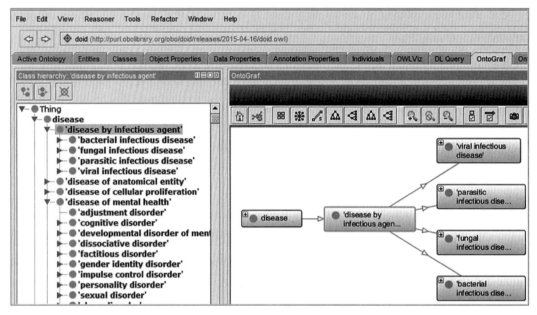

图 3-2　Protégé 主要功能页面（桌面版）

　　首先，添加与删除类。如图 3-2 所示，在左侧"Class hierarchy"下方点击"Thing"后输入类名便可进行添加或删除。点击第一个加号表示添加下位类，选择第二个加号为添加同位类，第三个叉号则代表删除类。此处需要说明的是，网页版仅支持添加下位类，不支持添加同位类；若要添加同位类，需在上位类中添加其下位类。

　　其次，添加与约束属性及其实例。属性分为对象属性、数值属性和注释属性。对象属性为类与类之间的语义关系，比如对象属性"药物治疗"可用来表示药品与疾病之间的治疗应用关系；数值属性用于描述类的可度量的数值，如药品的剂量；注释属性一般指解释性文本，如定义、释义等。使用者选择"Object Properties"导卡后，右键点击"top Object Property"，输入具体的语义关系名称便可创建对象属性；并可借助加号添加同位、下位等对象属性，也可通过叉号删除已创建的对象属性。数值属性、注释属性的添加与对象属性类同，此处不再赘述。另外，创建属性时需通过设置其定义域（domain）与域值（range）来添加约束，实际操作在页面右下角执行。

　　在创建过程中，不可避免地出现类或属性的名称键入错误；此时，可通过重命名功能来纠错。左键单击需要变更的类名或属性名，点击页面最顶端的"Refactor"→"Rename entry"导卡，在弹出窗口中输入正确名称即可。

　　可视化功能有助于对所构建的知识组织系统进行直观展示。选择"OntoGraf"导卡，或者依次单击页面最顶端"Window"→"Tabs"→"OntoGraf"便可呈现图形化展示。在可视化窗口中可通过小加号来展开或收缩类的上下位层级结构，点击"Arc Types"按钮可在右侧显示出所有的对象属性。

对于完成内容构建的知识组织系统，关闭 Protégé 工具时需要导出为标准化数据文件，下次访问则需再次导入。依次左键单击"File"→"Save as"便可选择 XML、RDF 或 OWL 等不同格式导出数据，相应地点击"File"→"Open"即可再次导入。Protégé 工具的功能操作与主流办公软件一脉相承，对任何学科背景的使用者而言，均易学易用，方便快捷，提升了知识组织系统的建设效率。

三、医学知识组织系统构建案例

新型冠状病毒肺炎（简称"新冠肺炎"）是一次全球范围内的重大突发公共卫生事件。构建新冠肺炎知识组织系统，有利于促进文献、网络资讯等相关资源的深度组织与有效利用。本小节以新冠肺炎本体为例，在完成新冠肺炎知识组织建模基础上，选用"七步法"介绍构建过程，引导读者开展医学知识组织系统构建。

（一）新冠肺炎知识组织模型

如图 3-3 所示，从新冠肺炎的病原学特点、流行病学特点、临床诊断、临床分型、预防、治疗、并发症、鉴别诊断共 8 个维度进行知识建模，以期覆盖其防、诊、控、治、康的各个方面。从病原学角度，新冠肺炎由新型冠状病毒感染所致，属于冠状病毒感染、呼吸道感染、病毒性肺炎的疾病范畴；流行病学研究重点关注传染病的传染源及传播途径，传染源主要为新型冠状病毒感染的患者和无症状感染者，其在潜伏期具有传染性，病毒污染物品也具有传染性；传播途径包括呼吸道传播、密切接触传播、病毒污染物品接触传播、气溶胶传播。临床上，从患者病理改变、临床表现并结合实验室检查、胸部影像学检查而确诊，进一步分为轻型、普通型、重型或危重型。临床分型不同，治疗方法不同，可适当选择一般治疗、抗病毒治疗、免疫治疗、糖皮质激素治疗、对症治疗或中医药疗法。新冠肺炎以预防为主，提倡主动接种疫苗产生免疫，日常则通过保持良好的卫生习惯和健康的生活方式。这些知识均可通过结构化表示存储于知识组织系统中。

（二）新冠肺炎本体构建过程

选择美国斯坦福大学开发的"七步法"，在 Protégé 工具上完成新冠肺炎本体构建过程，具体步骤如下。

第一步：确定新冠肺炎本体的领域和范围。依据新冠肺炎知识组织模型，确定新冠肺炎本体的领域和范围。知识来源包括中西文科技文献、诊疗方案、WHO 官网等多渠道，预期构建的本体能够进行新冠肺炎相关医疗健康大数据的组织、分类与检索，可帮助科研人员精准地发现和获取所需的资源与数据。

第二步：重用现有的资源。已有的新冠肺炎相关资源可用于本体构建，如 CMeSH 中的新冠肺炎主题词、中国医学科学院医学信息研究所发布的"新型冠状病毒肺炎术语集"、中文开放知识图谱 OpenKG 发布的知识图谱等。当前大部分资源都以电子格式保存，通过计算机程序读取可直接导入 Protégé，起到事半功倍的作用。

第三步：列举新冠肺炎本体中的重要术语。新冠肺炎本体中的重要术语涉及病因、属种、传染源、传播途径、临床诊断、临床分型、治疗、预防、合并症、鉴别诊断等维度，尽量保证所列举术语的全面性。

第四步：定义本体类及其层次结构。采用自顶向下的方式定义新冠肺炎本体类及其层次结构，包括疾病、临床表现、临床分型、病毒、解剖部位、药物、诊疗项目、疫情防控共 8 个大类；确定大类之后再通过"is_a"关系逐级细化每个大类下的层次结构。

第五步：定义类的属性。新冠肺炎本体类的属性包括对象属性、数据属性以及注释属性。对象属性包括"药物治疗""诊断"等语义关系；数据属性包括药品的剂量等；注释属性包含类的定义、中英文同义词与其他知识组织系统的编码映射等，分别通过相应的属性导卡依次添加。

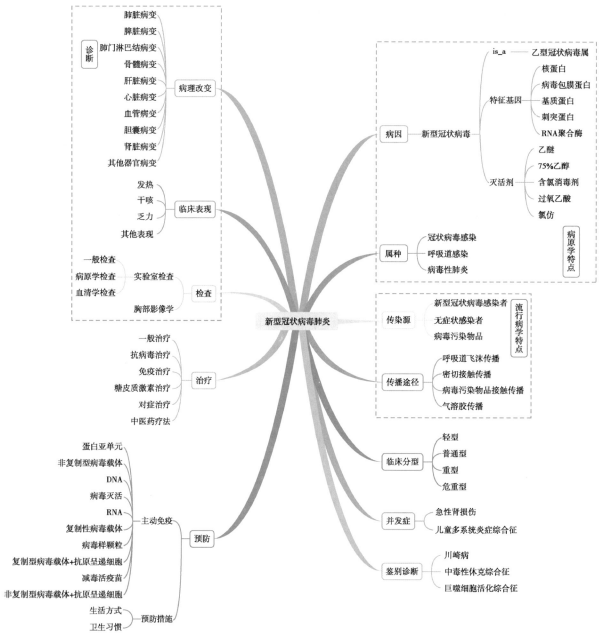

图 3-3　新冠肺炎知识组织模型

　　第六步：定义属性的约束。强调对本体的对象属性增加约束，以提高本体知识完整性与推理能力。以对象属性"药物治疗"为例，设置其定义域为药物，值域为新冠肺炎（疾病）；错误的语义关系如"呼吸机 - 药物治疗 - 新冠肺炎"，由于定义域不满足"药物"这一约束，则不能成功地添加到 Protégé 中。

　　第七步：创建实例。为新冠肺炎本体中的药品（含疫苗）添加实例。例如，对于新冠病毒灭活类疫苗，增加科兴疫苗、国药疫苗等实例。其他类的实例可有可无，在案例中不再添加。

　　（三）新冠肺炎本体构建成果

　　初步完成构建的新冠肺炎本体如图 3-4 所示。左侧层级体系展示了对新冠肺炎相关术语的有序组织，右侧属性则将杂乱无序的数据、信息转化为计算机可理解的结构化知识；新冠肺炎本体可用于生物医学文献资源的标引、分类、检索等应用，有助于开展相关知识查询、知识推理等知识服务。然而，基于"七步法"的知识组织系统构建过程缺少评估和验证，后续将进一步开展新冠肺炎本体示范应用。

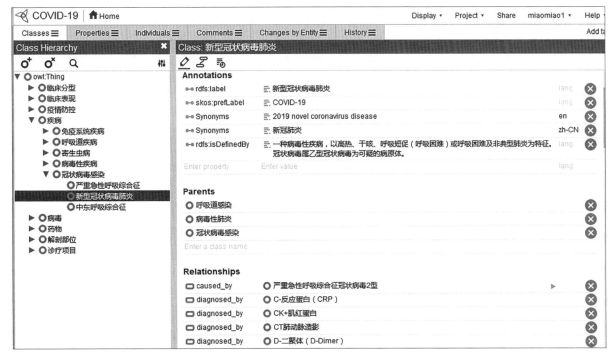

图 3-4 新冠肺炎本体展示（基于 Protégé 网页版）

四、医学知识组织系统互操作

医学知识组织系统的互操作是指医学领域不同知识组织系统之间的兼容互换，即在不同的分类表、叙词表、本体等知识组织工具间实现兼容互换。通过互操作，不仅可以提升不同知识组织系统应用中的交互能力，亦有助于推进领域知识组织系统的构建、改造和扩充发展。目前，医学领域的知识组织系统互操作主要有跨语言知识组织系统互操作、异构知识组织系统互操作、跨领域知识组织系统互操作三种模式。美国国立医学图书馆（NLM）1987 年启动的 UMLS 项目，是典型的跨语言、跨领域、异构多模式混合互操作系统。

（一）互操作方法

围绕医学领域知识组织系统互操作的实现，国内外学者开展了大量理论与实践研究，从支撑知识组织系统构建、改造、扩充到高效交互。综合近期研究成果，知识组织系统互操作方法可归纳为 KOS 演化法、KOS 映射转换法、协议连接法和临时列表法四大类，其中 KOS 演化包括派生法、翻译法、系列化分类表或词表法、卫星词表法、宏词汇法，KOS 映射转换包括直接映射法、共现映射法、中心转换法等。

1. **派生法** 是以一种完整、综合性的词表为模型，构建专业的或简化的词表方法，如中国中医科学院中医药信息研究所基于 NLM 的《医学主题词表》（MeSH）的架构体系编制了《中医药学主题词表》（TCMeSH）。

2. **翻译法** 是从其他语言的词表翻译、改编形成另一种语言的词表，如 MeSH、LOINC、SNOMED-CT 等都已经被翻译为许多国家的语言。

3. **系列化分类表或词表法** 是在一个系统内通过有效地组织实现系统内部兼容，如《中国图书馆分类法》（中图法）、《国际疾病分类法》（ICD）编制的系列版本之间能够兼容，变化的类目能够在各版本中追踪溯源。

4. **卫星词表法** 是从较大的词表或分类表中抽取一部分作为新编专业词表的主体或构成部分，

如基于《中国图书馆分类法》生成《中国图书馆分类法·医学专业分类表》《中国图书馆分类法·农业专业分类表》等专业分类表。

5. **宏词汇法**　是构造词的上层结构，它可以包括一组不同领域的叙词表或其他类型的词汇，各专业词表中的词在上层结构体系下互相关联，如 UMLS 融合多来源词表的方法。

6. **直接映射法**　是在不同知识组织系统间的词语之间或者词语与分类号之间直接建立等价关系，如 DDC 与 LCC、DDC 与 MeSH 均采用了直接映射方法实现互操作。

7. **共现映射法**　是依据不同知识组织系统的词语在数据记录中的共现关系，生成来源于不同词表的一组词，词语间建立松散的映射关系，能够支持特定的查询或回答相关问题，基于文献语料的术语映射也是一种共现映射。

8. **中心转换法**　是多个知识组织系统互操作时，选择一种知识组织系统作为中介词典或转换中心，任意两个知识组织系统间的互操作就通过中介词典或转换中心实现转换，如欧盟 Renardus 项目将 DDC 作为转换中心。

（二）互操作标准

为了实现不同信息系统间的资源共享与交互，世界各国都非常重视受控词表互操作问题。在相关叙词表编制标准中，对于叙词表和其他受控词表之间的互操作进行了规定，主要包括国际标准（ISO 25964）、美国标准（ANSI/NISO Z39.19—2005）、英国标准（BS 8723—2007）和中国标准（GB/T 13190.2—2018）。

国际标准《叙词表及与其他词表的互操作　第 2 部分：与其他词表的互操作》（ISO 25964-2），对不同叙词表间、叙词表和分类表、叙词表和文件管理分类表、叙词表和范畴表、叙词表和标题表、叙词表和本体、叙词表和术语表、叙词表和名称规范表、叙词表和同义词环间建立映射及维护提供建议，为词表间互操作实践提供参考依据。相较而言，该互操作标准更强调词表间基于概念的语义互操作。

美国标准《单语种受控词表编制、格式与管理规则（ANSI/NISO Z39.19—2005）》，由美国国家信息标准协会（National Information Standards Organization，NISO）制定。该标准提供了单语种受控词表（包括同义词环、分类表和叙词表等）的内容、显示、构建、测试、维护和管理等方面的原则与规范。此外，还新增了互操作的内容，包括互操作的必要性、互操作影响因素、多语言受控词表映射、查询、标引、集成数据库、集成受控词表、互操作方法、受控词表术语间关系的存储和管理等。

英国标准《信息检索结构化词表（BS 8723—2007）》，英国标准局从 2005 年开始修订，是对 BS 5723 和 BS 6723 的修订、整合与补充。该标准从叙词表扩展到结构化词表，将分类表、主题词表、本体、名称规范文档、专业分类法等收纳进来，把互操作问题提升为词表编制的一个重要组成部分。全文共包括五个部分，其中第四部分 BS 8723-4 为词表之间的互操作，内容包括跨词表互操作的结构化模型、不同结构词表和多语种词表间的互操作、映射关系数据的管理、映射词表的显示以及映射系统的功能等。

我国新修订的《信息与文献　叙词表及与其他词表的互操作　第 2 部分：与其他词表的互操作》（GB/T 13190.2—2018），将词表互操作问题作为词表编制的一个重要内容单独进行阐述，主要从映射模型、映射类型、映射技术、映射数据管理与维护等方面指出了叙词表互操作的通用原则和方法，并具体分析了叙词表与其他各种受控词表（包括分类表、标题表、规范文档、本体、同义词环等）之间建立映射及维护问题。

（三）互操作实践

知识组织系统间的互操作研究一直受到国内外学术界的重视，医学信息领域研究机构致力于多种主题法、分类法之间的互操作研究，并实施了很多积极有效的研究计划，在实践过程中一些研究成果已得到了很好的应用。

CAMed（Complementary and Alternative Medicine，补充和替代医学）由哥伦比亚大学与肯特州立大学共同主持，是一个集英、法、中、日等叙词表的集合词表管理系统和跨词表检索系统。医学领域的 4 种词表经过规范化处理并存储在一个词表知识库中。系统的跨词表检索机制允许用户输入一个检索词，可以同时检索到这个知识库中的全部词表或任何一个词表，经过与词表中的词进行"全部匹配"或"部分匹配"，可以浏览检索词在词表中的详细信息，并实现在知识库中进行跨词表整合检索。

UMLS（Unified Medical Language System，一体化医学语言系统）以概念为中心，采取概念、术语、词串三级结构，三者之间通过概念标志符（CUI）、术语标志符（LUI）、词串标志符（SUI）相连。通过字、词、术语、概念、语义的归一合并，对概念词进行不同层次、不同角度的控制，从而实现不同知识组织系统间的互操作。

ICD 与 SNOMED-CT 互操作。2008 年，IHTSDO 和 WHO 合作开展以编程方式创建 SNOMED-CT 和 ICD-10 之间的映射，目标是增强两个系统的国际应用程序之间的互操作性。2010 年，美国国立医学图书馆（NLM）利用 IHTSDO 的交叉映射以编程方式将 SNOMED-CT 映射到 ICD-10-CM。

CUMLS（中文一体化医学语言系统）旨在建立一个计算机化的可持续发展的生物医学受控词表集成系统，实现了 CMeSH、药典、药学术语表、医学术语 - 医学主题词对应表、医学主题词 - 分类号对应表、中图法（R 类）与 CMeSH、中医药学主题词对照表等多类型知识组织体系的整合，初步建立了一个计算机化的可持续发展的医学中文一体化语言系统。

第四节　医学知识组织系统服务与应用

一、医学知识组织系统服务

医学知识组织系统是整合利用医学领域文献、临床等数据的重要基础。国际上，欧美发达国家已经建成了系列相对成熟的医学分类体系、术语标准体系，并建设了相应的服务系统，以便于辅助人工和计算机理解概念内涵，改善以概念或者术语为基础的服务效果。知识组织服务系统一般以分类表、主题词表或术语表为服务基础，服务方式主要结合了词表的元数据和结构信息，以提供分类导航、术语检索、术语范畴导航、术语信息展示、树结构导航等服务方式为主。面向不同的用户，系统提供服务的开放程度也不同，目前只有少数的医学知识组织服务系统对非商用用户完全开放，并提供免费检索和数据下载服务，多数系统对普通用户仅提供术语的在线检索和浏览。除检索等基本服务方式外，部分系统也提供检索结果的可视化展示、术语空间个性化定制、个人检索历史与本地化集成组件等比较特色的服务。

分类服务系统一般以单一分类表为基础提供查询服务。相对而言，术语服务系统的服务类型较多，按照术语来源及应用方式，主要分为三大类：集成型术语服务系统、关联型术语服务系统和单一型术语服务系统（表 3-8）。集成型术语服务系统将多部词表、本体等整合为统一的知识体系提供服务；关联型的术语服务系统以单个或多个词表提供术语服务，同时间接或直接地与其他术语服务系统页面建立关联；单一型术语服务系统主要以单一机构术语表或单个词表提供服务。目前术语服务系统主要还是以集成型为主。

集成型的术语服务系统主要包括数据集成和系统集成两种方式。数据集成是建立统一的知识组织体系架构及元数据框架，基于概念层面实现了不同来源词表同义词的汇聚，基于等级关系和相关关系描述概念间语义关系。系统集成是保持各来源词表、分类表、本体原有结构，提供统一的集成检索入口，实现对检索结果中多个术语来源的浏览和展示。

表 3-8　国内外生物医学相关知识组织服务系统

平台名称	领域	语种	服务类型	机构
UMLS	医学	多语种	集成型	美国国立医学图书馆
Ontology Lookup Service	医学	英语	集成型	加州大学 BBOP 项目
BioPortal	生物医学	英语	集成型	Leland Stanford Junior University
中医药学语言系统	中医	中英文	集成型	中国中医科学院中医药信息研究所
HITA 术语服务平台	医学	中英文	集成型	浙江数字医疗卫生技术研究院
ISD Terminology Services	医学	英语	关联型	芬兰信息服务部
NCBI Taxonomy	医学	英语	关联型	NCBI
NCI Metathesaurus	医学	英语	关联型	NCI
RadLex	放射	英语	关联型	RSNA
中文医学主题词表 CMeSH	医学	中英文	关联型	中国医学科学院医学信息研究所
SNOMED-CT	医学	多语种	单一型	IHTSDO
LOINC	医学	多语种	单一型	美国雷根斯基夫研究院
MedTerms	医学	英语	单一型	MedicineNet
NeuroLex	神经科学	英语	单一型	NIF 项目
中图法医学专业分类表	医学	中文	单一型	中国医学科学院医学信息研究所
美国国立医学图书馆分类法	医学	英语	单一型	美国国立医学图书馆

　　一体化医学语言系统（UMLS）和系统化临床医学术语集（SNOMED-CT）是当前生物医学领域最具影响力的医学术语标准。UMLS 包括超级叙词表（metathesaurus）、语义网络（semantic network）、专家词典和词汇工具（SPECIALIST lexicon and lexical tools）三个知识源。2021AA 版 UMLS 整合了 220 个来源词表，用以实现生物医学信息系统之间的互操作性，其通过 web 浏览、本地安装以及 web 应用程序接口三种方式提供服务。UMLS 提供免费用户注册服务，成功注册后可以正常使用术语服务。超级叙词表浏览服务支持通过术语、编码以及 UMLS 概念唯一标识符进行查询，检索结果支持按照 UMLS 概念或词汇编码的形式进行展示，并且能支持来源词汇表和语义类型组的筛选。同时 UMLS 还提供语义网络浏览服务，可以按照列表或层级树的方式展示语义类型和语义关系。SNOMED-CT 是由 IHTSDO 负责管理维护的临床术语集，提供浏览和搜索服务，包括 SNOMED-CT 国际版以及各成员国制定的本地版等 16 个版本。可按照术语分类层级以及子集进行浏览，检索时可设置匹配方式、概念状态、检索范围、语种、分组方式等参数，浏览详细检索结果时提供概览、详细、图解、逻辑表达、子集、变更历史等方式展示概念信息。

二、医学知识组织系统应用

　　根据应用场景不同，医学知识组织系统可以分为文献型知识组织系统、临床型知识组织系统、生物信息知识组织系统、科学数据知识组织系统和公众健康知识组织系统。

（一）医学文献检索与分析

　　文献是记录知识的一切载体，文献检索是查找获取文献的过程。目前，应用于医学文献的知识组织系统包括 UMLS、MeSH、CMeSH、荷兰医学文摘主题词 Emtree，其主要用于支撑医学文献的规范处理和智能检索。在规范处理方面，美国国立医学图书馆的 MetaMap 利用 UMLS 从生物医学文本中提取生物医学概念，MTI 最终通过 MeSH 来标引文献的主题；中国生物医学文献服务系统（SinoMed）采用 CMeSH 对文献内容进行主题标引，同时构建机构、基金、期刊规范表归一化处理文献外在特征。在智能检索方面，PubMed 支持基于 MeSH 的智能查询扩展，同时也可以使用 MeSH 进行主题检索；荷兰医学文摘 Embase 支持基于 Emtree 进行规范检索；SinoMed 支持基于 CMeSH、机构规范表的智能查询扩展，同时也可以基于 CMeSH 进行主题检索，基于《中国图书馆分类法·医学专业分类表》进行分类检索。

文献计量分析是以文献体系和文献计量特征为研究对象，采用数学、统计学等计量方法，研究文献情报的分布结构、数量关系、变化规律和定量管理。基于文献计量与知识图谱相结合的文献分析成为当前医学文献计量分析的主流方法。在文献计量工具方面，采用 CiteSpace、VOSviewer 等软件进行文献计量统计分析和可视化展示，以知识图谱的方式直观揭示文献分析结果；在文献计量分析方法方面，研究者针对词频、共词、热点主题等维度进行分析时，通过知识组织系统，可以对文献中抽取的术语、关键词等信息进行同义关系和等级关系的融合，从而提高基于词分析的准确性。

（二）临床数据挖掘

临床诊疗过程中以疾病为中心形成以电子病历为主要呈现形式的海量数据，包括结构化的数据库和半结构化、非结构化的文本，ICD、SNOMED-CT、LOINC 等临床知识组织系统主要应用于临床数据的输入、处理、表示和统计。在电子病历数据录入过程中，采用临床术语标准，选择标准化术语实现疾病的临床表现、治疗、诊断、检查等疾病诊疗信息以及患者的年龄、性别、身高、体重等人员信息的输入。在电子病历数据挖掘过程中，对于结构化的数据，采用临床术语标准对数据进行标准化处理和表达；对于非结构化的文本，利用临床术语标准对文本进行医疗实体的抽取。在构建临床决策支持系统时，采用临床术语标准，实现疾病精确统计、医院精准管理以及辅助诊疗决策。

（三）生物信息研究

生物信息研究对象主要包括基因组学和蛋白质组学两方面，具体是从核酸和蛋白质序列出发，分析序列中表达的结构功能。应用于生物信息的知识组织系统包括 HUGO、NCI 超级叙词表、HPO 等，主要用于对生物分子的规范描述，实现生物信息资源的关联。如在 MedGen 数据库中，通过 SNOMED-CT 规范表达疾病名称、HPO 规范表达人类疾病表型、在线人类孟德尔遗传 OMIM 规范表达基因与遗传表型、HUGO 规范表达基因名称，从而集成了多来源的疾病和基因信息，实现遗传与疾病知识的相互关联，形成了疾病 - 基因知识网络。

（四）医学数据规范

医学科学数据是在科学研究活动中，经长期观察、监测、调查、诊断、治疗、试验等所获取的原始性、基础性数据。欧盟提出开放科学数据的 FAIR 原则（可发现，可访问，可互操作，可重用），以加强科学数据的互联互通和开放共享。在医学科学数据的生产过程中，为了确保数据的准确、规范和交互，我国也制定了系列科学数据标准，如卫生信息数据元目录、卫生信息数据元值域代码、健康档案基本数据集标准、电子病历基础模板数据集等，同时疾病统计采用 ICD，医学检验记录采用 LOINC 等国际标准。在重症医学数据库 MIMIC 中，分别采用 CPT、疾病诊断相关分类（DRG）、ICD 等标准描述疾病诊断、治疗、手术操作以及诊疗费用等信息。

（五）公众健康传播

公众健康传播旨在普及公民健康知识、提高健康意识，在信息传播过程中力图采用公众可理解的语言和文字进行交流。公众健康知识组织系统包括 CHV、大众分类法等，主要是建立公众经常使用的医学名词及日常口语与医学专业术语之间的桥梁，从而帮助公众理解、查询、获取健康信息。在公众健康知识服务方面，采用公众可理解的通俗语言对知识进行描述、组织和展示，从而提高公众对健康信息的可获得性。在公众健康需求监测方面，针对社交媒体数据，分析挖掘公众分享的健康信息；针对网络健康知识，分析公众的健康信息搜索行为，融合公众表达多样的检索用语，准确监测公众的健康需求。

（李军莲　钱　庆）

思 考 题

1. 从结构与功能维度，医学知识组织系统有哪些类型？各有什么特点？
2. 浅析医学领域本体在语义关系表示上有什么特点，与叙词表有什么不同。
3. 概述医学知识组织系统对领域信息组织利用的支撑作用，并举例说明。

第四章

医学知识处理与表示

知识处理（knowledge processing）是指对人类共同的知识、经验和感觉等通过一组规则进行系统化，计算机通过人机对话获得人类的意图等信息并将其与系统化的知识有机联系起来，实现人机间的相互理解。知识表示（knowledge representation）是指把知识载体中的知识因子与知识关联起来，便于人类识别和理解知识，即一种计算机可接受的、用于描述知识的数据结构。在生物医学领域，知识处理与表示是实现医学知识组织的关键技术环节，主要包括医学知识抽取、知识表示以及知识融合等。

第一节　医学知识抽取

知识抽取（knowledge extraction）即从不同来源、不同结构的信息/数据中抽取知识，主要包括实体、关系、属性以及事件等的抽取，并据此形成本体化的知识表达并存入知识库。在医学领域，信息/数据主要包括医学教材、临床实践、电子病历等非结构化或半结构化文本。

医学知识抽取的技术发展大体上经历了基于规则与词典的方法、传统机器学习以及深度学习三个阶段。鉴于三类方法应用于知识抽取不同子主题时思想上的共性，为了避免重复阐释，本章拟在实体抽取部分主要介绍基于规则与词典的方法，在关系抽取部分将聚焦于传统机器学习方法。限于篇幅，基于深度学习方法的属性抽取以及事件抽取请读者参阅相关论著。

一、医学实体抽取

实体抽取也称为命名实体识别（named entity recognition，NER）。1996年，该任务在消息理解会议（Message Understanding Conference，MUC）第六次会议上首次提出。在自然语言处理（natural language processing，NLP）领域，命名实体是指具有独立意义，且常作为一个整体出现在语句中的成分。NER是指识别文本中具有特定意义的实体，主要包括人名、地名、机构名以及专有名词等。NER在医学文本研究中被称为医学命名实体识别（biomedical named entity recognition，BioNER），主要任务是识别出医学文本中的专业性名词性短语，如疾病、药物、治疗方式、症状、病因以及高危因素等。

（一）技术路线发展

早期的BioNER主要通过医学专家手工制定的规则集和词典以识别和提取命名实体，即BioNER系统首先基于词典查找待处理文本中的所有命名实体，然后将其与规则进行匹配；一旦匹配成功，系统即将其输出。采用该技术路线的系统性能高度依赖于词典与规则的覆盖范围，实践中发现存在以下不足：由于规则和词典主要通过人工开发与维护，成本较高，随着医学术语以及规则的不断增加，很难维护一个完整且能及时更新的规则集与词典；更适用于小规模数据集，通常为特定领域，泛化较为困难,在大规模数据集上的表现差强人意;另外,基于完全匹配的规则,难以检测有拼写错误的命名实体。目前,该类方法多用于数据清洗,并与机器学习方法相结合以提升模型性能。

为了降低专家的工作量以及成本,以隐马尔可夫模型(hidden Markov model,HMM)、条件随机场(conditional random field,CRF)、支持向量机(support vector machine,SVM)以及最大熵(maximum entropy,ME)等为代表的传统机器学习方法被广泛应用于 BioNER。该类方法的基本工作流程是先通过预处理进行特征选择,然后由 SVM 等机器学习算法替代部分原先由专家完成的任务,即对输入样本进行学习和训练。传统机器学习方法总体上提升了工作效率,不过,仍然存在依赖于特征工程等不足。

为了摆脱特征工程的制约,各类神经网络模型,如经典的神经网络(neural networks,NN)、改进的卷积神经网络(CNN)、循环神经网络(RNN)以及双向长短期记忆网络(BiLSTM)等被引入BioNER,同时,其与相关深度学习机制与方法的融合进一步提升了 BioNER 的效果,具体技术路线的迭代见表 4-1。

表 4-1 基于深度学习算法的 BioNER

类型	优势	局限性
神经网络	摆脱了人工参与和特征工程的诸多知识壁垒和成本限制	未能解决序列标注任务中标签间的强依赖问题
神经网络+CRF	考虑了标签间的依赖性,提升了模型捕获长实体边界的能力	CRF 层的引入增加了模型的训练时间
神经网络+注意力机制	重新分配输入表示的权重,突出输入序列中的重要信息	对训练样本规模要求较高且注意力权重可解释性较低
神经网络+预训练语言模型	考虑上下文情境化信息,动态地更新输入向量表示	需要依赖大规模运算和高性能设备
神经网络+多任务学习	与目标任务关联密切的辅助任务联合起来协同训练,在减轻对带标注的训练数据依赖的同时获取更多额外信息	增加模型的复杂度和训练的时间成本

(二)基于规则与词典方法的 BioNER:ProMiner 系统

下面以基于规则与词典的方法为例阐释 BioNER 系统的结构以及相关算法。具体例子选用既有丰富的文献支持且至今依然在运行的 ProMiner 系统。

1. ProMiner 系统结构　ProMiner 系统由 Hanisch 等研发,采用基于规则与词典的方法完成科学文本中基因和蛋白质术语的 NER。该系统主要有两个模块(图 4-1):一个是基因和蛋白质词典的生成与维护(dictionary processing);另一个是检索与过滤(search and filtering),即从科学文本中识别基因和蛋白质命名实体。完备且高质量的基因和蛋白质词典是检索与过滤模块设计和实现的前提与基础。不过,现有的基因和蛋白质词典和上述要求相去甚远,鉴于词典编撰的工作量以及词典质量对该系统的极端重要性,从零开始几乎不可行,为此,ProMiner 系统还包括词典源(source)模块,采取了基于外部词典的构建策略。

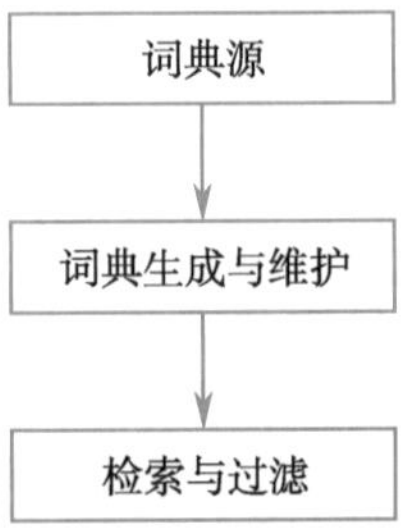

词典生成与维护模块负责蛋白质与基因词典的生成和管理,主要功能是归并描述同一实体的同义词,并完成分类;类别标识可用于后继检索与过滤模块相关参数的设置。检索与过滤模块包括一个面向召回率的模糊搜索进程。该进程针对每个同义词类设置了不同的参数,用以在构建不同词典时识别所有潜在的术语。鉴于多个蛋白质具有相同的名称或相同的首字母缩写、蛋白质名称与通用英语单词相同等现象,为了消解

图 4-1 ProMiner 系统结构

所发现的蛋白质和基因名称中的歧义,该系统后继的拓展中还使用了外部资源,比如首字母缩略词、生物名称、细胞类型以及其他生物实体等词典。

2. 词典生成与维护

(1)基因与蛋白质名称的分类:ProMiner 系统将每个基因与蛋白质名称视为一个可以拆分为多个标记(token)的字符串,标记可以是单词、数字或符号等,比如,字符串"interleukin-1 Beta Precursor"将被分成五个标记,分别是"interleukin""-""1""Beta"以及"Precursor"(表 4-2)。实践表明,只有当标记间的顺序差异超过某一阈值时才会产生语义差异,比如表 4-2 中的示例 6 和示例 7。此外,考虑到两个重要的蛋白质数据库 SWISSPROT 和 TREMBL 中已经有大约 40 000 个人类蛋白,如此大规模的数据,完全依靠人工构建已不现实,因此,ProMiner 系统的基因和蛋白质名称词典采用了基于现有蛋白质数据库自动生成的策略。同时,鉴于数据库中的部分标记在科学文本中使用甚少(如表 4-2 的示例 1 和示例 2),在进行 BioNER 时,可以采用分而治之的策略,即根据标记的语义重要性进行分类。

表 4-2 蛋白质名称示例

示例	标记	标记	标记	标记	标记
1	Interleukin	--	1	Beta	Precursor
2	INTERLEUKIN	1	-	Beta	PROTEIN
3	INTERLEUKIN	1		Beta	
4	Interleukin	2		Beta	
5	Interleukin	1	RECEPTOR	BETA	
6	Collagen	type	XIII	Alpha	1
7	Alpha	1	type	XIII	Collagen

ProMiner 系统中语义重要性的判定依据是词频,即从词典中提取出现频率大于 100 的所有单词,并基于数据分析的结果以及后继字典管理与命名实体识别的需要,通过人工方式定义标记的类别(表 4-3)。其中,类别 modifier 是指对正确识别命名实体起主要作用的标记,比如,表 4-2 的示例 3 和示例 5 清晰地描述了不同的蛋白质,二者的差异通过修饰词"RECEPTOR"可以准确区分。类别 non-descriptive 包括经常出现在数据库但很少在科学文献或对 BioNER 影响甚微的标记,比如表 4-2 示例 1 的"precursor"以及示例 6 的"type"。类别 specifier 通常由阿拉伯数字、罗马数字或希腊字母组成,用于区分蛋白质家族的不同成员,比如表 4-2 中的示例 3 和示例 4。诸如 and 等标记可以通过与通用英语词典的比较,将其归为 common 类别,在 BioNER 过程中,如果标记仅由一个通用单词组成则采用区分大小写的策略进行匹配。类别 delimiter 是分隔符,用于提升识别结果的准确率,借助于 delimiter,系统更易识别出科学文本中未知的名称边界。通常,蛋白质名称的大小写并不重要,不过,一些基因的命名存在例外情况,比如,匹配过程不区分大小写,会导致科学文本中的基因名称"KILLER"或"WAS"的错误识别。其他所有未明确分类的标记均归为类别 standard,此外,该类还包括基因名称。

表 4-3 基于语义重要性的标记类别定义

名称	含义	示例
modifier	semantic-modifying tokens	receptor, inhibitor
non-descriptive	annotating tokens	fragment, precursor
specifier	numbers and Greek letters	1, VI, alpha, gamma
common	common English words	and, was, killer
delimiter	separator tokens	0, •;
standard	standard tokens	TNF, BMP, IL

（2）预处理：ProMiner 系统的预处理任务包括缩写解析（abbreviation resolution）、词形还原（lemmatization）以及词性标注（part-of-speech tagging，POS）等。

1）缩写解析：很多生物医学术语由缩写组成，如果扩展不当，则可能无法识别为实体。

2）词形还原：任务是去除单词的词缀，提取主干部分。

3）词性标注：是将文本中出现的词标注为特定词性的过程，常见的词性有名词、动词、形容词、副词以及限定词等。

（3）词典的自动生成：ProMiner 系统采用基于现有外部词典的自动生成策略，外部词典包括 HUGO 命名（nomenclature）数据库中所有人类基因标识（symbols）、别名和全名，并在系统词典中为每个经过官方命名的基因标识设立了款目（entry），以及添加了 OMIM 数据库中可以映射的名称。此外，还提取了 SWISSPROT 和 TREMBL 数据库中人类蛋白质的所有术语，并将其与 HUGO 数据库中的款目进行了映射。

（4）词典维护：出于消歧以及删除词典中无意义名称的需要，ProMiner 系统提供了扩展和剪枝功能的维护子模块，表 4-4 示例了几个维护后的同义词。

扩展阶段主要是增加了现有记录的更多同义词，比如将标识分为数字和单词（表 4-4 的示例 1b），将明确的首字母缩略词扩展为其原型（表 4-4 示例 1c），收集由生物学专家维护的词典以完成词典中同义词的增删（表 4-4 示例 2）。

剪枝功能的主要任务是从词典中删除冗余、歧义以及不相关的同义词。首先，将词典中的每个标识都标注为相应的类别。然后将其与一组表示非特定同义词模式的正则表达式进行匹配（如 non-descriptive、specifier 类别等），如果匹配成功，则剪枝相应的同义词（表 4-4 示例 5 和示例 6）。由于匹配过程不区分大小写，所以在删除了人工定义的多余同义词之后，仅保留在大小写上有所不同的一组同义词。最后，维护词典中留下的是一组歧义名称的列表，将其存储在一个独立的词典中，同时提供其与原始记录的链接。通常，歧义的出现源于多种原因，比如：多位生物学家分别给同一个基因和蛋白质命名了不同名称（表 4-4 的示例 4）；蛋白质类别名的重组引起的不一致；此外，还会遇到数据库存储引发的歧义，如部分数据库不仅存储别名，还存储了类别标识（表 4-4 示例 3）。这些歧义列表可用于识别相应的款目，并根据出现频率将其移至人工维护列表。

经过上述维护过程，系统词典的质量已经得到了保证，可用于后继的检索与过滤模块。词典的可用词条数为 38 200，同义词数为 151 700。

表 4-4 词典维护示例

示例	原始词	维护结果	状态	原因
1a	IL1	IL1	Keep	——
1b		IL 1	add	separation acronym expansion
1c		Interleukin 1	add	
2	Transcription Factor	——	remove	expert curation list
3	Phosphohexokinase	——	ambiguous list	occurs in several objects
4	EPO	——	ambiguous list	occurs in several objects
5	BETA SUBUNIT	——	remove	regular expression
6	Fragment	——	remove	regular expression

3. 检索与过滤算法　ProMiner 系统的目的是识别 MEDLINE 数据库所有摘要中的蛋白质和基因名称。算法的基本思想是遍历摘要，依次处理每个标记，并为其选取一组候选解以及计算两个评分指标：边界系数（boundary score）s_β、接受系数（acceptance score）s_α。其中，s_β 用于控制候选的匹配扩

展何时结束，例如，当标记不匹配时该值增 1（算法 1，第 13 行），如果该系数高于阈值，比如已经产生了一定数量的不匹配，则从候选集中剪枝并报告结果。s_a 确定候选标记是否可报告为匹配，是标记类匹配项（matched term）与不匹配项（mismatch term）的线性组合。匹配项定义为标记在相应的标记类别中匹配的百分比。针对每个标记类，不匹配项计数候选项在文本匹配过程中额外发现的不匹配的标记数量。通过合理的加权策略，接受系数可以使同义词的不同形式实现正确匹配，也可以忽略匹配错误的子串。如表 4-5，对于文本中的 IL type 1，备选 I 是正确的匹配结果，而备选 II 不是。对此，如果采用精确匹配，则两个候选的匹配均不成功，原因是文本中的"type"在两个候选中均没有出现。如果将类别 non-descriptive（例如"-"或"type"）设置为低权重，而将类别 modifier（例如"receptor"）设置为高权重，则可以区分二者。另一种情况如表 4-6 所示，两个候选均为错误的匹配项，因为文本中存在重要的标记"receptor"，如果采用朴素匹配（naive matching）则两个候选均可命中，不过，如将 modifier 类的权重设置为较高的值则两个候选均被拒绝。

表 4-5　类别重要性的第一个例子

示例	标记	标记	标记	标记
文本	IL	type	1	
备选 I	IL	-	1	
备选 II	IL		l	receptor

表 4-6　类别重要性的第二个例子

示例	标记	标记	标记	标记
文本	Interleukin		1	receptor
备选 I	Interleukin	-	1	
备选 II	Interleukin		1	

delimiter 标记类在算法中扮演着特殊的角色。如果当前标记 t_j 是 delimiter，但在当前候选中没有匹配（见算法 1 第 16 行），则将停止匹配扩展，并立即检查报告（见第 18 行）。基本的考虑是 delimiter 表示文本中的语义断层，其后可能是另一个蛋白质名称，从而不能与前一个候选混淆。系统维护了一个同义词列表以进一步提升识别的召回率。由于阿拉伯数字和罗马数字频繁出现在摘要中，从而被同等对待。总体上，算法忽略了同义词标记的顺序，然而，部分同义词标记的顺序是有意义的，因此，系统扩展了搜索算法以在必要时考虑标记的顺序。这些考虑使得在 τ 上的运算变得复杂（算法 1 第 7 行和第 9 行）。搜索过程的参数，比如匹配与不匹配权重的设置等可用于控制识别的模糊性。

1）变量定义：表 4-7 定义了检索与过滤算法中使用的相关变量。

表 4-7　变量定义

变量	描述
S	所有待搜索的同义词集
T	所有的标记集
$C=\{c_1, c_2, \cdots, c_n\} \subseteq S$	当前候选标记集
$\tau(c), c \in C$	匹配失败的候选标记 c
$\sigma(t), t \in T$	包含标记 t 的同义词集
#token$(c), c \in C$	候选标记 c 的数量

2）算法描述：算法 1

Input：the abstracts of Medline database

Process：

for each token $t_j \in T$ read from the abstract **do**

2　　**for** each synonym $s \in \sigma(t_j)$ **do**

　　　if $(s \notin C)$ **then**

　　　　$C = C \cup s$；

5　　**end**

　　　for each candidate $c \in C$ **do**

　　　　if $(t_j \in \tau(c))$ **then do**

　　　　　Update match terms of $s_\alpha(c)$；

　　　　　$\tau(c) = \tau(c \backslash t_j)$；

10　　**end**

　　　else do

　　　　Update mismatch terms of $s_\alpha(c)$；

　　　　$s_\beta(c) += 1/\#token(c)$；

　　　end

15　　**if** $(s_\beta(c) >$ boundaryThreshold

　　　　or mismatched Delimiter found) **then do**

　　　　$C = C \backslash c$；

　　　　if $(s_\alpha(c) >$ acceptanceThreshold) **then**

　　　　　report c；

　　　　end

　　　end

　end

Output：The detected protein and gene mames in all abstracts of Medline database

4．评估　对算法以及系统进行评估在自然语言处理类研究中至关重要，目前，几乎所有的 NER 系统评价都使用了以下四个具体指标。

FN：false negative，被判定为负例，但实际为正例。

FP：false positive，被判定为正例，但实际为负例。

TN：true negative，被判定为负例，实际也为负例。

TP：true positive，被判定为正例，实际也为正例。

据此，精度（precision）即在返回的结果中正例数在整个结果中的比例，见式（4-1）。

$$\text{Precision} = \frac{\text{relevant names recognized}}{\text{total names recognized}} = \frac{TP}{TP + FP} \tag{4-1}$$

召回率（recall）即在返回的结果中正例数占整个数据集中正例数的比例，见式（4-2）。

$$\text{Recall} = \frac{\text{relevant names recognized}}{\text{relevant names on corpus}} = \frac{TP}{TP + FN} \tag{4-2}$$

F-measure 是精度和召回率的调和平均值，见式 4-3。

$$\text{F\_measure} = 2 \frac{\text{Precision} \times \text{Recall}}{\text{Precision} + \text{Recall}} \tag{4-3}$$

ProMiner 系统的性能已经在测评项目中得以验证,其中,在苍蝇和小鼠基因与蛋白质的识别任务中 F 值达 0.8,酵母的 F 值则高达 0.9。目前,ProMiner 系统已被应用于诸如 Auto Immune Data Base(AIDB)等疾病数据库的生成等。

二、医学关系抽取

在 BioNER 之后,接下来的任务就是命名实体之间关系的识别。关系抽取是指按照预先定义的模板确定抽取任务及要求,然后对文本中实体间的关系进行识别和抽取。生物医学领域关系抽取任务主要是判断文本中两个实体之间的语义关系,比如在药物文本中判断两个药物之间是相互促进、减弱还是会产生副作用等。完整的实体关系包括两方面,即关系类型和关系的参数。关系类型如治疗关系、医患关系等;关系的参数是产生关系的实体,如医患关系中的医生与患者。关系的参数至少有两个,其中,两个参数的关系称之为二元关系,超过两个的称为多元关系。目前,关系抽取研究多考虑二元关系,可形式化为 $R = r(e1; e2)$,R 表示实体关系,r 表示关系类型,e1 表示关系的第 1 个参数,e2 表示关系的第 2 个参数。

(一)主要方法与思想

实体关系抽取最早且最简单的方法是共现(co-occurrence)分析。该方法基于"实体与其关联实体往往更加容易同时出现"的假设,能够在一定程度上判断出关系的存在。共现分析的基本思想是,如果实体在目标句子中一起出现,则将实体视为相互关联。作为该方法的扩展,如果两个(或多个)实体与第三个实体共享关联,则认为它们之间存在关系。

共现分析之后,基于词典和规则的方法成为生物医学领域关系抽取工作的主流,即领域专家组织专业研究团队根据生物医学领域相关的词典、知识库以及本体库等,通过自然语言处理工具预处理后,由人工设计规则模板完成医学实体间关系的抽取。该类方法高度依赖文本的句法和语义分析,需要依赖词性标注(POS)工具进行关系识别,通过扫描两个或多个名词或短语作为命名实体相关联的动词和介词,例如,使用句法分析树将句子分解为 NounPhase1 - AssociationVerb - NounPhrase2 的形式,其中名词短语是通过关联动词关联的生物医学实体,意味着表示一种关系。许多系统还借助一系列能够显示名词之间含义的动词,例如,elevates、catalyzes、influences、mutates 等。该类方法在词典规模大、模板设计准确的情况下具有较高的准确性,但是可移植性和可扩展性差,且要求相关人员具备专业的生物医学领域知识,无法识别模板外的生物医学实体关系,在海量的数字化医学资源中效果欠佳。

其后,机器学习方法得到了广泛的应用。根据学习方式的不同,机器学习方法可以分为有监督、半监督以及无监督三种。有监督学习方法中,输入数据被称为"训练数据",每组训练数据有一个明确的标识或结果,如将患者的诊断结果标注为现病(present)、疑似(possible)或未病(absent)。其中,基于 SVM 的多分类模型迅速成为主流方法,其后基于条件随机场(CRFs)、最大熵马尔可夫模型(MEMM)等也产生了大量研究。非监督学习方法中,数据没有标识,学习模型是为了推断出数据的一些内在结构,常用方法包括关联规则学习以及聚类等,Apriori 以及 k-Means 等是该类代表性的算法。相较于前两者,半监督学习的输入数据仅部分被标识,常用来进行预测,算法通常是对监督式学习算法的延伸,如图论推理算法(graph inference)或者拉普拉斯支持向量机(Laplacian SVM)等。

进入深度学习(deep learning, DL)时代,由于 DL 先进的性能和对复杂特征处理需求的降低,其在过去五年中越来越流行并用于关系提取。DL 模型的特征输入包括表示为向量的句子级、单词级和词汇级特征,相关实体的位置以及关系类型的标签。在生物医学领域,卷积神经网络(CNN)、长短期记忆(LSTM)和变换器(transformer)成为了当前关系抽取的三大主流神经网络架构;近期使用图神经网络进行基于图结构表示的关系抽取研究与日俱增。

（二）实例：基于支持向量机的电子病历关系抽取

在传统的机器学习方法中，有监督的 SVM 一直是关系抽取任务的首选，主要原因在于其在文本分类中表现出色，而且过拟合的可能性较小，此外，SVM 还可以很好地进行句子极性分析等。

限于篇幅，本小节将以 Uzuner 等的工作为例，阐释 SVM 在电子病历关系抽取中的应用，以加深读者对关系抽取的理解。

Uzuner 在研究中采用了基于 SVM 的语义关系（semantic relation，SR）分类器，用于对出现在句子中的语义关系进行分类。分类器的输入包括表面、词汇以及句法等特征（详见下文中特征）。实验数据包括两组来自不同医疗机构的出院小结：一组来自马萨诸塞州的斯以色列医疗中心（Beth Israel Deaconess Medical Center，BIDMC），另一组来自马萨诸塞州波士顿的联盟医疗（Partners Healthcare）。结果表明在 BIDMC 语料库上，SR 分类器在各种关系类型上的 micro-F 值介于 74%～95%。在 Partners Healthcare 语料库中，该值介于 68%～91%。实验表明，词汇特征（特别是出现在候选概念之间的标记，称之为概念间标记）对于出院小结中的关系分类更为重要。仅使用语料库中的概念间标记，SR 分类器可以识别 BIDMC 语料库中 84% 的关系以及 Partners 语料库中 72% 的关系。

1. **面向问题的医疗记录**　电子病历包含重要的医疗信息，不过，往往缺乏一致的结构和内容。有学者主张可根据患者的医疗以及社会问题来组织病历，建议使用面向问题的医疗记录（problem-oriented medical records）来记录诊断和护理计划信息，以及针对患者的诊疗结果。患者的医疗和社会问题位于记录的中心，被收集在"问题列表"中。该列表可根据患者的情况不断更新，可以用作患者病历的汇总索引。

以医疗问题为中心，可以把电子病历中抽取出来的实体按照实体关系加以组织，系统地表示以医疗问题、治疗和检查为主体的医疗知识。图 4-2 是以问题为导向的记录模板。在图 4-2 中，肺炎是患者的现病史，发病原因在上下文中未提及，与肺炎相关的医疗问题（症状）是呼吸窘迫，通过胸部 X 线检查结果证实了肺炎，经过抗生素治疗取得有效的治疗结果。

2. **电子病历语义关系**　电子病历的信息抽取主要关注治疗、医疗问题（包括疾病、症状等）和检查之间的关系，主要的目标不仅仅是抽取文本中的实体关系，更重要的是判断实体间关系的类型。部分研究中的关系定义来源于 I2B2 2010 评测提供的 8 种实体关系类型，详见表 4-8。有学者除了研究了电子病历中实体间诸如疾病与症状的关系、疾病与疾病的关系、疾病与检查的关系、疾病与治疗的关系之外，还研究了实体间的等价关系以及实体与时间的关系等。

```
医疗问题：肺炎
诊断结果：现病
治疗列表：

        治疗：抗生素
        疗效：有效


病因：未知
相关的医疗问题：呼吸窘迫
确诊方法：胸部X线
```

图 4-2　面向问题的医疗记录示例

表 4-8　I2B2 2010 评测的关系类别

关系类别	类别描述
TrIP	治疗改善了问题
TrWP	治疗恶化了问题
TrCP	由于问题而执行治疗
TrAP	治疗导致了问题
TrNAP	由于问题而不执行治疗
TeRP	检查揭示了问题
TeCP	为了调查问题而进行检查
PIP	问题表明了其他问题

相较于前面两种分类，Uzuner 在关系分类（relation classification）评测任务中，仅考虑了电子病历记录中实体间的三类关系，即疾病与疾病之间的关系，疾病与检查之间的关系，疾病与治疗药物之间的关系。此外，该任务仅考虑句子级关系的抽取，即从给定的一个句子中抽取其中的关系。

统一医学语言系统（UMLS metathesaurus）包含与生物医学术语和健康相关概念对应的词汇。UMLS 按语义组织概念，归并了相同概念的不同术语，并将概念映射到语义类型。Uzuner 的工作根据 UMLS 定义患者的医疗问题、检查以及治疗，把患者的医疗问题表示为疾病与症状，并将疾病、症状、检查和治疗称为语义类别。其中，疾病定义为以下 UMLS 语义类型：病理功能，疾病或综合征，精神或行为功能障碍，细胞或分子功能障碍，先天性异常，获得性异常，损伤或中毒，解剖异常，肿瘤过程和病毒 / 细菌；症状定义为 UMLS 语义类型的体征或症状。检查对应于 UMLS 语义类型实验室程序、诊断程序、临床属性和生物体属性。治疗对应于 UMLS 语义类型治疗或预防程序、医疗器械、类固醇、药理物质、生物医学或牙科材料、抗生素、临床药物和给药装置。

假设语料中已经著录了患者的医疗问题、治疗和检查相对应的概念，研究这些概念间的关系要求区分患者的诊断结果。假设训练集已经将其标注为现病（present）、疑似（possible）或未病（absent）三种结论，利用概念的语义类别和对这些概念所做的标注可以定义以下语义关系类型：现病 - 治疗；疑似 - 治疗；疾病 - 检查；疾病 - 症状；当前症状 - 治疗；疑似症状 - 治疗。下面，重点介绍现病 - 治疗关系类型并提供示例。考虑到其他关系类型与前者相似，仅予以列举，不再展开。

（1）现病 - 治疗关系类型：一个句子中提到的现病和治疗之间的关系包括以下方面。

1）治疗疾病（TADP）：例如，"[Solu-Medrol]treat was given for [tracheal edema]dis"。

2）治疗导致疾病（TCDP）：例如，"The patient experienced [femoral neuropathy]dis secondary to [radiation therapy]treat"。

3）疾病治愈（TXDP）：例如，"The patient had resolution of her [acute renal failure]dis，with [hydration]treat only"。

4）治疗不能治愈 / 恶化疾病（TNDP）：例如，"The patient had also been treated for a [pneumonia]dis that was believed to have progressed despite treatment with [azithromycin]treat"。

5）因疾病而停止治疗（TDDP）：例如，"[ACE inhibitor]treat was held because of [renal failure]dis"。

6）无上述现病 - 治疗关系（none）。

（2）疑似疾病 - 治疗关系类型：针对疑似疾病（TAD）的治疗；治疗导致疑似疾病（TCD）；因疑似疾病（TDD）而停止治疗；无上述疑似疾病 - 治疗关系（none）。

（3）当前症状 - 治疗关系类型：症状治疗（TASP）；治疗治愈症状（TXSP）；治疗不能治愈 / 恶化症状（TNSP）；治疗引起症状（TCSP）；因症状而停止治疗（TDSP）；无上述当前症状 - 治疗关系（none）。

（4）疑似症状 - 治疗关系类型：针对疑似症状进行的治疗（TAS）；治疗导致疑似症状（TCS）；因出现疑似症状（TDS）而停止治疗；无上述疑似症状 - 治疗关系（none）。

（5）疾病 - 检查关系类型：检查发现疾病（TRD）；为诊断疾病而进行的检查（TID）；无上述疾病 - 检查关系（none）。

（6）疾病 - 症状关系类型：包括疾病引发症状（DCS）；症状提示存在疾病（SSD）；无上述疾病 - 症状关系（none）。可以根据上述关系的子集来解释图 4-2 的内容，比如，给定一个医学问题，问题和相应的字段分别对应于问题本身、诊断以及结果等类别。治疗字段列出了针对该问题进行的治疗及相应的结果，例如，TAD、TADP、TAS、TASP、TXSP、TNSP、TXDP 或 TNDP 等关系。病因字段列出了医学问题的可能原因，例如，TCS、TCSP、TCDP、TCD 或 DCS 等关系。相关的医学问题是指由当前医学问题引起的医学问题。最后，确诊字段通过 TRD 或 SSD 关系列出与疾病相关的检查和症状。

3. 训练集标注 采用人工标注的方式对两个语料库分别进行语义类别、诊断结论和关系语义标注。其中来自 BIDMC 的语料库包括 50 份出院小结,共 11 619 个句子;另一个来自 Partners Healthcare,包括 142 份出院小结,共 13 443 个句子。

两名计算机科学专业的本科生标注语义类别并将其映射到 UMLS 语义类型。两位同学在原始文本上独立标注 BIDMC 语料库中概念的语义类别。另外两名计算机科学专业的本科学生遵循相同的规范,在 Partners 语料库上进行独立标注。当遇到分歧时,两组同学均通过讨论解决。两组本科同学的标注结果交给一名信息研究专业的博士生和一名图书管理员,对标注结果进行校验,并根据出院小结的文本分别标注为现病(present)、疑似(possible)以及未病(absent),依然通过讨论消解分歧。如果所讨论的问题与患者无关,则标注为替代关联(alter-association)。

4. SR 分类器　研究中的概念对被称为候选对,SR 分类器一次处理一个句子和一对概念。每个候选对包括一个诊断结论为确诊或疑似的医学问题。SR 分类器判断每个医学问题与同一句子中提及的其他现有或可能的医学问题、治疗和测试的关系。关系是细粒度的,即对于给定的候选对,可以存在多个关系。细粒度关系的成功分类需要揭示关系间差异的特征。系统采用 SR 分类器探索各种特征对自动提取细粒度关系的贡献。具体而言,针对前述六种关系类型,SR 分类器由六个不同的多类 SVM 分类器组成,系统为每种关系类型生成单独的 SVM 模型。例如,训练一个 SVM 来识别疾病 - 症状关系类型下的各种关系,另一个 SVM 训练疾病 - 测试关系等。

对于文本中的每个句子,SR 分类器使用语义类别信息和候选概念对的诊断结果类别,以确定该对的关系类型,即候选概念对的关系类型来自它们的语义类别和对它们所做的诊断结果。因此,SR 分类器的第一步是对语义类别和诊断结论进行分类器的切换,比如,现病和治疗组成的候选对属于现病 - 治疗关系类型,疾病和症状组成的候选对属于疾病 - 症状关系类型等。SR 分类器使用候选对的关系类型,以便仅调用该关系类型的 SVM 分类器。候选概念对关系类型的 SVM 负责识别概念之间的关系,比如,在句子"antibiotics were given for his pneumonia"中,疾病"肺炎"是诊断结论,仅调用了当前疾病 - 治疗关系类型的 SVM,即将这些概念之间的关系确定为 TADP。

数据中的每个句子都可以包含一对或多对候选概念。当一个句子包含多对候选概念时,句子的每个候选概念对都与它自己的关系类型相匹配,并由该关系类型的 SVM 进行处理。这需要 SR 分类器中的多个 SVM 处理一些句子。例如,句子"antibiotics were given for his pneumonia that was identified by a chest x-ray"需要由 SVM 处理现病 - 检查关系类型(对于概念对"肺炎"和"胸部 X 线")以及现病 - 治疗关系类型的 SVM(对于候选概念对"肺炎"和"抗生素")。

每种关系类型的 SVM 都在表示特定于该类型的关系的示例上进行训练。这些示例以特征向量的形式表示。在这个向量中,将一个特征定义为一组共同描述给定特征的列,例如,"词"是对应于向量列"疾病""贫血""治疗"等特征,从病历中提取。在这个特征向量中,对于每个要分类的候选概念对(特征向量中的行),可以通过将观察到的列设置为 1 来标记特征值,其余列为零。如果候选对没有特征值,则表示该特征的所有列都将设置为零。

(1)支持向量机:根据统计学习理论,机器学习的实际风险由经验风险值和置信范围值两部分组成。基于经验风险最小化准则的学习方法只强调了训练样本的经验风险最小误差,没有最小化置信范围值,因此其推广能力较差。Vapnik 提出的支持向量机(support vector machine,SVM)以训练误差作为优化问题的约束条件,以置信范围值最小化作为优化目标,即 SVM 是一种基于结构风险最小化准则的学习方法,其推广能力明显优于其他传统学习方法。由于 SVM 的求解最后转化成二次规划问题,所以 SVM 的解是全局唯一最优解。SVM 在解决小样本、非线性及高维模式识别问题中表现出许多特有的优势。

给定训练样本集 $D = \{(x_1, y_1), (x_2, y_2), ..., (x_n, y_n)\}$,$x_i \in R^d$,$y_i \in \{+1, -1\}$,支持向量机分类学习最基本的思想就是基于训练集 D 学习到一个超平面(hyperplane),从而将不同类别的样本分开(示意见

图4-3、图4-4)。在样本空间中,超平面的划分可以通过线性方程加以描述,如式(4-4)。

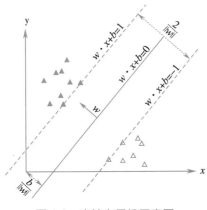

图4-3　支持向量机示意图

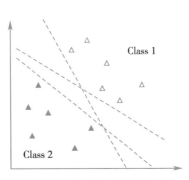

图4-4　支持向量机超平面

$$w^Tx+b=0 \tag{4-4}$$

其中 $w=(w_1; w_2; ...; w_d)$ 是法向量,决定了超平面的方向,b为位移项,决定了超平面与原点之间的距离。从式(4-4)可见,超平面的划分由w和b确定,D中任意点x到超平面的距离可表示为式(4-5)。

$$distance(x, w, b)=\frac{\lfloor w^Tx+b\rfloor}{\|w\|} \tag{4-5}$$

如果超平面能够将D正确分类,则对D中的样本点,如果有 $w^Tx+b>0$,则 $y_i=+1$;如果有 $w^Tx+b<0$,则有 $y_i=-1$。式(4-5)中的分子有绝对值符号,不便于后继的运算,考虑到 $y_i \cdot (w^Tx+b)>0$,且 $y_i=\pm1$,因此式(4-5)可以变换为式(4-6)。

$$distance(x, w, b)=\frac{y_i \cdot (w^Tx+b)}{\|w\|}=\frac{1}{\|w\|} \cdot y_i \cdot (w^Tx+b) \tag{4-6}$$

由图4-4可见,能够将类1与类2分开的超平面有多个,SVM的目的就是要从中找到一个在线性可分情况下的最优分类面,所谓最优分类面就是该超平面不但能将两类正确分开,而且可以使分类间隔(margin)最大。据此,SVM的优化目标为式(4-7)。

$$\underset{w,b}{argmax}\left\{\frac{1}{\|w\|}\min_i y_i \cdot (w^T \cdot x_i+b)\right\} \tag{4-7}$$

即在所有样本点中求解其到超平面的最短距离,即 $\left\{\dfrac{1}{\|w\|}\min_i y_i \cdot (w^T \cdot x_i+b)\right\}$。由图4-4可见,能够正确分类的超平面很多,要使分类间隔最大,则需要在所有的 $\left\{\dfrac{1}{\|w\|}\min_i y_i \cdot (w^T \cdot x_i+b)\right\}$ 中求解其最大值时的参数w以及b。

通过归一化,可以得到式(4-8)。

$$\begin{cases} w^Tx+b\geqslant+1, & y_i=+1 \\ w^Tx+b\leqslant-1, & y_i=-1 \end{cases} \tag{4-8}$$

可见,$\{\min_i y_i \cdot (w^T \cdot x_i+b)\}$ 的最小值为1,则优化目标可以简化为式(4-9)。

$$\underset{w,b}{argmax}\left\{\frac{1}{\|w\|}\right\}$$

$$\text{Subject to } y_i \cdot (w^Tx+b)\geqslant1 \tag{4-9}$$

上述求解最大值的问题可以转换为等价的求解最小值的问题,即式(4-10)。

$$\min_{w,b} \frac{1}{2}\|w\|^2$$

$$\text{Subject to } y_i \cdot (w^T x + b) \geq 1 \tag{4-10}$$

利用 Lagrange 优化方法可以把上述最优分类面问题转换为其对偶问题,即式(4-11)。

$$\text{Subject to } y_i \cdot (w^T x + b) \geq 1$$

$$\alpha_i \geq 0, i = 1, \ldots, n \tag{4-11}$$

得到式(4-12),从而将求解 w 和 b 的问题转换为求解 α 的问题,其中 α 为 Lagrange 乘子。

$$L(w, b, \alpha) = \frac{1}{2}\|w\|^2 - \sum_{i=1}^{n} \alpha_i (y_i \cdot (w^T x + b) - 1) \tag{4-12}$$

根据对偶性质,$\min_{w,b}\max_\alpha L(w, b, \alpha) \to \max_\alpha \min_{w,b} L(w, b, \alpha)$,首先求解 $\min_{w,b} L(w, b, \alpha)$,即分别对 w,b 求偏导并令其为 0,可得式(4-13)和式(4-14)。

$$w = \sum_{i=1}^{n} \alpha_i y_i x_i \tag{4-13}$$

$$\sum_{i=1}^{n} \alpha_i y_i = 0 \tag{4-14}$$

将公式 4-13,4-14 代入原式,得式(4-15)。

$$\text{Max} \sum_i \alpha_i - \frac{1}{2}\sum_{i,j} y_i y_j \alpha_i \alpha_j \langle \mathbf{x}_i \cdot \mathbf{x}_j \rangle$$

$$\text{subject to } \sum_i y_i \alpha_i = 0 \text{ and } \alpha_i \geq 0 \tag{4-15}$$

求解极大值的问题可以转换为等价的求解极小值的问题,如式(4-16)。

$$\text{Min} \frac{1}{2}\sum_{i,j} y_i y_j \alpha_i \alpha_j \langle \mathbf{x}_i \cdot \mathbf{x}_j \rangle - \sum_i \alpha_i$$

$$\text{subject to } \sum_i y_i \alpha_i = 0 \text{ and } \alpha_i \geq 0 \tag{4-16}$$

一个不等式约束下的二次函数寻优问题存在唯一解,容易证明,解中将只有一部分(通常是少部分)α_i 不为零,对应的样本称为支持向量。

在线性不可分的情况下,可以在式(4-6)条件中增加一个松弛项 $\varepsilon_i \geq 0$,成为

$$y_i \cdot (w^T x + b) - 1 + \varepsilon_i \geq 0, i = 1, \ldots, n$$

将目标改为求解 $\min_{w,b,\varepsilon} \frac{1}{2}\|w\|^2 + C\sum_{i=1}^{n} \varepsilon_i$,即折中考虑最少错分样本和最大分类间隔得到广义最优分类面,其中 $C > 0$ 是一个常数,它控制对错分样本惩罚的程度。广义最优分类面的对偶问题与线性可分情况下几乎完全相同,只是条件变为 $0 \leq \alpha_i \leq C, i = 1, \ldots, n$。

对非线性问题可以通过非线性变换转换为某个高维空间中的线性问题,在变换后的空间上求最优分类面。这种变换可能比较复杂,因此该思路在一般情况下不容易实现。但是,注意到在上面的对偶问题中,均只涉及训练样本之间的内积运算 $(x_i \cdot x_j)$,在高维空间实际上只需进行内积运算,而这种内积运算是可以用原空间中的函数实现的,甚至没有必要知道变换的形式。根据泛函的有关理论,只要一种核函数 $K(x_i, x_j)$ 满足 Mercer 条件,即可对应某一变换空间中的内积,因此,在求解最优分类面中采用适当的内积函数 $K(x_i, x_j)$,就可以实现某一非线性变化后的线性分类,而计算复杂度却没有增加,此时目标函数变为式(4-17)。

$$\text{Max} \sum_i \alpha_i - \frac{1}{2}\sum_{i,j} y_i y_j \alpha_i \alpha_j K(x_i, x_j) \tag{4-17}$$

（2）特征

1）表面特征：①候选概念的相对顺序。语料库的大部分句子中，疾病和症状出现在治疗和检查之前，疾病出现于症状之前，研究中将该顺序设置为概念的默认顺序。概念的默认排序可以提示存在或不存在某些关系。因此，对于每对候选概念，首先标记其是否以默认顺序出现。该特征是特征向量中的一列，如果概念以默认顺序出现，则该列的值为 0，否则为 1。②候选概念之间的距离。候选概念之间的距离越大，它们相关的可能性就越小。系统根据候选概念之间的标记数量衡量候选概念之间的距离，计数包括单词标记和标点符号。特征向量中包括候选概念之间距离的列，其值被设置为概念之间的标记数量。③疾病、症状、检查以及治疗的共现。在候选概念之间提及其他疾病、症状、检查和治疗通常意味着候选概念的不相关，例如，"[Tylenol] was given for his pain, aspirin for his [headache]"，其中"Tylenol"和"headache"被"疼痛"和"阿司匹林"干扰。特征向量中用单独的列表示该特征，如果存在干扰概念，则该列设置为 1，否则为 0。

2）词法特征：构成候选概念的标记和构成候选上下文的标记都可以在语义关系提取中发挥作用。因此，在实验中考虑了这些特征。对于所有的词汇特征，系统对出院小结文本进行标准化，并进行了归一化：①概念中的标记。候选短语中的标记可能表示某种关系，例如，在语料库中，标记"Tylenol"总是出现在关系 TASP 中。因此，在句子"[Tylenol] was given for his [headache]"中可以用"Tylenol"包含的标记来表示对应的候选概念。在特征向量中，可以将训练语料中发现的概念的所有标记设为单独的列，如果在候选概念中观察到了标记，则将其设为 1，其余设置为 0。②词法三元组。Uzuner 的工作研究了候选概念的左或右侧的词法三元组。例如，在句子"[Tylenol] was given for his [headache]"中，知道"was given for"三元组在治疗"Tylenol"之后，而"given for his"三元组在症状"headache"之前，表明这里的关系是 TASP。③概念间标记。概念间标记包括候选概念之间的词和标点符号。在句子"[Tylenol] was given for his [headache]"中，概念间标记是"was""given""for"和"his"。现假设某些概念间标记表示特定关系，标点符号通常表示缺乏相关性，例如，"[Tylenol] was given for pain: his [headache] has not been treated"。特征向量将在训练语料库中找到的所有概念间标记设为列，当在候选概念之间观察到概念间标记，则将该列置为 1，否则为 0。

3）浅层句法特征：词汇和表面特征能提供的信息较为有限。Uzuner 的系统利用出现在候选概念之间和周围的句法二元组及动词形式的浅层句法信息对其予以增强。系统从 Brill 标注器的输出中提取动词，从链接语法分析器（link grammar parser）的输出中获得额外的句法特征：①动词。动词通常是概念之间关系的最重要指标。例如，在句子"[Levaquin] for [right lower lobe pneumonia], which has resolved"中，动词"resolved"表示关系 TXDP。可以获取出现在候选概念之前、之间和之后的动词提供的信息，也可以收集最多两个出现在候选概念之前的动词和最多两个出现在候选概念之后的动词以及出现在候选概念之间的动词。特征向量中将训练语料库的动词设置单独的列，通过三组列进行动词的表示，第一组代表出现在候选概念之间的动词，另外两组代表出现在候选概念对之前和之后的动词。对于候选概念对而言，三种情况下动词出现则列置为 1，否则为 0。②词目。概念的词目是包含在概念短语中的中心名词。可以通过从最左到最右地遍历句子链接语法解析器输出的每个概念，启发式地从中提取词目。在特征向量中用一组与训练集中找到的词目相对应的列进行表示，设为 1，表示为词目，否则为 0。③句法二元组。句法二元组是与链接语法解析器提供的解析中的候选概念最多相距两个链接的标记，系统中使用了候选概念的左右两侧的句法二元组。该功能可获取标记之间的句法依赖关系，即使标记由子句分隔也是如此。该特征向量表示类似于词法三元组，即对于每个候选概念，标记第（n-1）、第（n-2）、第（n+1）和第（n+2）句法位置的值。④链接路径（link path）。这是候选概念之间的句法链接路径。可以通过跟踪从一个候选概念到另一个概念的链接，从文本的链接语法分析中提取该特征。如果概念之间没有链接路径，则此功能的值为"none"。有研究表明可以通过检查概念之间的链接路径以确定两种生化物质是否相关。作为该思路的深化，系统通过检查路径中链接的确切性质进而指示关系类型。特征向量以类似于概念间标记的方式表示链接路径，对于每个候选概念对，当出现链接路径时，该列置为 1，否则为 0。⑤链接路径标记（the link path tokens），即在候选概念之间的链接路径上遍历到的标记。Uzuner 预测仅使用实体之间的链接路径容易受到噪声的影响，因此，也可以使用在路径上遍历到的实际标记作为特征。在概念间标记中，系统考虑了概念之间的所有标记。研究中假设通过包含概念之间的链接路径上标记可以避免虚假标记，例如介词以及其他对句子的语义关系贡献甚微的修饰符。如果两个概念之间没有链接路径，则将恢复使用概念之间的所有标记。特征向量以与链接路径类似的方式表示链接路径标记，对于每个候选概念对，语料中出现时置为 1，否则为 0。

5. 结果　将 SR 分类器与两个基线特征集进行比较。第一个基线仅使用概念中包含的标记，即仅使用词汇特征中定义的"概念中的标记"，而第二个使用完整句子中的所有标记。表 4-7、表 4-8 显示 SR 分类器在大多数单个关系类型上和总体上（在所有关系类型上），在两个语料库上都显著优于基线。总体而言，在 BIDMC 语料库上，SR 分类器的微观和宏观平均 F 得分分别为 86% 和 63%，第一个基线的得分分别为 75% 和 49%，第二个基线的得分分别为 75% 和 54%（表 4-9、表 4-10）。

表 4-9　BIDMC 语料测试结果

关系类型	概念中的标记：基线		语句中的标记：基线		SR 分类器	
	Micro-avgd F-measure	avgd F-measure	Micro-avgd F-measure	avgd F-measure	Micro-avgd F-measure	avgd F-measure
Present disease-treatment	0.64	0.56	0.66	0.53	**0.81**	0.69
Possible disease-treatment	0.67	0.35	0.75	0.41	0.74	0.40
Present symptom-treatment	0.61	0.45	0.69	0.53	**0.80**	0.62
Possible symptom-treatment	0.76	0.30	0.89	0.41	**0.95**	0.47
Disease-test	0.81	0.67	0.73	0.68	**0.88**	0.80
Disease-symptom	0.93	0.71	0.94	0.77	0.96	0.84
Overall performance	0.75	0.49	0.75	0.54	**0.86**	0.63

表 4-10　Partners 语料测试结果

关系类型	概念中的标记：基线		语句中的标记：基线		SR 分类器	
	Micro-avgd F-measure	avgd F-measure	Micro-avgd F-measure	Micro-avgd F-measure	avgd F-measure	Micro-avgd F-measure
Present disease-treatment	0.69	0.42	0.75	0.55	**0.78**	0.58
Possible disease-treatment	0.63	0.60	0.66	0.52	**0.76**	0.65
Present symptom-treatment	0.58	0.46	0.62	0.48	**0.68**	0.57
Possible symptom-treatment	0.78	0.41	0.80	0.47	**0.91**	0.65
Disease-test	0.70	0.60	0.72	0.65	**0.78**	0.72
Disease-symptom	0.61	0.56	0.69	0.65	**0.69**	0.66
Overall performance	0.67	0.49	0.71	0.54	**0.76**	0.62

第二节　医学知识表示

知识表示的最终目的在于理解和描述自然界的丰富性（richness）。广义而言，知识表示并不局限于接下来将要介绍的方法，所有用于表示人类知识、经验及智慧的方法均可视为知识表示。知识表示狭义上可理解为通过将人类的知识和推理编码为符号语言，使其能够被信息系统处理的技术，既是知识工程的关键技术之一，也是当前人工智能领域的核心及研究热点。

知识表示伴生于人类的知识生产过程。早在计算机出现之前，人们就一直在探索如何有效地表示知识，例如结绳记事、甲骨象形文字等。计算机作为现代信息处理的主要工具，在其出现后，人们则开始探索面向计算机的知识表示方法。根据知识表示的内容与对象的结构相似性，知识表示方法可分为直接知识表示与间接知识表示：直接知识表示与被表示的实体在外观和结构上类似，例如图、模型等；而间接知识表示基于计算机的数据处理方式，通过符号系统设计表示方法。因此，本节介绍的知识表示方法实际上均属于间接知识表示。根据知识表示与知识运用的关系，间接性知识表示还可进一步分为陈述性知识表示与过程性知识表示。在陈述性表示中，知识的表示与知识的运用分开，因而是一种静态的表示方法，易于理解，包括逻辑表示、框架结构、语义网等；而过程性表示则结合了知识的表示与运用，知识的表示附加于执行程序中，例如产生式表示法。

一、逻辑表示法

逻辑表示法（logical representation）是典型的陈述性知识表示方法。一方面，逻辑表示接近日常使用的自然语言，易于被理解与接受；另一方面，逻辑表示也是逻辑符号语言，具有精确性、严密性、模块化等特点，因而便于计算机实现与处理。

（一）个体词

个体词即逻辑表示所描述的自然界中的对象，被描述对象的全体构成的集合称为个体域或论域，个体域不可为空集。个体词可以是有确定取值的具体事物，即个体常元，常用 a，b，c…等小写字母表示；也可以是在个体域中取值有变化的抽象概念，即个体变元，常用 x，y，z…等小写字母表示。例如，为描述某次微生物实验的实验对象，实验室中准备了三种实验细菌 x（a：革兰氏阴性菌，b：葡萄球菌，c：绿脓杆菌）。那么 x 即为个体变元，其个体域为（a，b，c），a，b，c 分别为三个个体常元。

（二）谓词

谓词是描述个体词的属性、动作及与其他个体词关系等内容的词。谓词通常用大写字母表示，例如，"小张是医生，小张在为患者做手术"，其中"是医生"和"做手术"即谓词。类似个体词，谓词也分为谓词常元与谓词变元。描述具体性质、动作及关系的谓词称为谓词常元，而描述泛指的性质、动作及关系的谓词则为谓词变元。谓词变元较为复杂，不详细展开。若无特殊说明，本节的谓词均为谓词常元。

（三）命题与命题函数

命题是陈述真实世界中的现象或关系的语句。命题包括个体词和谓词两部分。如果谓词中含有的个体词均为个体常元（不含个体变元），则称为零元谓词，即命题。要注意的是，命题并不是陈述句本身，而是其背后所要表达的判断性语义。如果两个陈述句表达相同的语义，即使在用词或句法上存在差异，也属于同一命题。如果命题的判断性语义与实际情况相符，则该命题为真命题，否则为假命题。例如肿瘤诊断的金标准是临床病理切片结果，其表述的含义与真实情况相符，因此这是一个真命题。

若谓词中含有 n 个个体变元，则称为 n 元谓词，即命题函数。例如 $F(x)$：x 的血压偏高，就是一个以 x 的个体域为定义域的命题函数。命题函数中也可含有多个个体变元,例如令 B(x, y, z):x 的体重在 y 和 z 之间。需要注意的是,命题函数不是命题,只有将其中的个体变元具体化为个体常元或通过足够的量词进行约束才能称为命题。例如前述 B(x, y, z) 不是命题,若令 a:小张,b:小明,c:小丽,则 B(a, b, c) 表示小张的体重介于小明和小丽之间,是一个命题。

自然地,简单的陈述性语句并不可能充分地表达人类的思维结果,因此需要通过逻辑运算符将多个陈述性语句联结从而表达更为复杂的语义。一般地,可以将不能继续切分的命题称为简单命题或原子命题,将多个通过逻辑运算符联结形成的命题称为复合命题。例如,高血压患者应同时服用卡托普利和缬沙坦,这是一个复合命题,包含两个简单命题,"p:高血压患者应服用卡托普利"和"q:高血压患者应服用缬沙坦",可表示为 p ∧ q。

（四）联结词

联结词是将简单命题或复合命题进行联结形成复合命题的逻辑运算符号,包括～(非)、∧(合取)、∨(析取)、→(条件)、↔(双条件)。

～:对其联结的命题取否定,使该命题的真值与原命题相反。如 p:小明是医生,～p 表示小明不是医生。

∧:所联结的两个命题之间具有"且"(AND)的关系。对于复合命题 P:p ∧ q,当且仅当两个简单命题 p、q 均为真命题时,P 才是真命题;若 p、q 中存在至少一个假命题,则 P 为假命题。

∨:所联结的两个命题之间具有"或"(OR)的关系。对于复合命题 p ∨ q,当且仅当两个简单命题 p、q 均为假命题时,P 才是假命题;若 p、q 中存在至少一个真命题则 P 为真命题。

→:表示"如果…那么…"的语义。例如,p→q,读做"如果 p,那么 q",表示有 p 则一定有 q。其中 p 为条件的前件,q 称为条件的后件。例如,对于下列命题,"小张是医生,而医生一定上过医学院",其逻辑表示为:"p:小张是医生","q:小张上过医学院",p→q。

↔:在语义上表示为"当且仅当"。如果 p→q 和 q→p 同时为真命题,则可记为 p↔q,说明有 p 一定有 q,同时有 q 也一定有 p。例如 p:三角形的三个角相等,q:三角形的边相等,则 p↔q。

上述五个联结词存在运算优先级,即～ > ∧ > ∨ > → > ↔。同级运算符依照从左到右的先后顺序进行运算。

（五）量词

量词是对命题中的个体词在数量上进行限制的词,包括全称量词和存在量词。量词符号后指定的个体变元称为量词的指导变元。全称量词的符号为"∀",语义上为"所有""任意一个"。对于某个体变元 x,∀x 表示为对于个体域中所有 x。存在量词的符号为 ∃,语义上为"有些""至少一个"。对于某个体变元 x,∃x 表示为对于个体域中的某一个 x。上述量词后的 x 称为相应量词的指导变元。例如,对于知识"所有的癌症都属于肿瘤",定义谓词 F(x):x 属于肿瘤,个体变元 x:癌症,则该知识可表示为 (∀x)F(x),其中癌症 (x) 为指导变元。

假设个体变元 x,谓词 F(x),则其全称量词定义的命题写作 (∀x)F(x):当 x 个体域的每一个取值对应的 F(x) 均为真命题时,(∀x)F(x) 为真命题;若个体域 x 存在至少一个值使 F(x) 为假命题,则 (∀x)F(x) 为假命题。同样,对于存在量词定义的命题,写作 (∃x)F(x),当 x 个体域的每一个取值对应的 F(x) 均为假命题时,(∃x)F(x) 为假命题;若个体域 x 至少有一个值使 F(x) 为真命题,则 (∃x)F(x) 为真命题。根据上述表述,可以得到全称量词与存在量词的转化公式。

$$\sim(\exists x)F(x) == (\forall x)(\sim F(x)) \tag{4-18}$$

$$\sim(\forall x)F(x) == (\exists x)(\sim F(x)) \tag{4-19}$$

（六）逻辑表示法

逻辑表示可分为三个步骤:定义谓词,确定个体词与个体域,以及根据语义选取适当的联结词和量词进而构建复合命题。其中定义谓词是关键。谓词是知识中描述对象的性质、动作及与其他对象间关系的词项，在定义谓词时应尽可能将知识中的相关语句切分为简单命题函数，例如对于知识"猫既是哺乳类动物又是常温动物"，应定义两个谓词，F(x)：x 是哺乳动物和 P(x)：x 是常温动物，而非直接定义为 R(x)：x 既是哺乳类动物又是常温动物。个体词是知识中涉及的描述对象，若涉及的个体词为个体变元则还应确定其个体域。在完成上述两步后，将个体词代入定义的谓词中，并根据知识的语义选取适当的联结词和量词进而构建复合命题。

例 1　设有下列知识："所有的医生都有自己的患者。"

（1）定义谓词

DOCTOR(x)：表示 x 是医生。

PATIENT(y)：表示 y 是患者。

DOCTORS(x, y)：表示 x 是 y 的医生。

（2）确定个体词与个体域：知识中涉及医生与患者两个个体变元，个体域的取值范围无具体要求。

（3）根据语义，选取适当的联结词和量词并构建复合命题如下。

$$(\forall x)(\exists y)(DOCTOR(x) \rightarrow DOCTORS(x, y) \wedge PATIENT(y))$$

该复合命题的语义为：对任意的 x，如果 x 是一个医生，那么一定存在一个个体 y，使 x 是 y 的医生且 y 是一个患者。

例 2　小张是一名外科系的学生，但他不喜欢做手术。

（1）定义谓词

MEDICINE(x)：x 是外科系的学生。

LIKE(x, y)：x 喜欢 y。

（2）确定个体词与个体域。知识中涉及两个个体常元：小张和做手术。

（3）根据语义，选取适当的联结词和量词并构建复合命题如下。

$$MEDICINE(小张) \wedge \sim LIKE(小张, 做手术)$$

该复合命题的语义为：小张是外科系的学生并且小张不喜欢做手术。

逻辑表示法虽然精确，但存在两个问题：其一是最终的表达式比较复杂，导致在信息系统中的执行效率偏低；另一问题是逻辑表示为二值逻辑，即只有真值与假值，因而无法表示不确定性的知识，例如对于知识"老王可能会患有糖尿病"，则难以通过逻辑表示进行表达。

二、产生式规则表示法

美国数学家波斯特（E. Post）于 1934 年提出了产生式（production rule）的概念，并开发了一种称为 Post 机的计算模型，其中的规则被称为产生式。产生式可理解为由条件和其对应的结论或动作所组成的规则，即所谓的 C-A 对（condition-action pair）。1972 年，A. Newell（纽厄尔）和 Simon（西蒙）开发了基于规则的产生式系统，进而成功地将产生式规则应用于人工智能领域。产生式表示法是一种通用性较强的知识表示方法。类似于逻辑表示，产生式既可以表达规则性知识，也可以表达事实性知识。此外还可以通过添加置信度以表示不确定性知识，因而具有广泛的应用场景。

（一）事实性知识的产生式表示法

产生式可以用于描述事实性知识。事实性知识是对真实世界中被描述对象的属性、动作以及其与其他对象之间关系的阐述，例如"血液是红色的"就是一事实性知识。产生式一般通过三元组描述确定性的事实性知识，在描述个体的属性或动作时的范式为"（对象，属性，值）"，而在描述个体间关系时则采用"（关系，对象 1，对象 2）"范式。例如对于事实"刘奶奶清晨的血压为 137mmHg"，则其产生式可表示为"（刘奶奶，清晨血压，137）"；而对于事实"小刘和小张住在同一间病房"，其产生式则可写成"(住在同一病房，小刘，小张)"。

也可以添加置信度，即采用四元组以表示不确定性知识，描述个体的属性和个体间关系的相关范式分别为(对象，属性，值，置信度)和(关系，对象1，对象2，置信度)。例如对于事实"刘奶奶清晨的血压很可能超过 137mmHg"，则其产生式可表示为"(刘奶奶，清晨血压，> 137，0.8)"；而对于事实"小刘和小张不太可能住在同一间病房"，其产生式可写成"(住在同一病房，小刘，小张，0.1)"。综上可知，在表示事实性知识时，产生式的每条规则均可储存为二维表中的一条记录，因而十分便于计算机处理。

（二）规则性知识的产生式表示法

产生式主要用于表示规则性知识。规则性知识描述事物间的因果关系，其表示范式为"p→q"或"IF p THEN q"，这也是产生式的基本形式，其中：p 称为产生式的前提或前件，即 condition，指出产生式的先决条件，通常由事实性知识进行逻辑组合；q 称为产生式的结果/操作或后件，即 action，指明当前提 p 满足时可得到的结果或应执行的操作，通常也是事实性知识或其逻辑组合。例如对于知识"若有发热和咳嗽症状，则很可能感染了新冠肺炎"，其产生式可表示为"IF（患者，症状，发热）AND（患者，症状，咳嗽）THEN（患者，疾病，新冠肺炎）"。根据医学知识可知，即使同时具有发热和咳嗽症状，也不能直接确诊为新冠肺炎，因此上述知识应该是不确定性知识，相应的产生式表示并不准确。与事实性知识类似，也可以添加置信度使其表示不确定性知识，范式为"p→q（置信度）"或"IF p THEN q（置信度）"。因此对于知识"若有发热和咳嗽症状，则很可能感染了新冠肺炎"，其产生式的准确表示应为"IF（患者，症状，发热）AND（患者，症状，咳嗽）THEN（患者，疾病，新冠肺炎）（0.7）"。

综上，可以发现产生式与逻辑表示中的"条件"联结词的运算非常相似，同时也支持事实性知识的逻辑组合作为其前件或后件，因此产生式实际上也是一种接近人类逻辑思维的知识表示方法，易于接受和理解。相较于逻辑表示，产生式表示最大的优势在于可通过置信度支持不确定性知识的表示，并且由于产生式的前件和后件均可附加置信度，所以产生式之间可以进行模糊匹配。如果匹配算法得到的相似度高于设定的阈值，即可返回相应的匹配结果。

（三）产生式规则表示法示例

产生式规则表示知识有三个步骤。首先确定知识中的事实部分；其次，将得到的事实性知识改写为附加或不附加置信度的元组形式；最后根据知识的语义构造产生式规则的知识表示结果。

例3 小明拒绝接种疫苗，说明他可能害怕疼痛。

（1）确定事实性知识：本例中提供的事实包括："小明害怕疼痛"，"小明拒绝接种疫苗"。

（2）将事实性知识改写为元组形式：本例中两个事实均描述了个体间的关系而非个体的属性，所以采用（关系，对象1，对象2，置信度）形式的元组。上述两个事实性知识都是确定的，因此不需要附加置信度。综上，相应的两个事实可改写为（害怕，小明，疼痛）和（拒绝接种，小明，疫苗）。

（3）根据语义构造产生式：本例是不确定性知识，因此需要附加置信度，则相应的产生式规则为"IF（拒绝接种，小明，疫苗）THEN（害怕，小明，疼痛）（0.4）"。

例4 密切接触者若有发热和咳嗽症状，则很可能感染了新冠肺炎。

（1）确定事实性知识：本例中提供的事实包括"密切接触者有发热症状"，"密切接触者有咳嗽症状"，"密切接触者感染了新冠肺炎"。

（2）将事实性知识改写为元组形式：本例涉及两个描述个体属性的事实和一个描述个体间关系的事实，因此需要同时采用（关系，对象1，对象2，置信度）和（个体，属性，值，置信度）形式的元组。上述三个事实性知识都是确定的，因此不需要附加置信度。综上，相应的三个事实可改写为（密切接触者，症状，发热）、（密切接触者，症状，咳嗽）和（感染，密切接触者，新冠肺炎）。

（3）根据语义构造产生式：本例是不确定性知识，因此需要附加置信度。相应的产生式规则为

"IF（密切接触者，症状，发热）AND（密切接触者，症状，咳嗽）THEN（感染，密切接触者，新冠肺炎）（0.7）"。

综上，产生式规则表示法适用于因果关系的知识表示，不过，难以表示具有结构关系的知识。例如对于知识"皮炎是皮肤科疾病"，则难以通过产生式进行表达。

三、语义网表示法

语义网表示法（semantic network representation）最早由奎廉（J. R. Quillian）于 1968 年提出，本质上是一种显示心理学模型以反映人类的联想记忆，之后在其开发的可教的语言理解者（teachable language comprehender）系统中用于描述英语概念涉及的语义。1972 年，西蒙（Simon）正式在其开发的自然语言理解系统中采用语义网表示知识。至今，语义网已经是自然语言处理中应用较多的知识表示方法。

语义网是附带标识的有向图，由节点及其间的有向弧组成。节点用于表示真实世界中存在的事物或概念，以及事物、概念具有的属性、状态、动作和事件等，在语义网中通过"矩形"表示；有向弧用于指明各节点间存在的语义关系，在语义网中通过"带箭头的直线"表示，由于弧是有向的，所以节点间的顺序不可调换。节点上的标注用于说明各节点所表示的不同对象，有向弧上的标注则阐明节点间对应的具体语义关系。语义网可以表示各种类型的知识，包括事实性知识与规则性知识，还可以表示具有结构关系的知识。

语义网的基本单位称为语义基元，表现为由两个节点及其间的有向弧组成的三元组：（节点 1，有向弧，节点 2）。将多个语义基元通过相应的语义进行联结即形成了语义网。结合前面的知识可知，有向弧实际上充当了逻辑表示法中谓词的作用，因此一个语义基元可以视为一个具有两个个体变元的谓词，即二元谓词。与产生式表示法不同，语义网能够将不同的语义基元进一步联结，而各个产生式规则之间则相对独立。此外，语义网的最大特点在于部分关系具有继承性。语义网中，有向弧指向的节点为上层节点，另一节点为下层节点，继承性指下层节点会具有上层节点的所有特征。

在语义网中，事实性知识与规则性知识的表示方法相同，区别在于有向弧上的标注内容。接下来介绍语义网中一些常用的关系，限于篇幅，更全面的关系请参见人工智能领域的教科书。

（一）规则性知识的表示

if-then：主要用于表示节点间因果关系，通常用于表示规则性知识。例如下列语义基元表示知识"感冒会导致头疼"。

If-then

感冒———> 头疼

（二）简单事实性知识的表示

1. ISA　is-a 的简写，其语义为一个节点是另一个节点的实例，反映抽象概念与具体实例间的关系，用于表达事实性知识。例如下列语义基元表示知识"小张是一名医生"，ISA 关系具有继承性。

ISA

小张———> 医生

2. AKO　a kind of 的缩写，表示一个节点是另一个节点的类属，体现节点间的分类结构性关系。例如下列语义基元表示知识"乳腺癌是一种肿瘤"，AKO 关系也具有继承性。

AKO

乳腺癌———> 肿瘤

3. part-of/ composed-of　语义为节点是另一个节点的一部分，表示部分与整体的关系。特别地，这两个词的语义方向相反：part-of 用于表示一个节点参与构成了另一个节点；composed-of 用于表示一对多的关系,即节点由多个其他节点组成。例如下列语义基元表示知识"大脑是神经系统的一部分",part-of/composed-of 关系不具继承性。

part-of

大脑————>神经系统

4. a-member 语义表示一个节点是另一节点的成员,表示个体与集体的关系。例如下列语义基元表示知识"小张是临床 1 班的成员",a-member 关系具有继承性。

a-member

小张—————>临床 1 班

5. is/have/can/age 等 其语义分别为"是""有""能够""年龄",用于联结概念节点和其所具有的属性。例如下列语义基元表示知识"健康人能够奔跑"。该组关系不具继承性。

Can

健康人————>奔跑

6. before/after/at 语义分别为"在之前""在之后"和"在",用于表示时间上的顺序关系。例如下列语义基元表示知识"在感染破伤风前都被金属利器刺伤过"。该组用于表示时间的关系不具有继承性。

before

刺伤————>感染破伤风

7. located-on(-at,-under,-inside,-outside) 语义为位于…之上/内/之下/里面/外面,用于表示节点之间的位置关系,例如下列语义基元表示知识"肺在胸腔内"。本组关系不具备继承性。

located-inside

肺—————————>胸腔

8. similar-to/near-to 语义为相似/接近,表示一个节点与另一个节点有较多的共同特征。例如下列语义基元表示知识"感冒症状与新冠肺炎症状类似"。本组关系不具备继承性。

similar-to

感冒症状—————>新冠肺炎症状

（三）逻辑词的表示

除"条件"外,语义网也支持逻辑表示中的两个联结词:"合取"和"析取"的语义。在语义网中,"合取"与"析取"可以取单独的节点,分别用"菱形"和"圆形"表示。例如下列语义网反映知识"神经系统由大脑、脊髓和外周神经构成"(图 4-5)。对于全称量词和存在量词,可以通过语义网分区技术进行表示,该部分内容在此不详细展开,有兴趣的读者可以自行参阅相关研究成果。

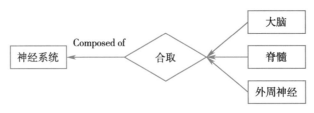

图 4-5 语义网示例 1

（四）动作、事件与情况相关知识的语义网表示

当需要表示有关动作、事件与情况的知识时,上述语义网的表示会较为复杂。以动作为例,"护士小王将在晚上 9 点给患者注射葡萄糖",其中可能涉及执行动作的主体(护士小王)、受动作影响的客体(患者)、动作发生的时间和地点(晚上 9 点)等诸多概念。对于这些知识,可以增加"动作"本身

作为节点从而对其进行准确描述。该知识的语义
网描述见图4-6。

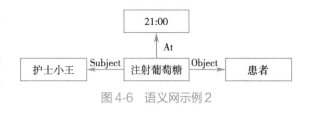

图 4-6　语义网示例 2

与动作类似,关于事件的知识量常常较为丰
富,因而表示起来也比较复杂,例如知识"4 号床的
甲状腺肿瘤患者在下午的手术中发生了大出血",
同时涉及时间的参与人(甲状腺肿瘤患者),事件本
身(手术大出血),时间(下午),地点(手术室)等多个概念,增加一个"手术大出血"作为"事件"节点
会使该知识的表示更为直观(图4-7)。

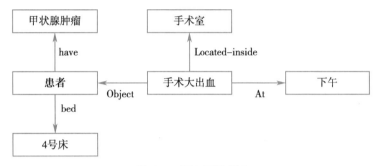

图 4-7　语义网示例 3

(五)语义网表示法实例

采用语义网表示知识涉及三个步骤:①确定待表示知识中涉及的概念,及其动作、属性、状态等
(统称为属性)。②确定各事物间语义关系,事物与其属性间的语义关系。特别地,对于具有继承性
的关系,包括 ISA、AKO、a-member 等,应尽可能地将下层节点与上层节点共有的属性等放入上层节
点,避免语义冗余。③根据前两步确定的概念、属性与相应的关系,分别用节点和有向弧表示并进行
联结,形成最终的语义网。

例5　首都医科大学是一所位于北京市的大学,于1960 年成立,北京友谊医院是它的附属医院。

(1)确定涉及的知识表示对象:本例中涉及的对象为首都医科大学和北京友谊医院,其中首都医
科大学有三个属性——地点(北京市),建立时间(1960 年),类属(医学院校);北京友谊医院具有一
个类属性,即附属医院。

(2)确定事物间、事物与其属性间的语义关系:对于首都医科大学,其与北京市之间为地理位置
关系,使用 located-at;1960 年是首都医科大学的建立时间,其建立本身是一个事件,因此添加"建立"
作为"事件"节点;医学院校是医学类高校的统称,因此使用 ISA 关系;拥有附属医院是首都医科大学
的一个属性,通过 have 表示。附属医院是医学院校所属医院的统称,使用 ISA 关系。

(3)对上述关系构建语义网,见图4-8。

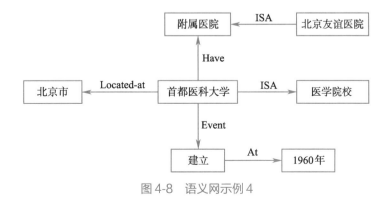

图 4-8　语义网示例 4

总体而言，采用语义网表示知识的优势明显。语义网可拆分成语义基元，进而可通过元组进行表示，因而语义网也可以存储为二维表通过计算机进行处理；并且，在语义网中各知识之间也可以建立紧密的联系，因而便于表达结构性知识。但事物间的关系十分丰富，目前，对于语义网关系的描述尚没有统一的规则，前面介绍的关系也只是通行的范例而非严格的规则。因此对于同一知识，不同的使用者可能建构出不同的语义网，从而增加了计算机处理的难度，也限制了语义网的应用。

四、框架表示法

框架表示法起源于明斯基（Minsky）在其论文 *A Framework for Representing Knowledge* 中提出的框架理论。该理论认为人类关于真实世界的认知均通过框架结构进行。框架表示法高度结构化，是一种适合表示陈述性知识的方法。从图论的视角出发，框架的嵌套也可以视为有向网络，因而类似语义网，框架表示中的部分关系也具有良好的继承性。

顾名思义，框架表示法的基本单位是框架（framework）。框架包括槽（slot）、侧面（facet）和值（value）三个部分。一个框架是反映其描述对象属性、动作和状态的固定数据结构，每个框架都有其框架名，用于对其进行唯一标识。框架名一般通过"< >"表示。一个框架中可包含若干个槽，用于表示事物所具有的属性、动作和状态。槽具有槽名且在框架中具有唯一性。如果事物的属性具有多个方面，那么其在框架中相应的槽也可以继续细分为多个侧面。同样，侧面具有侧面名，且是在框架中的唯一标识。

对于通过框架表示的事物而言，其属性、动作和状态的取值即为框架中相应槽和侧面的值。槽值和侧面值的类型多样，包括文本、逻辑值、数值，甚至是框架，此外还可以选择是否设定值的约束条件、默认值（default）和可信度（If-added）等。特别地，如果各个槽和侧面的值可变，则框架可用于表示一类事物属性、动作和状态，可将其称为通用框架；而如果给定具体的槽值和侧面值，此时通用框架转为框架实例，表示某个具体事物的属性、动作和状态。框架结构的基本形式如下。

〈框架名〉
槽名 1：
　　　　侧面名 1-1：侧面值
　　　　侧面名 1-2：侧面值
　　　　······
　　　　侧面名 1-m：侧面值
槽名 2：
　　　　侧面名 2-1：侧面值
　　　　侧面名 2-2：侧面值
　　　　······
　　　　侧面名 2-n：侧面值
······
槽名 k：槽值
约束条件

框架表示法能够较好地反映事物的属性、动作或状态等相关知识。比如，关于"主任医师"的通用框架和框架实例（例 6），例 6 的通用框架包括 8 个槽，允许表示主任医师在姓名、年龄、工龄、性别、学历、科室、工资等方面的知识。此外，"学历"槽还包括 3 个侧面，每个槽 / 侧面附带了相应的约束条件或默认值。例 7 则给出了例 6 关于张明医生的框架实例。在该框架中，相应的子框架，例如〈学历〉

框架,也要代入具体的槽值/侧面值,限于篇幅,没有展示子框架。

例6

框架名:〈主任医师通用框架〉

　　姓名 slot:单位(姓,名)

　　年龄 slot:单位(岁)

　　工龄 slot:单位(年)

　　工作经历 slot:〈工作经历框架〉

　　性别 slot:范围(男,女),(default:男)

　　学历 slot:

　　　　本科 facet:〈学历通用框架〉

　　　　硕士研究生 facet:〈学历通用框架〉

　　　　博士研究生 facet:〈学历通用框架〉

　　科室 slot:范围(内科,外科,妇科,儿科,其他)

　　工资 slot:单位(元/月),(default:6 000 元/月)

例7

框架名:〈主任医师框架实例〉

　　姓名 slot:张明

　　年龄 slot:35 岁

　　工龄 slot:7 年

　　工作经历 slot:〈工作经历框架实例1〉

　　性别 slot:default:男

　　学历 slot:

　　　　本科 facet:〈学历框架实例1〉

　　　　硕士研究生 facet:〈学历框架实例2〉

　　　　博士研究生 facet:〈学历框架实例3〉

　　科室 slot:外科

　　工资 slot:8 500 元/月

　　框架表示法还允许将表示某事物的框架作为另一个框架的槽,进而表示关于事物间关系的事实性知识或规则性知识。以槽反映框架间关系进而形成的有向图是一种类似"树"的结构。在框架嵌套中的子框架称为下层框架,对应的框架称为上层框架。框架表示中的继承性指在具有某些关系的上、下层框架间,下层框架具有上层框架的全部特征。与语义网类似,框架表示中事实性知识与规则性知识的表示方法也相同,区别在于对下层框架所属槽的命名。下面介绍一些框架表示中常用的槽名,更详细的内容请参见人工智能领域的教科书。

　　1. ISA 槽　类似语义网中的 ISA 关系,语义为"是一个",常用于反映类属关系。通过 ISA 槽联结的框架关系具有继承性。

　　2. AKO 槽/instance 槽　AKO 槽类似语义网中的 AKO 关系,语义为"是一种",也常用于反映类属关系。instance 槽在语义上与 AKO 槽相同,但当使用 instance 槽时,上层框架为上位类,下层框架为实例或下位类;而使用 AKO 槽时,上层框架为实例或下位类,下层框架为上位类。通过 ISA 槽和 instance 槽联结的框架关系具有继承性。

　　3. subclass 槽　语义为"是子类",反映类属关系。通过 subclass 槽联结的框架关系具有继承性。

4. part-of 槽　类似语义网中的 part-of 关系，用于反映部分与整体的关系。part-of 槽反映的关系不具继承性。

5. infer 槽 /possible-reason 槽　类似语义网中的 if-then 关系，用于反映框架间的因果关系和表达规则性知识。infer 槽和 possible-reason 槽的语义相同，但当使用 infer 槽时，上层框架为条件或原因，下层框架为原因和结果；而使用 possible-reason 槽时则相反。

综上，框架表示与语义网表示的方法非常类似，因此其特点与构建方式和语义网表示也非常类似。在进行框架表示时，首先应确定待表示知识中涉及的概念及其动作、属性、状态等，进而合理地设置框架中的槽；之后，考量各事物间语义关系，并通过设定子框架以反映相应的关系。同样，对于具有继承性的关系，包括 ISA，AKO 和 subclass 等，也应尽可能地将下层框架与上层框架共有的槽或侧面放入上层框架，以简化知识表示。在特点方面，框架表示的结构性较语义网更强，且更符合人们的逻辑思维习惯，知识表示的结果更直观，并且框架网络中的部分关系也具有继承性。但框架表示同样没有统一的形式规则，并且在同一框架"树"下的各个子框架也可能存在结构上的差异。

第三节　医学知识融合

目前，通过分布式存储技术对海量知识进行管理已成为趋势。分布式存储的优点是：知识分散于不同的物理位置，对各物理知识库可以较为独立地进行管理，同时，不同物理位置的知识库之间通过网络进行互联，易于拓展，较好地适应了当前"知识爆炸"的趋势。不过，分布式存储也为知识管理带来了新的挑战，如知识表示方法的多样性既导致知识库难以拓展，也给不同物理位置的知识库协同工作带来了阻碍。因而知识融合得到了学界的广泛关注。知识融合即将分布式知识库中的知识转换为标准形式并予以集成，促进了知识的共享与利用，进而真正发挥"海量"知识的价值。

通常，知识融合被认为是知识科学与信息科学融合形成的交叉学科，其相关的技术基础来源于信息融合领域，但以知识作为实现对象。在知识科学领域，1968 年，世界上首个基于知识的应用系统 DENDRAL 诞生，知识融合也随之开始在人工智能领域受到关注，当然，当时的学者并未意识到知识融合这一概念，只是在知识系统中使用了相关的技术。直到 20 世纪 80 年代，在美国学者 Feigenbaum 提出的"知识原则"三阶段计划中，知识融合才被正式提出并作为后两阶段的重要功能模块之一。

Feigenbaum 是"知识工程"概念的提出者。随着人工智能领域的快速发展，时至今日，知识工程已经上升为知识科学。知识融合以知识为对象，因此也可以被视为知识科学的重要领域。知识科学中各领域的关系如图 4-9 所示，除知识融合外，知识科学的核心领域还包括数据挖掘、知识表示、知识转换、知识共享、知识集成、知识推理等。从应用服务的角度来说，知识科学的最终目的是提供知识服务，其中数据挖掘、知识转换、知识表示等领域主要从互联网、分布式数据库、各种用户以及其他文档性资料等对象中提取知识，并将其转换为标准形式存储于知识库中，其后即可直接与人工智能领域其他技术，例如神经网络、机器学习等进行结合以提供基于知识的应用服务。在此过程中，包括知识融合在内的其他知识科学领域主要探索如何通过进一步处理知识本身，进而促进知识的序化、提高知识的共享程度和服务质量。

值得强调的是，知识融合与知识集成、知识共享、知识推理等领域间并非完全割裂，它们之间存在密切的联系且常需要协同工作。例如，知识融合与知识集成、知识共享的最终目的都是实现知识的共享与重用，因此这些领域内的实现技术可以相互借鉴。而知识融合与知识推理之间也存在一定的共同点，即希望通过利用算法或模型对现有知识进行进一步分析以得到新知识，并对得到的新知识进行评估。从学界现有研究来看，目前关于知识融合的研究有两种分类方式。第一类是将其分为

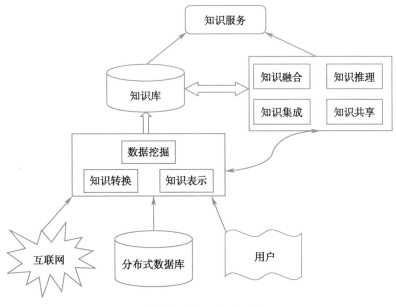

图 4-9　知识科学框架

物理层的知识融合与知识层的知识融合。物理层的知识融合指从多种分布式异构知识源中搜寻并获取知识，并将其转换为统一的知识表示形式，从而积累可用于解决相关问题的知识资源。该定义以Preece 等人提出的 KRAFT 项目为代表；知识层的知识融合则是对分布式知识资源进行组织管理，根据应用需求进行转换、合并和分析，进而获取新知识并对其进行管理。综合来看，这两种知识融合在过程上的区别不明显，主要差异在于知识融合的结果：前者是积累知识资源弥补不足；后者则是为了产生新知识。第二类是根据知识融合的对象，将其分为数据层的知识融合、概念层的知识融合以及跨语言知识融合，也是目前常见的分类方法。

一、数据层知识融合

在技术实现上，该类知识融合与知识图谱技术密切关联，核心的技术环节是知识库的实体对齐（entity alignment），即找出知识库中等价的实体。图 4-10 展示了将 K1 和 K2 两个知识库中的新冠肺炎进行融合的例子，识别图中的"sameAs"关系是数据层知识融合的最终目标，此外，还需要确认等价类（例如图中的肺部疾病是呼吸道疾病的一个子集）与等价属性（例如图中的 have 关系与 symptom关系均描述了新冠肺炎的"症状"属性）。

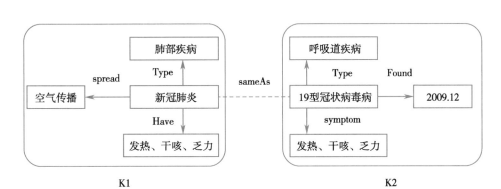

图 4-10　数据层知识融合示例

进行数据层知识融合的挑战主要包括知识质量与知识规模。前者的挑战主要来源于知识库的构建目的与方式，具体体现在实体名称的歧义、实体在不同知识库具有的不同属性及表示、实体的粒度差别等。此外，格式差异与输入错误也不可忽视，这些问题主要通过预处理进行解决。后者体现在大规模知识库及其种类繁多的知识种类使得对齐算法计算复杂度激增，也被学界普遍认为是当前实体对齐的最大挑战，不仅要求尽可能地提升实体对齐算法自身的执行效率，也要求对齐算法应在最可能的实体对之间进行，以提高效率。目前分区是解决该问题的有效方法。

知识库的实体对齐包括数据预处理、分区（blocking）、特征提取与相似度计算、实体匹配等四个步骤，流程如图 4-11 所示。待处理知识库中的知识首先经过数据预处理转换为标准化形式；其次，对标准化数据进行分区索引以降低对齐算法的计算复杂度；之后通过相似性函数对待匹配知识库中的实体、属性及其相关关系进行测度；最后实现实体匹配。

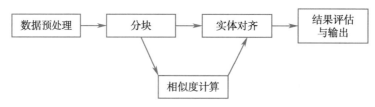

图 4-11　知识库的实体对齐流程

（一）数据预处理

数据预处理的目的是实现待匹配知识库的标准化。相较于其他环节，数据预处理的难度相对较低，主要原因是知识库在建立时往往基于一定的规则，其中的数据本身较为规范。但由于知识库的表示和组织方式仍然存在许多差异，其重要性仍然不可忽略。数据预处理中常见的处理有数据标准化和语法标准化。数据标准化包括用正式名称替代缩写、移除输入错误以及删除不必要的符号等；语法标准化包括语法匹配和综合属性等。

（二）分区与索引

经过预处理的知识库将进入分区与索引模块。在数据库中，索引是通过对二维表中某一列或某几列的数值进行排序进而提高对特定数据访问速度的一种数据结构。如前所述，在知识库中建立索引的目的是尽可能地排除相似度极低的实体，并将相似的实体分到同一分区中作为候选，从而使实体匹配算法只在这些候选实体之间运行。在构建索引时需要考虑索引的键属性，主要要求包括：被选取键的属性值应尽可能完整和正确，属性值的分布应尽量均匀，以及基于该键进行分区时，区块的大小和数量应达到一个较为良好的平衡。比较常见的分区方法有基于 Hash 函数以及邻近排序等。

（三）相似度计算

相似度计算依赖多种类型的相似度函数，相似度函数大致可分为两类：一类是进行实体匹配中的文本相似性函数；另一类是衡量实体间的邻居节点相似度的结构相似性函数。两个实体（a_1 和 a_2）之间最终的相似度 $sim(a_1, a_2)$ 如式（4-20）。

$$sim(a_1, a_2) = \alpha * textsim(a_1, a_2) + (1-\alpha) * structsim(a_1, a_2) \tag{4-20}$$

其中 $textsim(a_1, a_2)$ 为两个实体（a_1 和 a_2）间的文本相似性函数，$structsim(a_1, a_2)$ 为两个实体间的结构相似性函数，α 为调节系数，可根据需要或实际情况进行设置。

文本相似性函数可进一步分为基于编辑距离的文本相似性函数与基于集合的文本相似性函数等。基于编辑距离的文本相似性函数将两个待匹配的属性视为一个文本字符串，通过计算将一个字符串转换为另一个字符串的编辑操作次数计算相似度，编辑操作可以是插入、删除、修改、换位等，常见的编辑距离包括 Levenshtein 距离、Smith-Waterman 距离和 Jaro-Winkler 距离等。基于集合的文本相似性函数将两个待匹配的属性视为若干个子串的集合，通过衡量集合的相似性进而确定属性的相似性。Jaccard 系数计算两个集合中"交集"与"并集"的比值，是一种典型的基于集合的文本相似性测量方法，类似的还有 Dice 系数等。此外，也可以将两个集合构建为向量后通过余弦计算相似度。

结构相似性函数主要测度两实体所具有的邻居节点的相似性。最简单的方法是直接对两实体共有的邻居节点进行计数。将两个实体具有的邻居节点分别作为两个集合，则 Jaccard 系数也可用于测度结构相似性。其他一些较为复杂的结构相似性函数还包括 Adar、Katz 以及 SimRank 等。

（四）实体对齐

实体对齐可分为成对实体对齐与集体实体对齐，后者还可进一步分为局部集体实体对齐和全局集体实体对齐。成对实体对齐是根据属性相似度的计算结果判断是否匹配的过程，不考虑实体之间存在的关系。一种自然的成对实体对齐方法即计算两实体之间的相似度，之后设定两个相似度阈值，将匹配结果分为三个集合，即匹配、可能匹配和不匹配。

随着机器学习技术的进步，机器学习方法也开始与实体对齐技术结合并形成了大量成果，将成对实体对齐转化为机器学习中的二元分类问题。与成对实体对齐不同，集体实体对齐在算法中充分考虑了实体间关系的重要性。在局部集体实体对齐中，会将两个待匹配实体的邻居实体的属性纳入待匹配实体的相似度计算，但邻居实体的属性相似度常具有较低的权重。全局集体实体对齐包括基于相似性传播集体对齐方法和基于概率模型的集体对齐方法两类。基于相似性传播集体对齐方法中，如果某两个实体能够对齐，那么与这两个实体有关联且相似的另外两个实体也可能具有较高的相似度，即已匹配关系的相似度会对其他实体的匹配产生进一步的影响。基于概率模型的集体对齐方法通常借助于统计关系学习进而获取实体关系的似然概率模型，常用模型包括贝叶斯网络、马尔可夫逻辑网络、LDA 模型等。

二、概念层知识融合

概念层的知识融合也可称为 schema 层知识融合、模式层知识融合、本体层知识融合等。在知识图谱中，概念层在数据层之上并且是知识图谱的核心，是对数据层知识的提炼与概括。概念层一般通过本体库进行管理，通过本体库中具有的公理、约束条件等对概念间或概念与属性之间的关系进行规范。概念层知识融合的主要任务是本体对齐，也可称为本体集成、本体映射或本体匹配，通过本体融合技术能够实现概念合并、概念上下位关系合并以及概念的属性定义合并。

本体映射与实体对齐的主要区别来源于本体与实体的区别。本体映射的基本元素是概念（类），因此本体是为公众所普遍接受的概念的集合，通常比较稳定，例如疾病的 ICD 分类就是各种疾病概念的分类组织框架，可视为一个本体。而实体是概念的对象，包括一个概念、该概念具有的属性以及相应的实例，例如新冠肺炎患者是一个概念，具有"发热、咳嗽、乏力"的症状属性。如果小张患有新冠肺炎，那么小张就是新冠肺炎患者的一个实体，会具有"发热、咳嗽、乏力"等症状。因此实体对齐本质是寻找不同知识库中相同的实例，而本体映射本质上是在一个本体中找出与另一个本体中对应的概念与关系。图 4-12 以中图法与 Mesh 词表为例，给出了一个本体及其映射结果的实例。

根据国内外相关研究，本体映射的主要步骤包括：本体预处理、特征工程、映射对象选择、语义相似度计算与整合以及解释（图 4-13）。本体映射的输入是两个待映射的实体，而输出是附带解释的映射结果。

（一）本体预处理

通常在映射前，需要明确待映射的本体之间是否具有相同的表现形式。若表现形式存在差别，则需要通过常用的本体编辑工具对待映射的本体进行编辑，使之转换为由同一本体表示语言表达的标准化格式，以消除本体在形式与语义上的差异。之后将本体导入本体映射匹配系统。

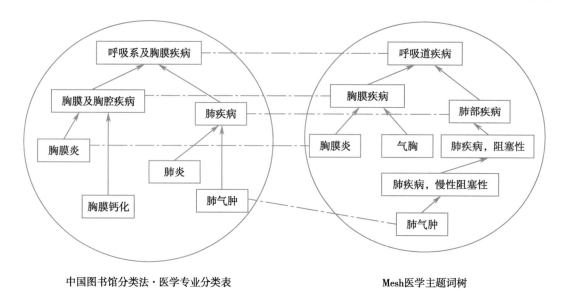

中国图书馆分类法·医学专业分类表　　　　　Mesh医学主题词树

图 4-12　本体映射示例

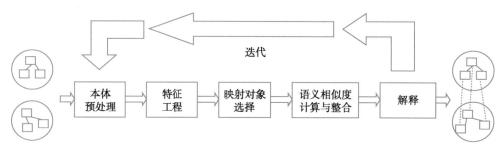

图 4-13　本体映射流程图

（二）特征工程

特征工程（feature engineering），在有些文献中也被称为本体解析，即提取本体中可用于描述本体或映射的相关特征，例如概念名、属性名、概念间关系以及实例等，以便于进行后续操作。

（三）映射对象选择

完成预处理与特征工程后，则需要采用算法分别在两个待映射的本体中选择候选概念或关系进行映射。

（四）语义相似度的计算与整合

根据特征工程提取的特征，计算待匹配的概念或关系间的语义相似度，这是本体映射的关键步骤。本体间的语义相似度可从多个维度进行考量。常见的相似度包括概念的名称相似度、实例相似度、文本相似度（属性相似度）和结构相似度等。与实体对齐类似，最终的相似度结果中应综合考虑各维度相似性，因此可以通过计算不同维度相似性的加权平均值等方式以达到最优的测度结果。相似度的值一般介于 0 到 1 之间。该环节最终的结果是形成一个相似度矩阵以便映射系统做出综合性判断。

（五）解释

第四步的最终结果是两本体间对应概念的相似度，在此基础上，可以通过设置相似度阈值、松弛标注法、解释策略、相似度准则等方式确定待匹配概念或关系等价的条件。同时，也可以结合本体的上下文关系和约束条件对概念的相似性做出解释和说明。

（六）迭代

经过上述五步，可以获得一对概念或关系间的匹配结果，重复执行上述五步直到待映射的本体之间不再出现新的概念或关系对。值得注意的是,已匹配概念(关系)对的相似度会影响与之相邻或相关的概念(关系)对的相似度;另外,由于部分特征在不同的概念(关系)对的匹配中可以通用,并且有些操作(例如数据预处理)只需进行一次,所以在迭代过程中,可以跳过步骤(一)~(五)中的一个或多个。

本体映射方法有多种不同的分类方式,根据映射时参照的本体特征,可以将其分为模式级和实例级。模式级本体映射在映射过程中参考模式信息,包括概念名、属性名、概念间关系、本体约束条件等。目前 COMA 系统和 Cupid 系统是典型的模式级本体映射系统。模式级本体映射可以进一步分为元素级本体映射和结构级本体映射。元素级本体映射是指计算本体中概念的相似度时,只考虑外在形式而不考虑概念语义关系的本体映射方法;前文提到的编辑距离在实体映射中就是一种典型的元素级方法。结构级本体映射在映射过程中会参考概念间的层次关系,基于图的方法较为常见;该方法将本体视为以概念为点集、概念间语义关系为边集的有向图,如果图中两节点的父节点、子节点或叶子结点相似,那么这两个节点应该相似。而实例级本体映射基于概念实例计算概念间的相似度,从实例中挖掘出概念间的语义关系,比较典型的例子包括 FCA-merge 和 Glue 系统。近年来,本体映射开始呈现组合映射的趋势,即对于同一对待映射的本体,同时采用多种不同的映射方法,之后对各映射方法的结果进行综合考量以形成最终的映射结果,该方法效果较突出,不过,也具有较高的时间与空间复杂度。

本体映射方法根据映射策略可分为单本体映射或多本体映射。单本体映射的策略是定义一个单独的本体作为中介本体,其他待映射的本体都与中介本体进行映射,进而实现不同本体间的映射。通过定义公用的词汇表,单本体映射能够有效地消除本体映射问题。但对于一些较大的领域,要构建满足该领域所有本体描述需求的词汇表较为困难,并且这样的词汇表即使构建出来也难以进行长期维护。多本体映射则是为领域中的每个本体提供转化函数,使之能够直接与其他本体进行映射而不必通过中介本体;但对于较大的领域,每个本体都将拥有数量巨大的转化函数,同样不利于映射过程。

三、跨语言知识融合

知识库融合中的另一个问题是记录知识的语言存在差异,例如,当需要对中图法医学专业主题词表与英文版 Mesh 主题词表进行融合时,对于同一概念,比如"头疼",中文(头疼)与英文(headache)会出现形式差异,导致对应的概念或实体之间无法建立链接。不仅是知识融合,在自然语言处理的其他领域中,跨语言的需求也日益迫切。需要强调的是,跨语言知识融合与数据层知识融合、概念层知识融合不属于同一分类维度,后两者既可以是单语言知识融合也可以是跨语言知识融合。目前,跨语言知识融合大体可分为两类,即锚文本方法与跨语言嵌入向量表示法。

(一)锚文本方法

锚文本方法最早应用于百科类网站的跨语言链接中,包括锚文本识别、锚文本翻译和目标链接发现三个关键步骤(图4-14)。

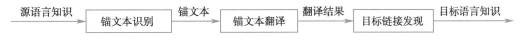

源语言知识 → 锚文本识别 → 锚文本 → 锚文本翻译 → 翻译结果 → 目标链接发现 → 目标语言知识

图 4-14 锚文本方法跨语言知识融合流程图

锚文本是知识中与其内容关联最为密切的文本片段,一般是名词或短语,用于描述该知识涉及的实体及具有的属性。锚文本识别有两个技术难点,即如何确定锚文本的边界以及权重。其中,确定锚文本边界是锚文本识别的主要内容,由于中文词语间没有明显的分界,所以采用中文表达的知识更难以实现。如前所述,锚文本应与其所在的知识密切相关,这种相关性可通过权重进行表示。在获取锚文本后，可以将锚文本翻译为目标语言的形式。然而在翻译中，"一形多义"现象十分常见，尤其是具有大量缩写习惯的英语，这意味着一个锚文本可以对应多个不同的翻译项。以中 - 英互译为例，"新冠肺炎"的缩写是NCP，对应的中文翻译项包括"新型冠状病毒肺炎"（novel coronavirus pneumonia）、"网络层控制协议"（network control protocol）、"国家通信情报计划"（national comint plan）。候选的锚文本翻译项之间在语义上存在很大差别，选择错误则会直接导致知识融合的结果不可用，因此如何在多个候选翻译项中进行准确选择是一个重要的研究问题，同时也是锚文本方法的核心环节。在获得锚文本准确的翻译项后，在目标语言的知识库中进行匹配以寻找目标链接。

（二）跨语言词向量方法

在人工智能领域，大多数知识库往往是采取特定知识表示方法形成的三元组集合，三元组反映实体间的关系，而从图论的视角则可将知识库视为有向图。对于这样的知识库，确定每项知识的锚文本较为困难，通过词向量法进行跨语言知识融合是目前被普遍接受的方法。跨语言词向量方法的可行性在于任何语言都是对真实世界的描述，因此通过不同语言表述的知识在转化为语义空间的低维稠密向量后，应具有相似的空间分布。

典型的跨语言词向量方法是 2017 年提出的 MTransE 模型。该模型包括知识模型（knowledge model）与对齐模型（alignment model）两个部分。该模型定义语言的集合为 $\mathbf{L}$，给定某语言 $L \in \mathbf{L}$，则 G_L 表示用语言 L 表示的知识图谱或知识库，E_L 和 R_L 分别代表 G_L 中的实体集与关系集，T_L 代表 G_L 中的一个三元组（m, r, n），其中 m, $n \in E_L$，$r \in R_L$。此外，模型定义 $\mathbf{L}^2$ 为无向的语言对集合，例如（中文，英文）就是 $\mathbf{L}^2$ 的一个元素。给定（L_1, L_2）$\in \mathbf{L}^2$，其中 L_1, $L_2 \in \mathbf{L}$，则 $\delta(L_1, L_2)$ 代表分别在语言 L_1 和 L_2 表示的两个知识库中已对齐的三元组集合。例如（新冠肺炎，症状，咳嗽），（Novel Coronary Pneumonia，symptom，cough）就是集合 δ（中文，英文）中的一个元素。

知识模型以前文介绍的 MTransE 模型为基础，将通过语言 L_i（$L_i \in \mathbf{L}$）表达的知识库中的实体与关系嵌入到一个低维稠密的向量空间中，嵌入和学习训练过程与之前的 MTransE 模型类似。知识模型也通过最小化损失函数 S_k［式（4-21）］以保证知识表示的合理性，同时也作为后续对齐模型的正则项（regularizer）。MTransE 模型将不同语言表达的知识库嵌入到不同的向量空间中，因此不同语言的知识库可以同步进行表示与训练。

$$S_k = \sum_{L \in (L_i, L_j)} \sum_{(m,r,n) \in G_L} \|m + r - n\| \tag{4-21}$$

通过知识模型，可以将不同语言表达的知识库嵌入到相应的向量空间，对齐模型的目的是在向量空间模型之间建立链接，同样通过损失函数保证对齐的效果［式（4-22）］。

$$S_A = \sum_{(T_i, T_j) \in \delta(L_i, L_j)} S_a(T_i, T_j) \tag{4-22}$$

其中 T_i 和 T_j 分别表示语言 L_i 和 L_j 表述的知识库中的三元组，S_a 称为对齐分数（alignment score），用于衡量不同语言中对应三元组的对齐情况。S_a 有三类方式可以进行测度，包括基于距离的轴标定（distance-based axis calibration）、转化向量（translation vectors）以及线性转换（linear transformations）。

设同一实体在两个不同语言的向量空间中分别嵌入为向量 m 和向量 m'，则基于距离的轴标定法通过计算对应实体的嵌入向量之间的距离［S_{a1}，式（4-23）］作为损失函数，距离通过范数进行测度。该方法也可以考虑关系的嵌入向量［S_{a2}，式（4-24）］。

$$S_{a1} = \|m - m'\| + \|n - n'\| \tag{4-23}$$

$$S_{a2} = \|m - m'\| + \|r - r'\| + \|n - n'\| \tag{4-24}$$

转化向量法在 S_{a2} 的基础上添加转化向量实现对齐，其中 v_{ij}^e 和 v_{ij}^r 分别是对应实体与关系的转化向量。假定同一个实体在两个不同语言 L_i 与 L_j 的向量空间中对应的嵌入向量分别为 e 和 e'，则满足 $e + v_{ij}^e \approx e'$；类似地，同一关系在 L_i 与 L_j 表示的向量空间中对应的嵌入向量也满足 $r + v_{ij}^r \approx r'$［式（4-25）］。

$$S_{a3} = \|m + v_{ij}^e - m'\| + \|r + v_{ij}^r - r'\| + \|n + v_{ij}^e - n'\| \tag{4-25}$$

线性变换法通过学习获得一个矩阵（M_{ij}^e），实现不同语言 L_i 和 L_j 描述的向量空间中实体的线性变换，M_{ij}^e 是 $k \times k$ 矩阵，k 为知识模型得到的向量空间的维度数。类似基于距离的轴标定法，该方法也可以考虑关系的嵌入向量的线性变换［式（4-26）、式（4-27）］。

$$S_{a4} = \|M_{ij}^e m - m'\| + \|M_{ij}^e n - n'\| \tag{4-26}$$

$$S_{a5} = \|M_{ij}^e m - m'\| + \|M_{ij}^r r - r'\| + \|M_{ij}^e n - n'\| \tag{4-27}$$

MTransE 模型最终的损失函数是知识模型损失函数（S_k）和对齐模型损失函数（S_A）的加权平均值［式（4-28）］。其中 α 为调节参数，根据实际情况或需求进行设定。因为对齐分数有五种形式，所以对齐模型损失函数（S_A）和最终的损失函数（J）也相应具有五种形式。

$$J = S_K + \alpha S_A \tag{4-28}$$

MTransE 模型通过在线随机梯度下降（online stochastic gradient descent）优化最终的损失函数，通过在每次迭代中执行 $\theta \leftarrow \theta - \lambda \nabla_\theta J$，其中 λ 为学习率（learning rate）。值得强调的是，最终的损失函数不是直接优化，而是分别优化知识模型和对齐模型的损失函数，即 S_k 与 S_a。

（成　颖）

思 考 题

1. 请用逻辑表示法表示下列知识。

（1）小张比他弟弟长得帅。

（2）萝卜白菜，各有所爱。

（3）小李、小王、小张三人去发热门诊，结果三人均被诊断为新冠肺炎。

2. 请用产生式规则表示下列知识。

（1）小王很可能不止 50kg。

（2）患乙肝与饮食卫生联系不大。

（3）小明似乎有点呼吸困难，可能是因为他刚才剧烈运动了。

3. 请用语义网络法表示下列知识。

动物能运动、会觅食。鸟是一种动物，鸟有翅膀，会飞。鱼是一种动物，鱼生活在水中，会游泳。

4. 请用框架表示法表示下列知识。

（1）若咳嗽、发热且流涕，则八成是患了感冒，需服用感冒清，一日三次，每次两三粒，多喝开水。

（2）医学生肯定也是大学生，需要上课、考试，但医学生的学制为五年且需要参与临床实习。医学生毕业之后可以成为医生，医生需要有医师执业资格，工作辛苦但工资较高。

5. 知识表示方法相当多样，在选择表示方法时需要同时考虑其可利用性（对计算机的友好）和自然性（对人友好），但实际上由于二者思维处理方式有一定差异，往往很难兼顾。你认为如何解决这个问题？

第五章

医学知识图谱

本章主要介绍知识图谱、构建流程和医学知识图谱构建案例。首先,阐述知识图谱相关概念及发展脉络,医学知识图谱及其主要应用场景等;然后,具体介绍知识图谱的逻辑结构,构建方式与构建过程,知识图谱质量控制与存储等;最后,以基于指南的非小细胞肺癌知识图谱、罕见病知识图谱诊断模型、医学百科知识图谱等为例介绍医学知识图谱的构建过程。

第一节 知识图谱概述

自搜索引擎将知识图谱技术用于提高搜索体验以来,知识图谱迅速引起了学术界及工业界的广泛关注。特别是随着移动互联网、大数据及人工智能等新兴技术的发展,知识图谱技术迎来了与产业深度融合的黄金时期。目前,知识图谱技术已被广泛应用于新闻聚合、智能问答、智能搜索、智能推荐和辅助决策等场景。医学作为一个强知识推动的行业,因卫生信息化工作的深入推进,在过去10年积累了海量相关数据,其与新兴知识工程技术知识图谱的结合令人期待。

一、知识图谱及相关概念

(一)知识图谱

目前,知识图谱尚无统一的定义,但众多研究者都从不同角度对知识图谱进行了界定。知识图谱可理解为一个可以提供智能搜索服务的知识库,以提高其搜索引擎的搜索体验。但是,很显然,这样的描述性定义略显简单,忽略了知识图谱技术的动态发展,知识图谱也并不仅仅应用于提升搜索体验。因此,很多研究者提出了各种定义,朱小燕、李晶和郝宇等在《人工智能知识图谱前沿技术》一书中指出知识图谱泛指当前基于通用语义知识的形式化描述而组织的人类知识系统,该系统在本质上是一个有向、有环的复杂的图结构。肖仰华等在《知识图谱概念与技术》一书中认为知识图谱是一种大规模语义网络,包含实体、概念及其之间的各种语义关系。

综上,知识图谱(knowledge graph)是一种面向知识发现、知识服务等知识工程的大规模语义网络,包含实体、概念及其之间的各种语义关系。从这个定义可知:①知识图谱是一种面向知识发现、知识服务的知识工程技术,其目的是以语义网络的形式将知识表示为机器可处理的形式,以提高知识组织、知识推理和知识服务等知识工程的效率。②知识图谱本身是一个具有属性的实体通过关系连接而成的网状知识库。从图的角度来看,知识图谱在本质上是一种概念网络,其中的节点表示物理世界的实体(或概念),而实体间的各种语义关系则构成网络中的边。如图 5-1,图中椭圆代表实体,圆形代表概念,矩形代表实例,箭头代表关系。③不同于传统的语义网络,知识图谱是在海量信息的背景下产生的,因此它必须是大规模的。由中国医学科学院医学信息研究所的 CUMLS 包含 27

万生物医学概念、110 万专业术语及丰富的语义关系；由清华大学统计学研究中心和粤港澳大湾区数字经济研究院联合开发的大型开放生物医学知识图谱 BIOS（biomedical informatics ontology system）含有约 455 万概念、2 095 万关系，由复旦大学知识工场实验室研发并维护的大规模通用结构化百科 CN-DBpedia 涵盖数千万实体和数亿级的关系。

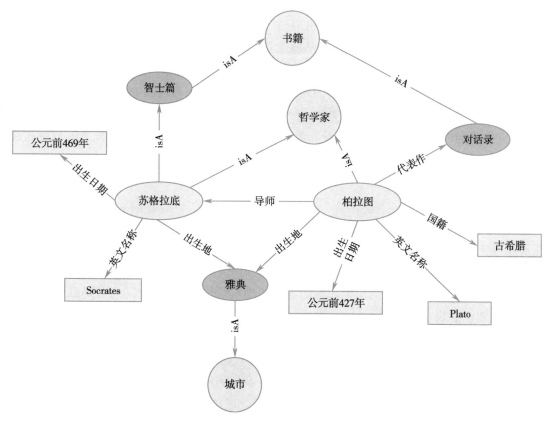

图 5-1　关于柏拉图的知识图谱片段示例

（二）知识图谱与其他相关概念的区别与联系

　　与知识图谱密切相关的概念还有语义网络、本体和语义网，它们之间既有联系又有区别。比如，从出现的先后顺序来讲，最先出现的是语义网络，然后是本体和语义网，最后才是知识图谱。

　　语义网络出现于 20 世纪 60 年代。当时，Quillian 描述了人类长期记忆的一般结构模型，认为记忆由概念之间的联系来实现并存储在复杂的网络中，并基于此提出了语义网络的概念。目前，语义网络并无统一的定义，但一般的共识是语义网络是意义的结构图形，是用节点和线的互联模式表示知识的图结构。不管如何，语义网络的本质是以图形化的形式通过节点和边表达知识，其基本组成元素是节点和边。网络中的节点表示实体、属性、事件和状态等概念。网络中的连线，即边，表示概念节点之间的关系，连线上的标签表示关系类型。从语义网络开始，研究人员开始意识到对实体及其属性的关联的图形化的重要性。只是，这一阶段的语义网络必须借助于研究人员"手动"完成，决定了其规模与今天的知识图谱不可同日而语。

　　另一个重要概念本体，来源于哲学的一个概念。从哲学的范畴来看，本体是客观存在的一个系统的解释或说明，关注的是客观现实世界的抽象本质，主要探讨世界的本质存在。1993 年，Tom Gruber 对本体作出了如下定义：本体是概念模型的明确的规范说明。后来，Borst 认为本体是共享概念模型的形式化规范说明。Studer 等根据前述定义，定义本体为共享概念模型的明确的形式化规范说明。本体侧重于概念的抽象而非实例，这一点后来成为知识图谱里不可或缺的一部分。

本体、语义网络在 web 上的应用导致了语义网（semantic web）的诞生。语义网是一种针对 web 资源、面向计算机搜索而生的描述框架。语义网是 Tim Berners-Lee 在认识到传统的基于超链接的资源组织方式的不足后提出的。于 1998 年，首次提出了"语义网"的概念及技术路线。他认为在传统的 web 中，计算机无法从语义层面理解、处理网页及其之间的信息，使得用户的检索效率过低。Tim Berners-Lee 认为语义网是对传统 web 的扩展，语义网上的信息都得到了良好的定义，便于计算机之间及人类之间更好地展开合作。2001 年，W3C 正式成立"Semantic Web Activity"来推动语义网的发展。语义网引入本体及资源描述框架，也是从概念层和实例层来揭示知识之间的联系。这一点与知识图谱是一致的，因此，在很多场合，知识图谱和语义网有混用的现象。但如果我们从两者产生的目的上来看，却有着细微差别。语义网的目的是从语义层面链接所有网页，形成知识库，提高检索效率。知识图谱的产生也是为了提高检索效率，但其应用场景更加具体，更加垂直化、领域化，比如智能问答、知识推荐、知识发现等领域。但不可否认，2012 年之后，知识图谱这一概念的热度远超语义网，二者正在共同推动知识工程向前发展。

二、知识图谱发展脉络

知识是人类通过观察、学习、思索和推理客观世界并总结出的各种事实、概念、规则等的集合。受生理条件等各种因素限制，人类总想找到各种方法、手段、技术或工具辅助自己描述、表示、存储和传递知识。人工智能就是这样一个处理、生产、表示知识的理想工具。在人工智能早期发展流派中，符号派是一个主要流派。符号派侧重于知识的表示和推理等知识工程领域。早期人工智能专家认为智能的本质是知识的表示与推理。但是，由于科学技术总体水平的限制，这一阶段的知识工程只能处理一些规则明确的推理场景。

20 世纪 70 年代，随着应用场景的改变，专家系统开始受到知识工程工作者的重视。1977 年，Feigenbaum 提出"知识工程"的概念，把知识作为智能系统的核心。研究者自然想到建立有专家参与的知识库，借助众多领域专家的知识对知识进行表示、处理和推理，进而辅助决策。这一时期涌现出各种专家系统，比如医疗诊断专家系统 MYCIN、分子结构识别专家系统 DENDRAL、计算机故障诊断专家系统 XCON 和常识知识库 CYC 等。

20 世纪 90 年代，互联网的普及彻底改变了人们获取信息的方式。在互联网环境下，人们通过超链接把 HTML 定义的文本链接起来，整个互联网成了一个相互连接的巨大知识网络。但是，互联网的局限在于其通过超链接连接网页，而不考虑语义层面，限制了知识的检索、传递与共享。

随着互联网、大数据和社会网络等技术或应用的飞速发展和普及，知识图谱应运而生。互联网环境下的知识呈指数级增长，传统知识工程技术已难以胜任对海量知识的描述、表示及处理。幸运的是，随着大数据处理技术、算法和模型的飞速发展，大规模自动化知识获取成为现实，知识工程开始进入知识图谱阶段。之后，知识图谱技术在工业界及学术界得到了快速发展，被大量应用于语义搜索、智能问答、辅助语言理解、辅助大数据分析、增强机器学习的可解释性、结合图卷积辅助图像分类等领域。新时期的知识图谱呈现出规模巨大、结构良好、质量精良、与行业或应用场景紧密结合等特点。

三、医学知识图谱及其主要应用场景

知识图谱根据应用领域或场景，一般可分为通用知识图谱和领域知识图谱。通用知识图谱面向所有领域或多个领域，不针对某一特定行业或领域。领域知识图谱是指某一领域或行业的知识图谱，医学知识图谱就是典型的领域知识图谱。近十年来，随着医疗信息化的深入，大数据、人工智能和社交网络等新兴技术或应用的发展与普及，医疗行业积累了海量的数据、文本资源，为知识图谱在医学领域的应用提供了得天独厚的数据条件,迅速成为知识图谱最热门的应用与研究领域之一。医学知识图谱的价值更是令学术界、医疗界和产业界产生了无限的遐想。

医学知识有三大特点:一是术语的多样性,即一个概念可由不同的术语来表达,比如艾滋病和获得性免疫缺陷综合征映射的是同一种疾病;二是医学是一门严谨的学科,医学知识对表达的准确性要求很高;三是医学知识繁杂,种类繁多,内部逻辑关系严密而又不确定,是一个海量的复杂资源库。知识图谱中的实体识别、实体链接等对象的唯一性思维方式可用于解决医学知识中的一词多义、一义多词现象。早在语义网络时代,美国国立医学图书馆就着手开发一体化医学语言系统(UMLS),用于提升数据库的性能,进而提高用户的检索效率。知识图谱基于语义层面的图结构思路可用于描述医学实体或概念之间的逻辑关系,提高知识表达的准确性。传统基于人工的“手动”建立知识库的方式对大数据环境下海量医学文本、数据的处理已显得力不从心,必须借助自动化生成知识图谱等新兴知识图谱、知识工程技术。

大规模、结构良好、质量精良的医学知识图谱是知识图谱技术在医学领域应用的前提,也是重点。目前,已经出现了大量优质医学知识图谱。2020 年 3 月,由清华大学牵头的“新冠病毒感染的肺炎诊疗知识图谱”发布。该图谱是团队基于国家卫生健康委员会发布的新型冠状病毒感染的肺炎诊疗方案(第 1 版至第 7 版)而建立。图谱包含 473 个概念,163 种关系,1 110 个三元组。北京大学信息科学技术学院计算语言学研究所、郑州大学信息工程学院自然语言处理实验室和鹏城实验室人工智能研究中心智慧医疗课题组共同研发的中文医学知识图谱(Chinese medical knowledge graph,CMeKG)1.0 版本包含了 6 310 种疾病、19 853 种药物(西药、中成药、中草药)、1 237 种诊疗技术及设备的结构化知识描述,描述的概念关系实例及属性三元组达 100 余万。中国中医科学院中医药信息研究所开发的中医药知识图谱包含了 100 多万语义关系。华东理工大学构建的中文症状库包含了 10 万多个实体及实体间的 20 余种关系,共包含了 60 多万对三元组。

以上这些医学知识图谱的应用主要集中在两个方面:医学知识发现和医学知识组织与服务。医学知识发现主要体现在依托海量临床、实验数据和知识图谱,利用机器学习、深度学习等技术,发现新的医学知识,比如疾病预测新算法发现、新药创制、疾病治疗方案探索、药物不良反应挖掘等。医学知识组织与服务方面表现在依托海量临床数据、互联网数据等信息资源及所构建的知识图谱,为患者、医疗服务提供者、公众等提供医疗、辅助决策和科普等服务。其典型应用场景有基于知识图谱的医学知识搜索、智能问诊、智能自动问答、智能导诊、智能辅助诊疗和医疗质量控制等。其中基于医学知识图谱的知识搜索、智能问答和智能导诊等是目前的研究和应用热点。

第二节　知识图谱的构建

知识图谱的构建虽与应用领域密切相关,但从逻辑结构、构建方式和构建流程上来看,核心内容基本相同。本节主要介绍知识图谱的逻辑结构、构建方式、构建流程和存储。其中知识图谱的构建流程主要介绍命名实体识别、关系抽取和知识融合三个方面。

一、知识图谱的逻辑结构

知识图谱的架构是构建知识图谱的基础,直接决定了所构建知识图谱的性能与质量。一般来讲,知识图谱的架构包括所建图谱的逻辑结构和构建图谱所采用的技术架构。

知识图谱的逻辑结构可以分为模式层(本体层)和数据层(实例层)。模式层在数据层之上,存储的是经过提炼的知识,即本体,通常采用本体技术来管理,可理解为对领域现实事物的抽象描述框架。数据层则主要由一系列事实实例组成,知识以事实为单位进行存储。如果以〈实体 - 关系 - 实体〉或〈实体 - 属性 - 值〉形式的三元组作为事实的表达方式,则共同存储在同一数据库中的领域事实将构成庞大的实体关系网络,形成知识图谱。

二、知识图谱的构建方式

知识图谱的构建方式可以分为自顶而下和自底向上两种。自顶向下模式一般从结构化资源出发,通过从资源中抽取本体和模式再加入知识图谱中。自底向上的构建方法则是从公开的资源中采取技术手段获取资源并人工审核后加入知识库。但在实际应用中,特别是在处理一些非结构化资源、数据时,可以先通过自顶向下的方式建立好模式,再通过自底向上的方式构建数据层,即采用混合构建方式。

三、知识图谱构建的主要流程

知识图谱构建的主要流程是命名实体识别、关系抽取和知识融合。命名实体识别(named entity recognition, NER)的任务是自动识别文本中表示命名实体的成分,并对其进行分类。命名实体(named entity)是指文本中具有特定意义或指代性强的实体。通用领域的命名实体一般分为 3 大类 7 小类,即实体类(人名,组织机构名和地名)、时间类(时间和日期)和数字类(货币和百分比)。但是,在一些特定领域或应用场景下,需要将命名实体分得更细,比如 OntoNotes5.0 数据集由人工制定的 89 个命名实体类别组成,共 18 大类。目前,在学术界与工业界的共同努力下,已经出现了不少可以直接使用的通用命名实体识别系统,比如 StanfordCore NLP、OSU Twitter NLP、Open NLP 和 IBM Watson 等。

知识的本质属性之一是联系。实体抽取后得到的是一个个尚未建立联系的独立实体,还需要抽取关系以建立实体间的关系,以形成知识图谱。关系抽取是从文本中抽取出两个实体或多个实体之间的关系,即主要解决知识图谱中的边问题。实体间的关系有二元关系和多元关系两种。二元关系指两个命名实体之间的关系,是最基础、最常见的实体关系。多元关系是三个或三个以上命名实体之间的关系,在处理时可转换为二元关系来处理。关系抽取的结果一般可形式化为一个三元组〈A,关系,B〉,其中 A、B 分别代表命名实体,"关系"即 A 与 B 之间的关系。在三元组中关系一般是一个词或词组。

知识融合是知识图谱构建的关键环节,通过在结构化、半结构化数据源中进行实体抽取、关系抽取和属性抽取后,所得到的概念、关系等尚不能立即加入知识图谱,因为可能会存在概念指代不明确、信息冗余甚至错误等诸多问题。因此,需要对所抽取到的信息进行进一步的实体消歧。同时,知识图谱的构建可借助已有的知识库,那么两个及以上的知识图谱如何合并也是一个问题。知识融合就是指进一步对抽取到的实体进行消歧,以及与第三方知识库进行合并的过程。

四、知识图谱质量评估

知识图谱构建完成后还有一个关键环节很容易被忽视,那就是知识图谱质量评估。知识图谱的质量往往依赖于所选择的数据源的数据质量。数据源质量问题有数据不完整、重复、不一致(相互矛盾)和错误等。在基于多源异构数据的知识图谱的构建过程中,这些问题更加突出。知识图谱的质量评估一般是基于应用目的的评估,即必须和领域与应用场景结合起来。Aidan Hogan Eva 等从三个维度总结了知识图谱的质量评估指标:准确性(accuracy)、覆盖率(coverage)和一致性(coherency)。

知识图谱是对客观世界的抽象描述,准确性代表知识图谱里面的实体和关系相对于客观世界的代表程度,与信息检索领域的查准率类似。准确性可以进一步分为句法准确性(syntactic accuracy)、语义准确性(semantic accuracy)和及时性(timeliness)。句法准确性评价领域数据被知识图谱所表示的语法层面的准确度。语义准确性衡量知识图谱中的数据值相对于现实世界的准确性。及时性是指知识图谱相对于现实世界的更新程度。覆盖率类似于信息检索领域的查全率，用于评估知识图谱对领域对象的覆盖程度，避免产生遗漏进而影响知识图谱的应用。覆盖率又可分为完整性（completeness）和代表性（representativeness），分别代表知识图谱对客观领域对象揭示的全面性和代表程度。一致性主要评价知识图谱实例数据在多大程度上与预先定义的模式、约束等相一致。

五、知识图谱的存储

知识图谱是一种全新的基于图的大规模数据集，其存储形式主要有两种：RDF 格式存储和图数据库存储。

（一）RDF 格式存储

RDF 是 W3C 提出的一种资源描述知识模型，是表示语义网上关联数据的标准格式。在 RDF 三元组数据模型中，一个 RDF 图被表示为三元组（S，P，O）的有限集合，其中 S 代表主语，P 代表谓语，O 代表宾语。这样，实体与实体之间以主语、谓语和宾语的形式建立联系。

目前，常见的 RDF 三元组数据库有开源的 Jena、RDF4J、RDF-3X 和 gStore，以及商业 RDF 三元组数据库 Virtuoso、Allegro Graph 和 GraphDB 等。

RDF 图数据的标准查询语言是 SPARQL。大多数 RDF 三元组数据库都支持 SPARQL 语言。SPARQL 是一种结构化查询语言，用户只需要根据预先制定好的语法规则查询即可。SPARQL 语言在语法上借鉴了 SQL，提供了三元组模式、图模式、属性路径等多种查询方式。

（二）图数据库存储

图数据库是知识图谱存储的主流。图数据库将知识图谱中的实体或属性转换为图数据库中的节点，实体间的关系转换为图数据库中的边。图数据库存储建立在属性图数据模式之上。在属性图中，每个顶点和边都具有唯一的 ID，顶点和边可具有标签。顶点和边上均可具有一组属性。图数据库存储中最流行的存储方式是原生图存储。原生图数据库中最流行的是 Neo4j。Neo4j 由美国的 Neo Technology 开发，2007 年发布第一个版本。Neo4j 是基于 Java 的开源图数据库，通常被认为比传统的关系数据库具有更强的数据处理与分析能力。Neo4j 的基本元素有节点、关系、属性和标签。在 Neo4j 中，每个节点都有一个标签，不同类型节点通过标签来区别。除了 Neo4j 外，常见的图数据库还有分布式图数据库 Janus Graph、原生图数据库 OrientDB 等。属性图数据库的查询语句主要有 Cypher、Gremlin、PGQL 和 G-CORE 等，比如 Neo4j 提供的查询语言就是 Cypher。

第三节　医学知识图谱系统案例

医学领域是知识图谱应用最广泛、最实用、最直接的领域之一。本节主要介绍四个应用案例：中文医学知识图谱（Chinese medical knowledge graph，CMeKG）、基于指南的非小细胞肺癌知识图谱、罕见病知识图谱诊断模型、医学百科知识图谱。每个案例分别介绍医学知识图谱构建的方法、过程和技术。

一、中文医学知识图谱

中文医学知识图谱是利用自然语言处理与文本挖掘技术，基于大规模医学文本数据，以人机结合的方式研发的中文医学知识图谱。

（一）构建流程

CMeKG 参考了国际标准医学术语信息，在医学专家的指导下设计医学知识图谱模式层的规范体系。通过算法自动提取，人工标注及校对，整合提取医学概念关系实例，并进行实体对齐和归一化处理，根据医学专家的评价和反馈，迭代地修正医学知识图谱。最终，形成中文医学知识图谱，使用 Echarts 进行图谱展示。

（二）构建方式

CMeKG 知识图谱的构建采用自底向上的方式，基于文本特点，分别使用基于规则和基于深度学习的两种方法对多来源医学文本信息进行知识提取，其中，利用基于规则的方法提取临床路径、医学网站和医学百科中的医学知识，利用基于深度学习的方法来提取临床实践中的医学知识。通过人工标注和自动提取方法相结合，构建了中文医学知识图谱。

（三）构建过程

1. 实体识别　　参考国际疾病分类（International Classification of Diseases，ICD），药物的解剖学、治疗学及化学分类法（Anatomical Therapeutic Chemical，ATC）及医学主题词表（Medical Subject Headings，MeSH）等权威的国际医学标准以及规模庞大、多源异构的临床指南、行业标准、诊疗规范与医学百科等医学文本信息，在医学专家的指导下设计医学知识图谱模式层的规范体系。概念层设计为 15 大类之后，在算法自动提取及人工标注、校对的基础上，整合提取医学概念关系实例。

2. 关系抽取　　针对疾病、药物和诊疗技术及设备等各类医学概念进行细化描述，定义各类概念的关系描述框架。每个概念的关系描述框架由概念间的关系（概念关系）和概念与属性之间的关系（属性关系）构成。共定义了 67 种概念关系，如〈药物类 - 症状类 - 适应证〉、〈疾病类 - 诊疗技术及设备类 - 检查〉，以及 194 种属性关系，用来描述某个概念实例的属性值（数字或字符串），如同义词、规格、成分、发病年龄、住院时间等。

3. 关系链接　　对多源异构的医学资源进行了人机交互的知识提取与知识融合，基于疾病分类体系和基于 ICD 编码的疾病分类体系，并实现了与 UMLS 的映射与链接，实现了疾病、症状、药物、诊疗技术之间广泛的知识关联。CMeKG 2.0 目前包含 1 万余种疾病、近 2 万种药物、1 万余个症状、3 000 种诊疗技术的结构化知识描述，描述医学知识的概念关系及属性三元组达 156 万。

4. 知识图谱可视化及存储　　CMeKG 使用 Echarts 展示知识图谱。对于每一个实体，选择以该实体为主语的六元组进行显示，即分别为实体 1，关系，实体 2，以及对每一元的约束或属性，表示为 {entity1，entity1_property，relation，relation_property，entity2，entity2_property}，简记为 {e1，e1_pro，rel，rel_pro，e2，e2_pro}，其中属性描述的三元可以为空，即六元组在实体和关系的属性都为空时会蜕化为三元组。连接同一结点的相同颜色结点代表相同的语义关系，整体效果呈现为以查询实体为中心，具有语义关系的相关实体发散至四周的网状结构。

二、基于指南的非小细胞肺癌知识图谱

近年来，恶性肿瘤发病人数呈增长趋势，肺癌是最常见的癌症死亡原因，其死亡人数超过乳腺癌、前列腺癌和结直肠癌。基于前面知识图谱构建方法，构建非小细胞肺癌临床本体以及可推理的知识图谱，从而辅助非小细胞肺癌的临床决策。

（一）构建流程

本案例是基于临床指南构建知识图谱，主要是围绕流程性知识与陈述性知识两种临床指南知识表达方式，建立结构化本体库和知识图谱模型。临床指南是基于循证医学观点的临床指导意见，用于帮助医生和患者针对特定的临床问题做出恰当的处理，以减少医疗失误，避免资源浪费。临床指南由大量临床概念、术语及其逻辑关系组成。基于临床指南构建的知识图谱，用于辅助临床决策具有重要意义。构建基于临床指南的知识图谱，首先从指南中抽象出其概念层次，结构化指南信息。通过对指南进行知识抽取，提取指南的概念层内容，进而进行本体设计。其次是构建指南数据层（包含实体和关系），从不同格式的临床指南中提取医学知识，并将医学知识转换成可被计算机处理的数

据格式。最后，在明确了所有实体以及实体之间的关系后，利用三元组数据模型来描述指南知识，使用图数据库管理系统 Neo4j 进行存储，实现知识图谱可视化。

（二）构建方式

基于临床指南的知识图谱作为一种领域知识图谱，采用自顶向下的方式进行构建。从最顶层的概念开始定义，逐步往下细化，形成类似树状结构的图谱模式，最后将实体对应到概念中。此类构建方式通常适用于领域或者行业知识图谱的构建。

（三）构建过程

1. **实体识别**　首先，对美国国家综合癌症网络（National Comprehensive Cancer Network，NCCN）发布的临床实践指南进行概念提取。该指南以有向流程图的形式，描述了非小细胞肺癌的临床诊治过程，例如根据各个疾病分期或临床表现给出对应的评估、治疗流程。

其次，提取概念内容，分别为"临床表现""初始治疗""辅助治疗"和"治疗方法"四个内容。"治疗方法"在有向图中并未提示，但通过归纳可知，"手术""化疗""术前同步放化疗"均为一种"治疗方法"。接下来，提取概念实例，分别为"肺上沟瘤（T3 侵犯，N0-1）""术前同步放化疗""手术""化疗"四个实例。此步骤要尽可能多地挖掘出临床指南中高质量的医学词汇。从指南中识别命名实体，并将其分类到定义的类别。

2. **实体链接**　是指将文本中的实体指称链向知识库中的目标实体的过程。实体链接将文本数据转化为有实体标注的形式。从临床指南中抽取与概念层设计相匹配的实体和关系，并将其整理成实体库和三元组关系库。

3. **关系抽取**　指提取概念间的逻辑关系，分别为"临床表现的初始治疗是（某一治疗方法）""临床表现的辅助治疗是（某一治疗方法）"。首先通过对临床指南内容的整理归纳（例如由"初始治疗""辅助治疗""后续治疗"挖掘出上级概念层"治疗时期"），整理出非小细胞肺癌本体的三级概念结构，如表 5-1 所示。其次，进行概念关系层设计，基于提取的概念间的逻辑关系，可将语义关系表设计成如表 5-2 所示。

表 5-1　非小细胞肺癌临床指南本体概念结构表

一级概念层	二级概念层	三级概念层	实例
临床表现			疑似多发性肺肿瘤，多发性肺癌（N0-1），偶发结节疑似肺癌等
临床分期			Ⅰ期（中央型 T1abcT2a，N0），ⅣB 期（弥散性转移分散的肺结节ⅡB，ⅢA，Ⅳ期）等 无症状冠心病，心脏 X 综合征，心肌桥
治疗	治疗方法	药物治疗	{药品}
		手术	保留肺实质切除术，SVC 支架，栓塞……
		放疗	完全根治性放疗，立体定向消融放疗（SABR），外照射放疗……
		化疗	诱导化疗，序贯化疗，序贯化疗……
		……	……
	治疗时期	初始治疗	{治疗方法}
		辅助治疗	{治疗方法}
		复发与转移的治疗	{治疗方法}
		一线治疗	{治疗方法}
		后续治疗	{治疗方法}
		继续维持治疗	{治疗方法}

续表

一级概念层	二级概念层	三级概念层	实例
评估	评估时期	风险评估	{评估方法}
		初始评估	{评估方法}
		治疗前评估	{评估方法}
		临床评估	{评估方法}
	评估方法	患者因素	年龄,吸烟史,既往肿瘤病史,家族史,职业暴露,其他肺部疾病等
		放射性因素	肺结节的大小,肺结节的形态,肺结节的密度,相关的实质异常等
		其他	病史问诊,体格检查,肺功能检查,FDG PET/CT 扫描,胸腔镜等
监测	监测频率		每 6 个月一次,每年一次,每 3～6 个月一次等
	监测方法		戒烟建议,胸部低剂量平扫 CT,增强 CT 等
	监测结果		局部复发,远处转移
检测	检测方法		分子检测,PD-L1 检测
	检测组织		大细胞,鳞状细胞癌,腺癌,非小细胞肺癌非特指型(NOS)等
	检测结果		ALK 阳性,BRAF V600E 阳性,EGFR 敏感突变阳性等
药品			厄洛替尼,贝伐珠单抗,拉罗替尼等

表 5-2　本体设计中实体关系语义表

实体关系名	起始实体类别	指向实体
has_class_of	疾病	临床分期、临床表现、评估/监测、检测、药品
has	临床分期	临床分期
	治疗	治疗事情、治疗方法
	检测	检测方法、检测结果、检查组织
	评估	评估方法、评估时期
	检测	监测方法、监测频率、监测结果
has_treatment	临床表现、临床分期、临床评估/检测结果	评估方法
has_assessment	临床表现、临床分期、临床评估、检测结果	评估方法
has_detection	临床表现、临床评估	检测方法
detection_result	检测结果	临床表现、临床分期
has_monitor	临床分期	监测
assess_result	评估方法	评估结果
	临床分期	评估结果
surgery_see	评估结果	临床分期
suggest	评估结果	治疗方法
	评估结果	(进一步)评估结果
drug_use	临床分期、治疗方法	药品
refer_to	评估结果、检测结果、临床分期/临床表现	临床分期、临床表现
belong_to	临床分期、临床表现、发现、评估、监测、检测、药品	其他可能类型

　　数据层设计主要是从临床指南中挖掘出具有高质量的医学实体(概念实例)和关系,并将其整理成三元组的格式,存储在 Neo4j 数据库中。实体关系必须以概念层设计的关系表为框架,实现实体与

实体之间的关系连接。如该部分指南表示的意思为"临床评估为ⅠA期（周围型 T1abc,N0）分期的患者,需先进行治疗前评估,评估方法有肺功能检查、支气管镜、纵隔淋巴结病理学评估、FDG PET/CT 扫描",提取实体"ⅠA期（周围型 T1abc,N0）"为临床分期,"肺功能检查""支气管镜""纵隔淋巴结病理学评估"和"FDG PET/CT 扫描"为评估方法,概念内容"临床分期"与"评估方法"的关系为"has_assessment"（有…评估方法）,生成表 5-3 所示的三元组关系表。

表5-3　非小细胞肺癌指南知识抽取(部分)

临床分期	评估方法	评估方法
ⅠA 期（周围型 T1abc,N0）	治疗前评估	肺功能检查
ⅠA 期（周围型 T1abc,N0）	治疗前评估	支气管镜
ⅠA 期（周围型 T1abc,N0）	治疗前评估	纵隔淋巴结病理学评估
ⅠA 期（周围型 T1abc,N0）	治疗前评估	FDG PET/CT 扫描

4. **知识图谱可视化及存储**　本案例选用基于 Neo4j 图数据库作为存储体系,并可视化表示医学实体关系。基于抽取的三元组数据模型,设计导入的医学节点和关系节点,考虑到疾病临床指南所整理的数据为中等规模以及数据可实时插入的效果,采用导入 csv 文件为主的方式,对数据进行存储。

最后将实体与关系整理出 Neo4j Load csv 导入格式的实体与关系文件。可以通过不同的方法来实现搜索功能,例如基于规则的子图匹配,基于节点与结构相似度的子图匹配等。当用户点击"Ⅱ期（T2b,N0）"临床分期和搜索条件"治疗方法"时,系统会根据非小细胞肺癌知识图谱接收搜索条件内容,通过规则匹配,最后将其转换为 Cypher 语句以在 Neo4j 中查询答案。

三、罕见病知识图谱诊断模型

罕见病（rare disease）又称为"孤儿病",是指发病率和患病率均极低,漏诊率又极高的疾病。相比于传统的基因测序技术,构建罕见病知识图谱诊断模型可进行大规模的筛查和诊断。

（一）构建流程

本案例集合了 34 个不同的生物医学数据集,定义各数据集中药物、疾病、基因等实体,抽取实体间的关系,实现药物与罕见病的映射、药物与适应证的关联,形成跨多种疾病资源的疾病映射,生成疾病概况,了解罕见疾病的发病机制,支持科学研究和临床决策。

（二）构建方式

罕见病知识图谱的构建采用自底向上的方式,与知识图谱构建方法类似,主要依赖开放的数据集和百科,从这些结构化的知识中进行自动或者半自动的学习,来提取概念、实体及其关系。此类构建方式通常适用于没有完整的知识体系的领域知识。

（三）构建过程

1. **数据集来源**　从美国国家罕见病中心（Genetic and Rare Diseases Information Center,GARD）、人类罕见病知识库（Orphanet）、Monarch 疾病本体（Monarch Disease Ontology,MONDO）、人类孟德尔遗传数据库（Online Mendelian Inheritance in Man,OMIM）、人类表型本体库（Human Phenotype Ontology,HPO）等 34 个数据资源库获取罕见病的基因、蛋白质、遗传表型等相关信息,数据集还来源于美国食品及药物管理局（Food and Drug Administration,FDA）孤儿药认定和 Inxight 药物数据库。除 GARD 数据外,其他所有数据集均从 NCBO Bioportal 下载。

2. **实体识别**　对于各种类型的数据,相应地定义主要概念类别,包括条件、药物、基因等。除了"条件"这一类外,为更准确地获取罕见病信息,还从 GARD 衍生出 32 个罕见疾病类别作为单个疾病类别,如"血液疾病""内分泌疾病"和"寄生虫病"。特别地,一个名为"DATA"的类被定义为一个数据容器来管理数据属性。此外,从原始数据集中采用了一些类别,例如 UMLS 语义类型列表。表 5-4 列出了主要类及其相关数据源。

表 5-4 主要类和相应的数据源

分类 Classes	原始数据来源 Primary data resources	缩写 Abbreviations used in this study
Condition and Designated	● Inxight Drugs	● S_RANCHO-DISEASE-DRUG_2018-12-18_13–30
	● FDA Orphan Drug Designations	● S_FDAORPHANGARD_20190216
Rare Diseases and 32 different rare disease categories from GARD	● GARD	● S_GARD
	● MONDO	● S_MONDO
	● Orphanet	● S_ORDO
	● OMIM	● S_OMIM
Human Phenotype	● HPO	● S_HPO
	● Phenotype And Trait Ontology	● S_PATO
	● Mammalian Phenotype Ontology	● S_MP
Drug	● Inxight Drugs	● S_RANCHO-DISEASE-DRUG_2018-12-18_13–30
	● FDA Orphan Drug Designations	● S_FDAORPHANGARD_20190216
	● VA National Drug File(VANDF)[a]	● S_VANDF
	● MeSH[a]	● S_MESH
Chemical	● ChEBI	● S_CHEBI
	● Thesaurus[a]	● S_THESAURUS
Gene	● GHR	● S_GHR
	● Ontology of Genes and Genomes	● S_OGG
	● MedGen[a]	● S_MEDGEN
	● Thesaurus[a]	● S_THESAURUS
Protein	● Protein Ontology	● S_CL
		● S_CLO
		● S_MP
		● S_HP
Cell	● Cell Ontology	● S_CL
	● Cell Line Ontology	● S_CLO
	● Thesaurus[a]	● S_THESAURUS
	● MedGen[a]	● S_MEDGEN
Tissue	● Thesaurus[a]	● S_THESAURUS
DATA	● All data properties are store in this class	● DATA

[a] 语义类型已被用于表示 VANDF、MeSH、MedGen 和同义词库的不同类别,如 T109 表示"有机化学",T121 表示"药理物质",T025 表示"细胞",T028 表示"基因或基因组"等。

　　3．实体链接　实体数据属性将各个概念链接到其数据值。在定义实体数据属性以相应地获取每个类信息时,还采用了原始数据资源的数据属性。例如,NCI 同义词库包括注释属性和对象属性列表。所有数据属性都存储在"DATA"类中。表 5-5 显示了数据属性以及一些解释。

表5-5 数据属性

数据属性 Data property	分类 Corresponding class	解释 Explanation
ConditionDoId，ConditionDoValue，ConditionMeshId，ContitionName，ConditionFdaUse，ConditionComment	Condition	• ConditionDoId: Mapped Disease Ontology ID； • ConditionMeshId: Mapped MeSH ID
gard_id，Categories，is_rare，name，synonyms，xrefs，Sign and symptom，Treatment，Diagnosis，etc.	GARD Rare Diseases	• is_rare: An indicator of "RARE" disease； • xrefs: mappings to other resources, including MONDO, Orphanet；
CompoundName，CompoundSmiles，CAS，UNII，OfflabelUseComment	Drug	
ID，Label，URI，IAO_0000115	Gene	• IAO_0000115: Definition of the concept
ID，IAO_0000115，Label，Synonym，uri，Gene Symbol	Protein	• IAO_0000115: Definition of the concept • Id: Protein Ontology identifier
IAO_0000115，hasDbXref，hasRelatedSynonym，label uri	Tissue	• IAO_0000115: Definition of the concept • hasDbXref: external references
hasDbXref，IAO_0000115 id，label，uri	Human Phenotype	• Id: HPO identifier
Annotation properties and object properties are adopted from NCI Thesaurus	Chemical	

4. 关系抽取 为了获取主要类之间的语义关系，通过两种策略定义了对象谓词：①基于语义关系，例如定义"has_phenotype"来表示疾病概念之间的关系（属于"条件"类别或 32 种罕见疾病类别之一的概念）和属于"Human Phenotype"类别，"subclassof"被定义为表示父子关系。②为了在数据集成的不同资源之间建立新的联系，例如，"N_Name"定义为基于概念名称或其同义词来进行映射，"I_Code"定义为概念代码，"I_Gene"定义为基于基因符号。表 5-6 显示了本研究定义的主要对象属性。

表5-6 对象属性

对象属性 Object Property	关系 Relationships
has_phenotype	Disease and Phenotype
subclassOf	Parent and Child concepts
equivalentclass	Equivalence（in terms of their class extension）of two named classes.
exactmatch	Two concepts with a high degree of confidence that the concepts can be used interchangeably.
R_Rel	Relationships derived from other resources, such as "has_inheritance_type" from the HPO
N_Name	Mappings based on concepts names and/or their synonyms.
I_Code	Mappings based on identifiers, such as UMLSCUI, MONDO ID, HPO ID.
I_Gene	Mappings based on Gene symbols
Payload	Concept and DATA node

5. 知识图谱可视化及存储 罕见病知识图谱使用了图像拼接工具 Stitcher 的内部数据集成框架。Stitcher 使用自身格式的数据资源（如 OWL、RDF、JSON、XML、文本分隔符等），将所有实体作为一个 Neo4j 数据库构建集成的多重图谱。每个数据源的关联过程是通过将相关数据属性映射到一组关联键上（例如，"N_Name""I_CODE"）来完成的。图谱可在网上公开访问。本例在 Neo4j 中生成

了罕见病知识图谱，从 34 个不同的生物医学数据资源中总共产生了 3 819 623 个节点和 84 223 681 个关系。

罕见病知识图谱包括各种类型的数据，如疾病、药物、基因、蛋白质等，可用于生成疾病概况。该文档包括详细的疾病信息，即概要、原因、来自 GARD 的遗传信息，以及来自其他综合数据资源的相关基因、表型、药物等信息。

四、医学百科知识图谱

医学百科是公众获取健康知识的一种重要途径，利用医学百科数据构建面向重大疾病的医学百科知识图谱，辅助开展知识的语义关联，为相关人员提供知识的高效搜索，便于知识发现。

（一）构建流程

医学百科知识图谱的构建流程包含三部分：知识获取、知识处理和知识应用。首先获取医学百科数据；其次通过命名实体识别、实体关系抽取等技术对半结构化的医学百科数据进行结构化处理，形成对应的知识三元组；最后利用相关软件和工具将其转换为另一种可视化、直观的表示形式，即知识图谱。

（二）构建方式

医学百科知识图谱的构建采用自底向上的方式。首先需要从数据中提取出实体、关系和属性；然后利用图谱绘制软件或工具生成相应的图谱；最后是可视化展示实体及实体间的关系。

（三）构建过程

1. 实体识别　用 Java 语言通过网络爬虫抓取"百科名医网"中与肿瘤、心脑血管疾病、呼吸系统疾病等主题相关的词条信息，为后续知识处理提供原始数据。基于该爬虫程序构建了医学百科数据集，并采用人工剔除的方式辅助筛选出词条信息，包括疾病名、临床表现、症状、原因、诊断、治疗、预防等内容。同时对采集的词条信息进行数据清洗、编辑、分组、排序、重复值删除、规约等一系列预处理操作，以保证数据的完整和准确。

本案例通过中文命名实体识别工具 Stanford NLP 识别出有效的疾病、症状等实体，为后续抽取实体关系奠定基础。此外，为了确保数据质量，聘请专业人员核实未能正确识别的命名实体，对识别的结果进行审核、校对。通过对百科数据集进行症状、诊断及病因等命名实体的识别与校对，共得到 1 876 个实体。

2. 关系抽取　实体关系抽取的目的则是确定文本中实体对之间的关系，具体而言就是利用关系抽取技术，从非结构化的海量文本中提取出格式统一的数据，借助计算机快速处理文本，抽取实体之间的语义关系，从而构建出众多实体之间的关联信息。

实体关系抽取主要是根据实体的属性、类别、消歧信息、关键词等特征确定实体的所属关系类别，是构建知识图谱的重要环节之一。

首先，抽取每个实体所对应的特征和关键词等信息。然后根据抽取出的实体及其特征和关键词信息进行实体关系的标注，并用 RDF 三元组表示，如"哮喘"的症状表现为"胸闷"，检查方式有"肺活量"，表示为〈哮喘，症状，胸闷〉，〈哮喘，检查，肺活量〉；同时能够展示层次化的关系，如"哮喘"的病因有"敏感源"，"敏感源"又包括"花粉"，表示为〈哮喘，病因，敏感源〉，〈病因，敏感源，花粉〉等。

3. 知识图谱可视化及存储　本案例将识别的疾病、症状、诊断、治疗等相关的实体和概念使用 XML 技术存储于数据库中，然后基于 dom4j、XPath 等技术对 XML 文件进行解析，构造相应参数，选取开源免费的 ECharts 可视化图表工具对上述百科实体及其关系进行可视化展示。该图表直观、生动、可交互、可个性化定制，还赋予用户进行数据挖掘和整合的权限。该知识图谱的应用实现了面向心脑血管疾病、肿瘤、呼吸系统疾病、慢性病等 4 个主题的医学领域重大疾病的百科知识图谱展示。

本节主要介绍了四个医学知识图谱的构建实例。其数据来源、构建方式、存储展示各有不同（表 5-7）。在医学知识图谱实际构建过程中，需要根据实际需求采取适合的方式。

表 5-7 四个知识图谱的比较

案例	数据来源	构建方式	存储展示
中文医学知识图谱（CMeKG）	多源异构的临床指南、行业标准、诊疗规范与医学百科等	自底向上	Echarts
基于指南的非小细胞肺癌知识图谱	临床指南	自顶向下	Neo4j
罕见病知识图谱诊断模型	多个罕见病资源数据库	自底向上	Neo4j
医学百科知识图谱	"百科名医网"网站	自底向上	XML、Echarts

（黄 芳 黄 成）

思 考 题

1. 试述知识图谱在医学领域的主要应用场景。
2. 医学知识图谱的构建方式有哪些?
3. 医学知识图谱的构建有哪些步骤?

第六章

医学文献组织

医学文献是记录有医学知识的载体。随着生物医学研究的不断发展，面向医学文献的需求也不断深入和集中，医学文献组织工作显得尤其重要。文献组织使文献所含知识得到鉴别、提炼和综合，从而使知识由分散到集中，由无组织到系统化。目前医学文献组织已经比较成熟，人们创制了各种分类法、主题法，制定了各种文献描述规则，实现了规范化、标准化，这些工作对医学知识信息的广泛交流传播起到重要作用。本章着重介绍医学文献组织的内容与发展趋势，医学文献描述方法，分类标引与主题标引方法，并介绍医学文献组织典型应用案例。

第一节　医学文献组织概述

一、医学文献组织的内容

医学文献组织是指利用科学的规则和方法，对医学文献进行收集、加工、整合、存储，使之有序化、系统化的过程。医学文献组织的主要内容包括文献选择、文献描述、文献标引、文献整序与存储。

（一）文献选择

文献选择是指从搜集到的大量无序分散的文献中挑选出适合特定范围或要求的文献，是文献组织过程的第一步。如构建医学文献检索系统时，要综合考虑学科或主题范围、水平层次、读者对象、文献类型、出版时间、出版地点和语种等多种因素，作为文献选择的依据。

（二）文献描述

文献描述，又称文献著录，是指依据一定的规则和方法描述文献的内容特征和形式特征。文献描述采用元数据规范，如机读目录（machine readable catalogue，MARC）元数据、都柏林核心（Dublin Core，DC）元数据等，它们是文献的缩影，可用于组织检索系统。文献资源的标准化描述有助于促进不同机构间文献信息的交流和充分利用。

（三）文献标引

文献标引是指分析文献的内容属性（特征）及其相关外表属性，用特定语言表达分析出的属性或特征，从而赋予文献检索标识的过程。标引语言是用于表达文献主题内容的标识，主要包括分类语言和主题语言，往往由相应的分类表、词表等进行规范，如《中国图书馆分类法》《中文医学主题词表》等。依据标引语言的不同，文献标引主要包括分类标引和主题标引。

（四）文献整序与存储

文献整序与存储是指将经过描述与标引的文献进行整理序化，按照一定格式与顺序存储在特定载体中,其目的是便于文献管理人员和用户快速、准确地识别、定位和检索文献。各种文献目录查询系统、文献数据库等都是文献存储的方式。

二、医学文献组织的发展趋势

(一)标引语言的多源整合集成

近年来,多来源、跨领域的文献标引语言进行整合集成,实现了语义兼容和互操作。如美国国立医学图书馆(NLM)开发的一体化医学语言系统(UMLS),通过整合上百部生物医学领域的本体、主题词表、分类表等,实现了多种信息系统之间的语义互操作。我国的中文一体化医学语言系统(Chinese Unified Medical Language System, CUMLS)整合十余部生物医学领域的主题词表、分类表、术语表及医学语料,形成了由医学词表、语义网、构建工具组成的知识组织系统,提高了文献组织效率。

(二)知识元组织及语义网技术

知识元是在图书情报、语义出版、人工智能等领域中新兴的研究主题。知识元是指可独立使用的知识的最小构成单元,如文献中的数据、公式、事实、结论等。随着语义网技术的发展,传统的对文献单元的组织逐渐深入到文献中蕴含的知识单元,出现了知识元语义模型构建和基于知识元的知识组织等研究和实践。近年来,面向文献内容的知识元组织和挖掘研究日益增多,能够在一定程度上解决知识的复杂性和不确定性等问题,提高知识组织和利用的有效性。

(三)文献组织的自动化

计算机技术的发展推动了文献组织的自动化,如自动编制词表、自动标引以及文献检索系统管理的自动化等。自动编制词表的方法主要有合并现有词表,抽取用户术语来生成词表,通过语法分析、共现分析构建词表等。词表维护更新系统能够自动获取网络新知识,补充新词汇,实现词表修订智能化。自动标引方法通常涵盖两大类:①基于词典的方法,是将传统分类表或词表用于文献的自动标引,如中国生物医学文献服务系统(SinoMed)基于《中文医学主题词表》实现自动标引;②基于专家系统的方法,是让计算机模仿专家的思维推理和判断而进行文献标引,其核心是知识库和知识表达,涵盖人工建立的分类或主题体系、语义网络和标引规则等,运用了人工神经网络等多种机器学习方法,要求系统具有自然语言理解能力,能利用其自学功能不断完善知识库。

(四)文献组织的可视化

可视化技术能够直观、充分地展示文献信息,主要表现在:①呈现词表、分类表中的概念分布及其相互关系,如 MeSH 的主题词树形结构图、UMLS 中的概念间关系等。②文献知识元计量分布的图像表示。从文献的作者、关键词、参考文献等内容特征和外部特征入手,构建文献知识元计量分布图,如 Web of Science 对检索结果计量分析的可视化展示。③内容聚类或关联网络图谱。通过文献内容词聚类、内容词共现关联网络、文献之间的引用网络等方式,将大量的文本信息表示为可视化图谱。这些文献信息的可视化描述能够使用户迅速捕捉到有价值的信息,大大提高了信息检索和知识挖掘的效率。

第二节　医学文献描述

一、文献描述的元数据方案

(一)元数据定义

元数据(metadata)是关于数据的数据(data about data),是文献检索系统的基本构成单元,用来组织目录、数据库、搜索引擎等检索系统。在图书馆与信息管理领域，元数据被定义为：提供关于信息资源或数据的一种结构化的数据，是对信息资源的结构化的描述。

（二）元数据功能

1. 组织数字文献资源　元数据可以对各类数字文献资源进行组织，通过对电子图书、电子期刊、网页进行描述，形成数据库。

2. 支持文献发现　元数据识别文献资源，对其外部特征和内部特征进行描述；定位文献资源，如利用数字文献的唯一标识（如统一资源定位系统 URL、数字对象唯一标识符 DOI）提供其位置信息；支持文献检索，在描述数据中提供多种检索途径（标题、作者、文献类型、出版日期等）；支持文献选择，通过描述文献的各种特征，供用户判断文献的使用价值，从而决定取舍。

3. 支持文献资源的互操作　元数据不仅方便用户理解，还较易被用于计算机处理，提升了文献资源的互操作性。比如许多元数据方案采用 XML 格式进行表示，并且能够通过各类元数据之间的映射解决资源互操作问题。

4. 支持文献存档和保存　元数据通过描述文献的格式、产生、变化等信息，保证其持续可访问性，不会因时间流逝、资源存储硬件和软件的变化而丢失、毁坏或无法访问。

（三）元数据结构体系

元数据方案的总体结构通常可分为三个层次。

1. 内容结构　定义元数据的构成元素，包括描述性元素、技术性元素、管理性元素、结构性元素。这些构成元素往往与元数据的功能相对应，可以自行定义，也可以从相关标准中选取，例如 MARC 记录依据《国际标准书目著录》（*International Standard Bibliographic Description*，ISBD）标准进行定义。

2. 句法结构　定义元数据的格式及其描述方式，包括元素的分区分段组织、元素选取使用规则、元素描述方法、元素结构描述方法、与相关标准的链接关系等。例如 DC 元数据采用 ISO/IEC 11179 标准的描述方法，其他如 MARC 记录结构、XML 结构等描述方法。

3. 语义结构　定义元素的具体描述方法，体现元数据的语义特征。有些元数据本身定义了语义结构，有些由应用该元数据方案的具体单位规定语义结构。例如 DC 元数据建议日期元素采用 ISO 8601，资源类型采用 DC 类型，识别号采用 URL、DOI。

作为文献资源描述规范，目前存在多种元数据标准和方案。下文介绍重要的 MARC 标准及 DC 元数据。

二、机读目录

（一）机读目录概况

机读目录（machine readable catalogue，MARC）是指以代码形式和特定结构记录在存储载体上，能够被计算机识别、控制、处理和编辑输出的目录格式。MARC 是描述文献著录信息的国际标准格式，是目前图书馆领域广泛使用的文献目录。

美国国会图书馆于 1965 年开始研制机读目录。1969 年发行的 MARCⅡ格式是目前使用的各种机读目录格式的母本，后更名为 USMARC，现称为 MARC21。ISO 2709 是 1973 年根据 MARC 经验制定的重要国际标准。国际图联于 1977 年在 USMARC 基础上制定了国际机读目录格式（Universal MARC Format，UNIMARC），实现了不同语种、不同载体文献的机读目录格式一体化。许多国家使用 UNIMARC 作为国际机读目录的交换格式。2002 年美国国会图书馆等机构合作开发了 MARC 数据在因特网环境下的工作框架，其核心是 MARCXML 模式，允许在 ISO 2709 的 MARC21 记录和用 XML 编码的 MARC21 记录之间无损地相互转换。2006 年发布了国际标准 MarcXchange，作为 XML 描述的 MARC 数据的格式交换工具。

中国机读目录格式（China MARC Format，CNMARC）的研制起始于 20 世纪 70 年代。1982 年参照 ISO 2709 制定的国家标准 GB/T 2901 为中文 MARC 格式的标准化奠定了基础。北京图书馆（现称国家图书馆）于 1987 年开始研发 CNMARC，1992 年正式发行。CNMARC 与 ISO 2709 规定相一致，在等效采用 UNIMARC 的基础上编制而成，同时针对中国出版物的特殊情况进行了必要补充，如增加了 091 统一书刊号、690 中国图书馆分类法、905 馆藏信息等字段。CNMARC 不仅适用于专著和连续出版物，还可用于声像资料、计算机文件等各种类型文献的描述，是我国国家书目机构与绝大多数图书情报部门使用的机读目录格式。2017 年发布的国家标准 GB/T 34832 规定了 CNMARC 记录的 XML 格式，作为网络环境下对 GB/T 2901 格式的一种补充。

（二）机读目录的结构

以国内常用的 CNMARC 为例，介绍机读目录的结构（图 6-1）。每一条记录由四部分组成。

（1）记录头标区：位于每条机读记录的开端，固定长度 24 个字符。指定字符位置的代码为数字或字母，包括关于记录结构的数据和为特定形式而定义的数据元素，如记录长度、记录状态、记录类型、书目级别、记录完整程度等。

（2）地址目次区：由若干目次项和字段分隔符组成，通常由计算机编目系统自动生成。每个目次项含 12 个字符，包括字段号、字段长度和字段起始字符位置。

（3）数据字段区：用来描述文献的具体信息，将文献数据按功能块、字段、子字段与数据元素的层次组织起来。数据字段的长度可变，不同字段号的结构也有所不同。

（4）记录分隔符：出现在每条机读记录的末尾，是用来区分记录的控制字符。

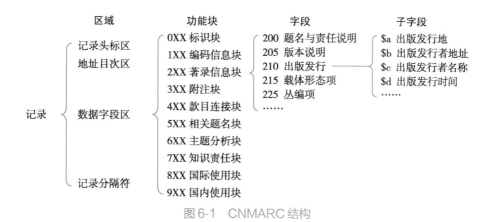

图 6-1　CNMARC 结构

图 6-2 为图书《临床信息管理》在中国国家图书馆馆藏目录查询系统中的 CNMARC 格式记录，与该示例相对应的字段释义如表 6-1 所示。

（三）机读目录的特点及应用

机读目录的结构成熟，标识完备、规范化，能够及时加以调整。目前世界各国的图书、情报、出版部门等已具备庞大的机读目录系统，MARC 已推广为通用描述格式，为文献数据的交换和共享做出了贡献。但是 MARC 格式也存在一定缺陷，如：结构复杂，过于专业化，导致加工成本较高；各字段规定过于固定、详细，没有文本标识灵活。

FMT	BK
LDR	-----nam0 22----- 450
001	007151058
005	20140710094629.0
010	|a 978-7-117-18696-4 |d CNY60.00
100	|a 20140606d2014　em y0chiy50　ea
1010	|a chi
102	|a CN |b 110000
105	|a a　z 001yy
106	|a r
2001	|a 临床信息管理 |b 专著 |d Clinical information management |f 崔雷主编 |z eng |9 lin chuang xin xi guan li
210	|a 北京 |c 人民卫生出版社 |d 2014
215	|a 16,208页 |c 图 |d 28cm
2251	|a 专科医师核心能力提升导引丛书
300	|a 国家卫生和计划生育委员会"十二五"规划教材 全国高等医药教材建设研究会"十二五"规划教材 供临床型研究生及专科医师用
330	|a 本书共分三大部分15章：第一部分（第1~6章）是信息及信息管理的基础知识和临床信息管理的基本理论；第二部分（第7~12章）是临床信息管理的具体应用；第三部分（第13~15章）是临床信息管理相关的应用主题。
5101	|a Clinical information management |z eng
6060	|a 临床医学 |x 管理信息系统 |x 高等学校 |j 教材
690	|a R4-39 |v 5
7010	|a 崔雷 |c (信息管理) |9 cui lei |4 主编
090	|a R4-3 |b cl
096	|a R4-3 |b cl
CAT	|a ZWCF011 |b 01 |c 20140606 |l NLC01 |h 0840
CAT	|a ZWCF011 |b 01 |c 20140626 |l NLC01 |h 1259
CAT	|a ZWCF011 |b 01 |c 20140626 |l NLC01 |h 1304
CAT	|a ZWCF011 |b 01 |c 20140627 |l NLC01 |h 1503
CAT	|a ZWCF011 |b 01 |c 20140701 |l NLC01 |h 1432
CAT	|a ZWSJGL3 |b 60 |c 20140710 |l NLC01 |h 0946
CAT	|c 20150106 |l NLC01 |h 0114
CAT	|c 20150110 |l NLC01 |h 0712
OWN	|a ZB301
SYS	007151058

图 6-2　CNMARC 格式记录示例

表 6-1　CNMARC 字段释义

字段	释义
FMT	中国国家图书馆文献类型代码，BK 表示图书
LDR	记录头标区，如 n 表示记录状态为新记录，a 表示记录类型为文字资料印刷品，m 表示书目级别为专著
001	记录标识号
005	记录最近一次处理的时间，20140710094629.0 意为编目的最后处理时间为 2014 年 7 月 10 日 9 时 46 分 29 秒
010	国际标准书号，子字段 |a　ISBN 号，|d 获得方式 / 定价
100	通用处理数据字段，如 20140606 表示 2014 年 6 月 6 日书目记录建立，d 表示一次性出全的专著，e 表示阅读对象为青年，m 表示阅读对象为普通成人
101	文献语种，指示符 0 表示原著
102	出版 / 制作国别，子字段 |a 国家代码，|b 地区代码
105	编码数据字段：面向专著性文字资料，含图表代码、内容类型代码、索引指示符、文学体裁代码等
106	编码数据字段：文字资料形态特征，r 表示普通印刷本

续表

字段	释义
200	题名与责任者说明,指示符 1 表示有检索意义,|a 正题名,|b 资源类型,|d 并列正题名,|f 第一责任说明,|z 并列正题名语种,|9 正题名汉语拼音
210	出版发行,|a 出版发行地,|c 出版发行者名称,|d 出版发行时间
215	载体形态项,|a 特定资料标识和文献数量,|c 其他形态细节,|d 尺寸
225	丛编项,指示符 1 表示不提供检索点
300	一般性附注
330	提要或文摘附注
510	并列正题名,指示符 1 表示有检索意义,|a 并列题名,|z 并列题名语种
606	论题主题,指示符 0 表示不需要区分主要词和次要词,|a 款目要素,|x 学科主题复分,|j 形式复分,|y 地理复分,|z 年代复分
690	中国图书馆分类法的分类号,|a 分类号,|v 分类法版次
701	个人名称 - 等同知识责任,|a 款目要素,|c 年代以外的名称附加,|9 款目要素汉语拼音,|4 关系词代码(责任方式)
090	自定义字段,|a 排架分类号,|b 作者中文名首字母缩写
096	自定义字段
CAT	自定义字段,是国家图书馆内部馆藏记录字段,记录书库、编目时间等内部管理信息
OWN	编目所属范围,ZB 中编代码,301 编目审核级别
SYS	系统号

三、都柏林核心元数据

(一)概况

都柏林核心(Dublin Core,DC)的全称是都柏林核心元数据元素集(Dublin Core Metadata Element Set),是一种简单有效的元数据方案。其主要目的是描述网络环境中的数字化文献信息。DC 产生于 1995 年 3 月在美国俄亥俄州都柏林召开的第一届元数据研讨会上,是图书馆、计算机、网络等方面专家和学者共同研讨的产物。之后每年都会举办一两次 DC 研讨会,讨论 DC 元数据包含的元素集、组织网络文献信息资源的方法、与其他元数据的互操作方法、网络图像描述方法、修饰词的应用等。DC 元数据国际标准最新版是 ISO 15836,分为两个部分:ISO 15836-1:2017 和 ISO 15836-2:2019。

(二)DC 元素组成

ISO 15836-1:2017 部分包括 15 个核心元素,可分为三种类型,各元素释义如表 6-2 所示。

表 6-2 DC 核心元素释义

元素类型	元素标识	中文名称	定义
资源内容描述类	title	题名	赋予资源的名称
	subject	主题	资源内容的主题描述
	description	说明	对资源内容的说明解释
	source	来源	可获取现存资源的来源信息
	language	语种	描述资源内容的语种
	relation	关联	对相关资源的参照
	coverage	时空范围	资源所涉及的时间或空间主题,资源所适用的空间或资源所辖范围

续表

元素类型	元素标识	中文名称	定义
知识产权描述类	creator	创建者	创建资源的主要责任者
	publisher	出版者	使资源可以获得和利用的责任者
	contributor	其他责任者	对资源内容创建做出贡献的其他责任者
	rights	权限	资源本身所有的或被赋予的权限信息
外部属性描述类	date	日期	与资源使用期限内某一事件相关的日期
	type	类型	资源的特征或类型
	format	格式	资源的文件格式、物理媒体或尺寸规格
	identifier	资源标识符	依据有关规定分配给资源的标识性信息

ISO 15836-2:2019 扩展了上述 15 个核心属性集,新增了 40 个属性和 20 个类,以提高都柏林核心描述的精确度和表达性。这些新增内容主要关注通用属性,以适应跨语言、跨学科的基本互操作性。可以利用新增的子属性对数据进行扩展描述,如交替题名(alternative)是题名(title)的子属性,摘要(abstract)是说明(description)的子属性,提交日期(dateSubmitted)、接受日期(dateAccepted)等是日期(date)的子属性,被替代(isReplacedBy)、被引用(isReferencedBy)是关联(relation)的子属性等。

（三）DC 特点及应用

DC 的特点主要体现在以下方面。

1. **简明易用**　DC 结构简单,元素集的成分、含义明确,易于理解,便于操作。

2. **灵活性**　DC 的 15 个核心元素都可以自由选取及重复使用,解决了多著者、多出版等重复元素的著录问题。对所描述的数据形式没有严格规定,例如,对主题数据,可以采用推荐的词表进行标引,也可以直接以自由词加以标引。对于需要详细著录的资料,引进了 DC 修饰词。各个元素之间语法独立,没有固定的次序。

3. **兼容性**　DC 可以在现有的框架下,与不同元数据集合之间进行转换。它并非具体学科专用,而是支持任何内容的资源描述,使跨学科的语义描述有了互操作的可能。

4. **全面性**　DC 比较全面地概括了网络信息资源的主要特征,涵盖了资源的重要检索点及有价值的说明性信息。

5. **可扩展性**　DC 可容纳新增加的结构,所有的元素成分都可以在现有的基础上根据需要进一步设置子项目,加以扩充。同时,还可与其他元数据元素连接使用,以弥补自身的不足。

经过多年的持续研究发展,DC 能较好地解决网络资源的发现、控制和管理问题,并且对于当前的数字图书馆研究也很有意义。研究及采纳 DC 的各种项目已遍布美洲、欧洲、大洋洲、亚洲等地,涉及图书馆、教育、科学研究、社会学、政府、商业等多个领域。目前 DC 已有汉语、德语、日语等 20 多种语言版本。

第三节　医学文献分类标引

文献分类法是依据文献内容的学科属性对其进行系统组织与揭示的一种方法。文献分类标引是指对文献进行主题分析,用分类语言表达分析出的主题,赋予文献分类检索标识(分类号)的过程。本节介绍典型的医学文献分类法及分类标引总体规则。

一、中国图书馆分类法

（一）简介

《中国图书馆分类法》（*Chinese Library Classification*，CLC）简称《中图法》，是综合性的等级体系分类法，在我国各类文献信息机构使用颇为广泛。《中图法》的编制始于 1971 年，第五版于 2010 年出版。目前国内主要大型书目、检索系统及文献数据库等都著录《中图法》分类号。

（二）类目体系

《中图法》第五版分为 5 个基本部类，22 个基本大类（表 6-3），51 881 个类目（包括通用类目）。

表 6-3 《中图法》基本部类及基本大类

基本部类	基本大类
马克思主义、列宁主义、毛泽东思想、邓小平理论	A 马克思主义、列宁主义、毛泽东思想、邓小平理论
哲学、宗教	B 哲学、宗教
社会科学	C 社会科学总论
	D 政治、法律
	E 军事
	F 经济
	G 文化、科学、教育、体育
	H 语言、文字
	I 文学
	J 艺术
	K 历史、地理
自然科学	N 自然科学总论
	O 数理科学和化学
	P 天文学、地球科学
	Q 生物科学
	R 医药、卫生
	S 农业科学
	T 工业技术
	U 交通运输
	V 航空、航天
	X 环境科学、安全科学
综合性图书	Z 综合性图书

在类目划分上，《中图法》主要是从学科分类和知识分类的角度揭示文献内容的区别与联系，按学科和专业集中文献。类目排列上，优先使用事物的客观发展次序、内部固有次序、科学的系统次序以及人类认识事物的逻辑次序排列同位类。同位类的排列体现着从总到分、从理论到应用、从一般到具体的逻辑次序；当人为安排的次序更有利于检索时，就采用人为次序，即重要程度、文献量多少、习惯次序以及从现实到历史的次序。类目之间的纵向等级关系主要利用等级结构显示，分类标记采用层累制；横向关系主要利用参照和注释来完成；同一关系通过设置交替类目来表达。

（三）标记符号

标记符号是现代文献分类法重要的、必不可少的组成部分。《中图法》的标记符号也称分类号，其设计充分满足类目体系编排及其发展对标记系统的要求，具有很好的容纳性、表达性、易记性、简短性和可扩充性。《中图法》采用拉丁字母与阿拉伯数字相结合的混合制标记符号。另外还采用了一些辅助标记符号，如间隔符号"."、推荐符号"a"、起止符号"/"、总论复分符号"-"、组配符号":"等。

如"主动脉疾病"层级结构的分类号和分类名：

R 医药、卫生

　R5 内科学

　　R54 心脏、血管（循环系）疾病

　　　R543 血管疾病

　　　　R543.1 主动脉疾病

　　　　　R543.11 主动脉炎

（四）组配技术

组配技术是指利用分类表中已有的表达简单主题概念的类号，按一定规则组合成一个表达复杂概念的复合类号。组配技术能够提高描述新主题的能力、提高类目细分程度、缩减类表篇幅、规范类目共性区分标准和配号的规律性，从而提高分类法标引文献、检索文献的效果。组配技术被广泛应用于现代体系分类法。

《中图法》的组配技术主要有四种：①编制各种类型的通用复分表，作为主表的各级类目组配复分的依据，如总论复分表、中国地区表等；②在某些类编制专类复分表，作为类目细分的依据，如临床医学复分表、中国医学专用复分表等；③采用类目仿分，即利用相邻或相关类目的子目，作为有关类目复分依据，包括"仿临近类目分"和"仿总论性类目分"两种基本类型；④主类号之间使用冒号直接组配，合成新的类号。

二、中国图书馆分类法·医学专业分类表

《中国图书馆分类法·医学专业分类表》（简称《医学专业分类表》）由中国医学科学院医学信息研究所/图书馆主持编制，被广泛用于我国医学图书馆和信息机构对医学信息的分类标引与检索。《医学专业分类表》在《中图法》"R 医药、卫生"大类基础上，采用了调（调整类目隶属关系、规范类目名称、保持列类一致）、增（增加扩充类目、增改类目注释、增设交替类目、完善复分表）、删（删除合并类目）等编制技术和方法，具有类目覆盖全面、体系设置科学、利用简明方便的优势。该分类表网络版现与中文医学主题词表（CMeSH）整合发布。

（一）体系结构

1. **基本类目**　与《中图法》保持一致，设置如下。

R- 总论	R73 肿瘤学
R1 预防医学、卫生学	R74 神经病学与精神病学
R2 中国医学	R75 皮肤病学与性病学
R3 基础医学	R76 耳鼻咽喉科学
R4 临床医学	R77 眼科学
R5 内科学	R78 口腔科学
R6 外科学	R79 外国民族医学
R71 妇产科学	R8 特种医学
R72 儿科学	R9 药学

2. **详细类目**　共有类目 5 040 个，比《中图法》第 4 版的 R 类多 1 349 个，比《杜威十进分类法》第 21 版的医学类表多 3 514 个，比《美国国立医学图书馆分类法》多 1 318 个。类目细分包含三种方法。

（1）将《中图法》R 类注释内容中包含的概念改为列举式下位类，将医学概念进一步细分。

（2）根据医学发展特点，对某些类目进行扩充。例如，根据世界卫生组织疾病分类表的肿瘤形态学分类和 MeSH 树形结构表等参考资料，将"R730.26 肿瘤形态学"类目扩展为 9 个类目和 68 个子目

（图6-3）。又如，为全面反映康复医学的发展，在《中图法》"R49 康复医学"5 个子类目的基础上，增加1 个子类目"R49-39 新技术在康复医学中的应用"，扩充系列子目近 40 个，并设置交替类目和仿分注释，建立了一个较为完善的康复医学文献分类体系。

（3）补充新学科、新概念、新主题的类目。例如，随着信息技术在医学领域的广泛应用，有关医学文献检索、网络医学资源、医学信息分析等方面的文献越来越多，《医学专业分类表》增加了"R-056 医学信息学"。

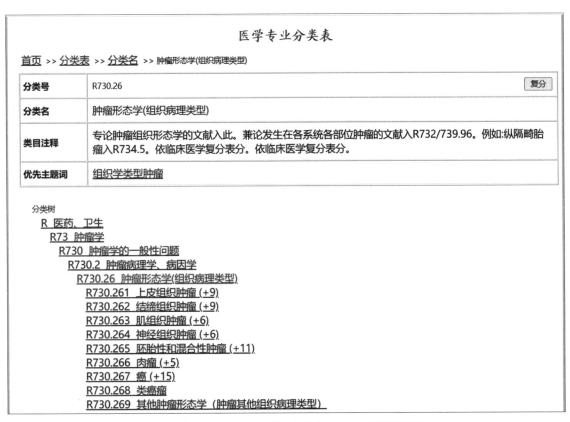

图6-3　《医学专业分类表》网络版"肿瘤形态学"类目信息

3．**复分表**　《医学专业分类表》对于《中图法》复分表的修改包括：①增设专业复分表并注释说明其适用范围，如 R917 药物分析的专业复分表；②对原有的复分表类目加细，即加强"临床医学复分表"类目的细分程度，充分满足临床医学各大类及大类中的特定类目细分的需要，局部示例如下。

01 预防控制和卫生

02 病理学、病因学

　021 病理解剖学、组织学

　022 病理学

　……

03 医学微生物学、免疫学

04 诊断学

05 治疗学

06 并发症

07 预后、随访

08 诊疗器械用具

09 康复

（二）特点

《医学专业分类表》具有广泛的代表性、实用性、先进性和前瞻性，体现在如下几个方面。

1. 注重对新兴学科和相关学科的文献设类，适应医学发展趋势。例如：扩充康复医学、药学的子类目，增设新类目"R48 临终关怀学"等；扩展"-05"分类号的使用范围，为相关学科的文献分类提供便利，如增设了"R73-05 肿瘤与其他学科的关系""R78-05 口腔科学与其他学科的关系"等。

2. 扩大了《中图法》关联组配的使用范围，增加"R2-05 中医药学与其他学科的关系"和"R445 影像诊断学"关联组配注释。如"R445 影像诊断学"新增注释为："总论性著作入此，各学科影像诊断文献依临床医学复分表分。如需集中时，则用此号与有关分类号组配。例如：妇产科疾病超声诊断文献分类号为 R445.1:R71；脑栓塞磁共振诊断文献分类号为 R445.2:R743.32。"关联组配基本能满足交叉、边缘和综合性学科文献的归类，还能为涉及多个主题的文献提供多个检索途径。

3. 类目设置非常详尽，细化程度高，为文献的准确分类提供了充分的类目。

三、分类标引的方法与原则

对于文献资料的分类，我国广泛使用《中图法》。其使用手册具体介绍了如何为文献赋予分类号及各类文献分类方法。这里仅介绍分类标引的基本方法与原则，以《中图法》（第五版）为依据进行示例。

分类标引的基本方法为：在文献分类过程中，首先要熟悉分类法的结构与功能；在分析文献主题内容过程中，对显性主题、隐性主题、多主题等不同种类特征，要析出其本质特征主题，将析出的主要内容与分类法的类目概念进行对应；如果有完全匹配的类目，则直接赋予类号标引；如果没有完全匹配的类目，可以考虑各种类目限定方法，如上位类限定法、下位类限定法、同位类限定法、相关类限定法及注释限定法等。

分类标引的基本原则包括以下内容。

1. **学科或专业属性原则**　这是分类体系建立的基本依据，能够将文献按学科或专业属性聚类，形成分类法特有的系统检索功能。分类标引时，首先应考虑按信息属性中的学科属性区分，其次考虑空间、时间、民族、形式等辅助特征。

2. **系统性和逻辑性原则**　分类法有完整的逻辑体系，分类标引必须体现分类法的系统性和等级性，包括上下位类的从属属性、同位类的并列属性、受类目逻辑关系体系限定的类目内涵、总论与专论的处理原则等，不能孤立地理解类名的含义。例如："神经网络"从人体生理角度论述神经网络原理，分入"R338 神经生理学"；而"神经网络原理"从科学计算角度论述人工神经网络原理，分入"TP183 人工神经网络与计算"。

3. **专指性原则**　体系分类法具有概念颗粒度从大到小的等级结构体系，要充分但不过度析出文献主题，转换成与文献主题概念含义对等的类号，符合专指性要求，将文献分入恰如其分的类目。只有当分类表中无确切类目时，才能分入范围较大的类目（上位类目）或与文献内容最密切的相关类目。例如："神经阻滞麻醉"分入"R614.4 传导麻醉"，不能分入"R614 麻醉学""R614.41 脊髓麻醉法"等外延过宽或过窄的类目。

4. **实用性原则**　在揭示内容属性的同时，还应考虑文献的实际用途和应用领域、宗旨与读者对象等因素，分入能够发挥最大用途的类。

5. **客观性原则**　应以文献实际论述的主题为依据，不掺杂标引人员的主观意向。属于不同学术观点、不同宗教信仰、不同道德观念的阐述，一般不予区分。

6. **一致性原则**　内容相同的文献应归入同一类目，而不应分散于有关各类。主题分析方法、工作流程、质量审核等方面也要保持稳定统一的制度，为一致性奠定基础。比如，查重是分类标引的第一步，目的是避免同书异号，使同种文献分类标引前后一致。

第四节　医学文献主题标引

文献主题标引是对文献进行主题分析，并赋予其特定的主题语言的过程。医学文献的主题标引是文献组织的一种基本方法，是用户有效检索与利用信息的重要保证。

一、医学主题词表

许多著名的检索系统都采用主题法组织文献信息，比较有代表性的医学领域主题词表有《医学主题词表》（Medical Subject Headings，MeSH）、《中文医学主题词表》（CMeSH）和《中国中医药学主题词表》。

（一）医学主题词表

MeSH 是 NLM 编制的医学综合性叙词表，于 1960 年首次出版。2007 年出版了最后一期印刷本 MeSH，此后以网络版查询平台 MeSH Browser 代之。它不仅是供医学标引人员、编目人员、检索人员使用的规范性叙词表，而且成为医学信息资源组织、医学文本信息自动处理及智能检索等领域均可使用的知识组织工具，被视为生物医学信息资源的通用信息组织标准。

1. **体系结构**　MeSH 主要由主题词表、树形结构表、副主题词表和增补概念词表组成。

（1）主题词表：是 MeSH 的主表，主题词（headings）又称叙词（descriptors），是经过严格的规范化控制的名词性科学术语，具有明确的词义范畴，从而使主题词在形式和语义上具有唯一性。

主题词包括 4 种类型：主要主题词（main headings，MH）、文献类型主题词（publication types，PT）、地理主题词（geographic headings）和特征词（check tags，CT）。主题词之间存在着复杂的语义关系，包括用代关系、相关关系、等级关系，以及 UMLS 语义网络中的 50 多种相关关系。

主题词表中描述主题词的信息有款目词信息、标记信息、注释信息等（图 6-4），但不同的主题词的信息项有多有少。表 6-4 汇集了主要的主题词款目信息。

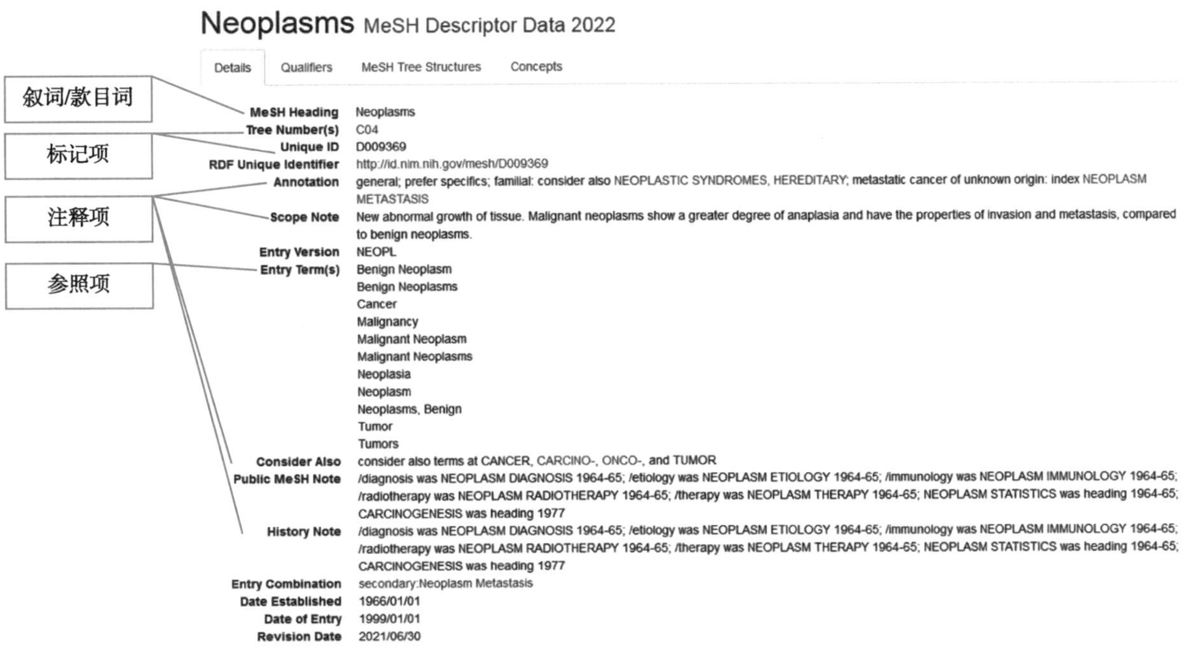

图 6-4　MeSH 主题词款目结构

表6-4　主题词款目信息

英文名称	中文名称	释义
MeSH Heading	主题词	规范的主题词形式
Tree Number（s）	树形结构号	每个主题词有 1 个或者多个树形结构号
Unique ID	唯一标识符	用"D＋数字"表示，如 D009369
Annotation	标引编目注释	供标引和编目人员使用的注释说明
Scope Note	释义	说明该概念的含义及使用范围
Entry Term（s）	入口词	与主题词为用代关系的词，是主题词的同义、近义、缩写、不同拼写形式及其他用代形式
History Note	历史注释	主题词的创建、使用时间，展示主题词及其相关词的变化
Online Note	联机检索注释	供检索人员使用的注释说明
Previous Indexing	标引回溯注释	说明在该主题词建词前如何标引该概念
See also	相关参照	与该主题词相关的其他主题词
Consider also	提示参照	指引意义相近但词根不同的词
Date of Entry	记录输入日期	该词进入系统的日期
Revision Date	记录修订日期	该词修订时计算机生成的日期

　　（2）树形结构表（tree structure）：将 MeSH 主题词按照词义范畴和学科属性归入 16 个一级大类，如解剖、有机体、疾病等。每个大类再按逻辑关系逐级展开（点击大类后"+"）。

　　树形结构中，主题词均有对应的树形结构号（由字母和数字组成），如 Mouth Diseases（口腔疾病）C07.465。有些主题词有多个树形结构号，表示该主题词位于不同的分类树中。树形结构表有利于标引人员定位专指主题词；对检索人员来说，可根据需要调整检索词，以实现扩检和缩检；对系统开发人员来说，有助于实现专业知识挖掘、领域知识聚类、智能检索等应用功能。

　　（3）副主题词表：副主题词（subheadings）又称限定词（qualifiers），与主题词组配使用，用"/"与主题词分隔，如"心脏肿瘤 / 影像诊断"。

　　副主题词的作用是增加主题词的专指性，限定主题词。MeSH 现有 76 个副主题词，每个副主题词的使用均有明确规定。副主题词也存在概念的隶属关系，如副主题词"治疗"的下位副主题词有"药物疗法""饮食疗法""护理"等。

　　（4）增补概念词表：是由化学物质、药物、罕见疾病等词汇组成的。增补概念词并非主题词，是自然语言与叙词语言结合的一种构建模式，标引人员可以利用这些增补概念进行标引，检索者亦可用其进行检索，系统会基于增补概念表自动实现文献数据库的主题词转换和标注，将标注时所用术语的优选词提取出来存放在数据库的专用字段，并将提取的化学物质和药物术语的相关系统登记号加入文献记录中。

　　2. 应用　MeSH Browser 主页为用户提供了 MeSH 主要信息和查询入口，包括检索页面（Search）（图 6-5）、树形结构（Tree View）等。下面主要介绍其检索页面的功能。

　　（1）检索方式：检索框右侧第一个下拉菜单可进行两种检索方式的选择，全词检索（FullWord）和子字符串检索（SubString）。全词检索是将在检索框中输入的检索词作为一个完整的词与词表中的信息进行匹配。子字符串检索可将输入的检索词作为一个单词的一部分进行匹配。

　　在两种检索方式下可以分别通过精确匹配（Exact Match）、所有片段（All Fragments）或任何片段（Any Fragment）进行不同匹配模式的检索。"精确匹配"可找到与检索词完全匹配的术语，不区分大小写。"所有片段"会找到以任何特定顺序包含检索词或词组的所有片段的术语。"任何片段"会查找包含至少一个检索词字符串片段的术语。

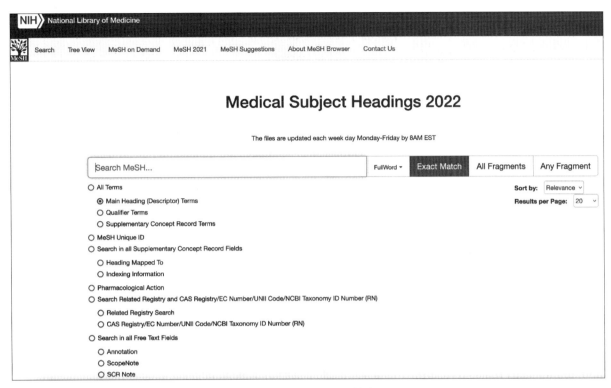

图 6-5　MeSH Browser 检索页面

（2）检索范围：在检索框下方可选择检索范围，包括主要主题词（Main Heading/Descriptor Terms）、副主题词（Qualifier Terms）、补充概念记录词（Supplementary Concept Record Terms）等常用信息项。

NLM 面向全球开放 MeSH 的使用和数据下载，并鼓励使用者参与 MeSH 的更新和修订。MeSH 已成为医学信息资源知识组织的重要基础工具，应用于医学信息资源的标引与检索、学科分类导航、数据挖掘、机器翻译、语义检索等领域，同时也与标准数据协议、映射或互操作、可视化服务、主题图、本体转化等多种重要信息技术直接相关。

（二）中文医学主题词表

中文医学主题词表（Chinese Medical Subject Headings，CMeSH）是中国医学科学院医学信息研究所将翻译的《MeSH（中文版）》与《中国中医药学主题词表》进行集成，并与《医学专业分类表》进行映射关联开发的词表系统。

1. 体系结构　CMeSH 由中英文双语主题词表、树形结构表、中文副主题词表以及医学专业分类表组成。

（1）主题词表：《MeSH（中文版）》和《中国中医药学主题词表》是 CMeSH 的基本组成部分。将两部词表中词条信息进行汇总和规范化处理，将相同概念主题词进行检测和标识，并采用统一元数据框架结构存储。同时，还构建了两部主题词表与《医学专业分类表》类目之间等同关系或等级关系的映射关联。

CMeSH 中主题词含有的款目信息与 MeSH 基本相同（图 6-6）。

（2）树形结构表：CMeSH 共形成 30 个一级大类，其中 14 个中医一级大类。来自中医药主题词表中的主题词树形结构号以字母"T"开头，如主题词"中风"的树形结构号为 TC26.065.010.030。

（3）副主题词表：CMeSH 现有 86 个副主题词，其中 10 个来自中医药主题词表，包括中医疗法、中药疗法、中西医结合疗法等。

（4）医学专业分类表：包括类号、类名、类目注释等信息，并与主题词映射。

中文医学主题词表（2021版）

CMeSH Browser

首页 >> 主题词表 >> 主题词

中文主题词	肺肿瘤
英文主题词	Lung Neoplasms
款目词	肺癌(Pulmonary Cancers); 肺部癌症(Cancer of the Lung); 肺部肿瘤(Pulmonary Neoplasms); 肺癌(Lung Cancer)
树状结构号	C04.588.894.797.520;C08.381.540;C08.785.520
相关参见	Carcinoma, Non-Small-Cell Lung (癌, 非小细胞肺)；Carcinoma, Small Cell
标引注释	coord IM with histol type of neopl (IM)
范畴注释	肺的瘤或癌。
可组副主题词	血液(BL)；血液供给(BS)；脑脊髓液(CF)；化学(CH)；化学诱导(CI)；分类(CL)；先天性(CN)；并发症(CO)；影像诊断(DG)；膳食疗法(DH)；诊断(DI)；药物疗法(DT)；经济学(EC)；人种学(EH)；胚胎学(EM)；酶学(EN)；流行病学(EP)；病因学(ET)；遗传学(GE)；历史(HI)；免疫学(IM)；代谢(ME)；微生物学(MI)；死亡率(MO)；护理(NU)；病理学(PA)；预防和控制(PC)；病理生理学(PP)；寄生虫学(PS)；心理学(PX)；康复(RH)；放射疗法(RT)；继发性(SC)；外科学(SU)；治疗(TH)；超微结构(UL)；尿(UR)；兽医学(VE)；病毒学(VI)；按摩疗法(AL)；气功疗法(QL)；穴位疗法(XL)；中医病机(ZB)；中医药疗法(ZY)；中西医结合疗法(ZJ)；针灸疗法(ZL)
MeSH ID	D008175
分类号/分类名	R734.2:肺肿瘤

图6-6　CMeSH 主题词款目信息

2. 应用　CMeSH 提供主题词表检索、分类表检索，以及主题词树、副主题词、特征词浏览功能。CMeSH 每年更新，已应用于中文医学信息资源的自动标注、智能检索、学科分类导航、数据挖掘等领域。

二、一体化语言系统

一体化语言系统是将若干检索语言统一控制的知识组织系统，从而实现知识组织内容的有机关联与融合，更好地发挥优势互补效应。检索语言的一体化研究始于 20 世纪 60 年代，2000 年后出现了第二次高潮。我国也开展了相关的理论与实践工作，如《中国分类主题词表》是将分类法（《中国图书馆分类法》）与主题法（《汉语主题词表》）融为一体的一体化知识组织工具，CMeSH 系统则是较具代表性的医学分类主题一体化知识组织工具。

在医学领域，最具代表性的一体化语言系统是 NLM 的一体化医学语言系统（Unified Medical Language System，UMLS）。

1. **概况**　UMLS 通过整合上百部生物医学领域的本体、叙词表、分类表、标准术语表，实现了医疗信息系统、药物、生物医学科学数据、生物医学文献系统、健康保险系统及相关领域计算机系统之间的语义互操作，在用户与信息资源之间建立起了具有相同知识内容的关联，从而克服由不同检索系统语言的差异性和不同信息资源的分散性所带来的信息检索障碍。

2. **体系结构**　UMLS 由超级叙词表（metathesaurus）、语义网络（semantic network）、专家词典和词汇工具（SPECIALIST lexicon and lexical tools）组成。

（1）超级叙词表：是一个集成了叙词表、本体、分类表、疾病编码集、专家系统、词汇表中概念、术语、含义及语义关系的庞大术语库，包括生物医学概念的含义、属性、等级关系以及来源表中概念之间的关系。可将组成超级叙词表的词表称为来源表。来源表的主题领域共同决定了超级叙词表的主题领域,包括医学综合、基础医学、临床医学。所有来源表中具有相同含义的词和短语组成了概念(concept),超级叙词表以概念(或称同义词类)为核心进行组织。每个概念与其他概念间以语义邻居(semantic neighborhood)方式形成概念间的语义关联,从而将相同概念的不同词语形式联系在一起,识别不同概念之间的关系。

表达同一概念可以有多种术语,而每个术语又有不同的词形变体。超级叙词表选择一个术语作为概念的名称,并把用于表达同一概念的来自各来源词表的所有其他词汇与这个优选概念连接。依此逻辑原理,超级叙词表采用4级表达模式体现同一概念的词间关系:概念(concept)(Ⅰ级);表达同一概念的不同术语(term)(Ⅱ级);同一术语的不同变体,即词串(string)(Ⅲ级);来自不同来源表的原词(atom)(Ⅳ级)。它们通过对应的标识符——概念标识符(CUI)、术语标识符(LUI)、词串标识符(SUI)、来源术语标识符(AUI)相连,将一个概念的多种不同术语、多个变异词串连,同多个来源词串的变体形式连接起来。

(2)语义网络:由127种语义类型和54种语义关系组成,为超级叙词表中的概念提供语义分类以及概念间可能存在的语义关系。语义类型是一组涵盖许多宽泛词汇的范畴类目,如生物体(organisms)、解剖结构(anatomical structures)、生物学功能(biological functions)等。UMLS最基本的语义关系是等级关系“is a”,此外还有非等级相关关系,如物理上相关(physically related to)、空间上相关(spatially related to)、时间上相关(temporally related to)等。

(3)专家词典和词汇工具:是用于支持超级叙词表建立与维护的语言处理词典和软件工具集,为专家自然语言处理系统提供必要的词汇信息,包括句法(syntax)、词法(morphology)、字法(orthography),以及其他专家自然语言处理系统所必需的信息。专业词典的词汇工具是一组Java程序,旨在帮助用户管理生物医学文本中的词汇变化。这些工具使用来自专家词典和其他数据的信息来生成适合在索引和其他NLP应用程序中使用的单词或术语的词汇变体。

可见,超级叙词表与语义网络、专家词典等其他知识源均存在联系。超级叙词表中的所有概念均被赋予了至少一个来自语义网络的语义类型,在超级叙词表概念名称汇总出现的很多单词或短语型术语也会被收录到专家词典,而词汇工具已被用于生成超级叙词表中的术语原形及索引。UMLS的各知识源均配有相关工具,供用户安装、定制程序使用。

三、主题标引的方法与原则

主题标引所依据的主题语言可以是标题语言、单元词语言、叙词语言关键词语言。目前主要采用叙词语言,因此,通常所说的主题标引主要指叙词标引。主题标引是建立文献检索系统的关键环节,主题标引的质量与多种因素有关,比如优良的主题词表和工具书,标引人员的知识背景和业务素养,还有赖于正确的标引步骤和科学的主题标引方法和原则。下面以标引步骤为主线,介绍在主题标引过程中需要遵循的一些方法和原则。

(一)主题分析

主题分析是根据标引和检索的要求,对信息内容进行分析,从中提炼主题概念、确立主题类型、剖析主题结构和确立概念间关系的过程。无论是人工标引还是自动标引,此步骤都是标引的关键一步。自动标引通过切词,依据词频、权重等算法析出主题概念,而人工标引则需要标引人员具备良好的知识结构、业务素养和分析能力,并按照规定的方法和原则完成。

(二)概念转换

对文献进行主题分析后,要将分析出来的主题概念转换成主题词表中的主题词。概念转换与主题类型有关,能在词表中直接找到对应主题词的单元主题,可以进行概念的直接转换,但对于复合主题概念，则需要进行分解转换，按照主题结构分面模式将其分为若干主题因素，然后从词表中选出与各子概念对应的主题词。例如：主题概念"胆囊疾病"在词表中有对应的主题词，因此，直接转换标引为"胆囊疾病"；而"十二指肠结肠瘘"在词表中没有对应主题词，则需要将概念分解为"十二指肠瘘""结肠瘘"，再在词表中寻找主题词，将"十二指肠瘘"转换为"十二指肠疾病"和"肠瘘"，将"结肠瘘"转换为"结肠疾病"和"肠瘘"。

在概念转换过程中还需要遵循具体词表系统的选词原则、组配原则。这些标引规则和主题词表一起构建了标引人员进行标引工作和检索用户检索之间的桥梁。MeSH 的选词原则为：①首选先组词（首先选用与原文献主题概念对应的最专指的主题词）；②次选组配词（采用概念分解转换的方式表达文献中的复合概念）；③再选最密切相关的上位词或靠近义词。在选组配词时，需要遵守概念组配的原则，即优先考虑概念交叉组配，例如，"胰腺结石"，可以标引为"胰腺疾病 + 结石"，也可标引为"胰腺 + 结石"，按概念组配原则应采用前一种标引方式。

（三）标引记录

进行概念转换后，要依据系统的需要确定主题标识，完成标引记录。

（四）标引审核

主题标引结果的审核是主题标引的最后一步，也是保证标引质量的重要措施。一般由更高级别的标引人员承担。

NLM 研制的 MeSH 及其标引规则已被许多国家和地区采用，成为生物医学文献主题标引与检索的通用词表和规则。PubMed 采用 MeSH 进行主题标引，我国的中国生物医学文献数据库（CBM）采用 CMeSH 进行主题标引。现以上述两个检索系统遵循的词表和标引规则为依据，以文献"脉络膜黑色素瘤与脉络膜脱离的超声诊断"为例，进行实例分析。

按主题标引步骤，第一步是进行主题分析，提炼出文献主题概念，包括脉络膜黑色素瘤、脉络膜脱离和超声诊断。接着分析主题结构，其中的两个疾病概念为中心主题因素，应标引为主题词，而超声诊断属于修饰限定主题因素，需以副主题词形式标引。第二步为主题概念转换，通过查找 MeSH，两个主题概念均没有专指主题词，因此，按选词原则和组配原则，"脉络膜黑色素瘤"用"脉络膜肿瘤"和"黑色素瘤"进行概念组配标引，而"脉络膜脱离"则选用上位主题词"脉络膜疾病"进行标引。第三步做标引记录，综上得出的标引结果为"脉络膜肿瘤 / 影像诊断；黑色素瘤 / 影像诊断；脉络膜疾病 / 影像诊断"。最后一步为标引审核，以保证标引质量。

第五节　医学文献组织应用案例

文献组织的主要成果是文献检索系统，主要有：①目录查询系统，如中国高等教育文献保障系统（China Academic Library & Information System，CALIS）的联合目录、各图书馆的联机公共目录查询系统（Online Public Access Catalog，OPAC）等；②文献数据库，如 PubMed、中国生物医学文献服务系统（SinoMed）等。本节介绍这两种数据库的文献组织。

一、PubMed

PubMed 是美国 NLM 开发的生物医学文献检索系统，应用非常广泛。PubMed 对于生物医学文献的描述和标引严格、规范，组织体系完善，受到广大用户好评。

（一）PubMed 的文献描述

PubMed 制定了一整套出版商提交文献的指南和标准，保证了各个来源数据的一致性和数据质量的高标准。文档类型定义（document type definition，DTD）规定了各元素的语法规则，而且提供了 XML 格式的数据样例和可编辑的标准 XML 文件。

PubMed 采用元数据规范对文献进行描述，充分揭示文献特征，实现文献的准确定位和互操作。其元数据包含的元素分为四类：①期刊与卷期信息，包括出版商、期刊名称、ISSN、出版年、卷、期、出版时间；②论文信息，包括论文唯一标识符（数字对象唯一标识符 DOI 或出版者项目标识符 PII）、论文题名、文摘、主题词、关键词、起止页、语种、论文类型、出版时间、出版历史、非英文题名、非英文关键词、论文间关系、版权信息等；③论文作者信息，包括个人作者名称、作者的姓名全称、作者的姓、作者中间名字、作者后缀、作者地址、作者唯一标识符（开放研究者与贡献者身份识别码 ORCID、国际标准名称识别码 ISNI 或虚拟国际权威文档 VIAF）、团体作者名称、团体作者地址、贡献者相关信息等；④ PubMed 专有信息，如唯一标识码（PMID）、数据版本、PubMed 收录时间等。

PubMed 元数据的设置及著录要求随着数字出版的发展、论文形式的变化而不断改进和完善。比如对于论文的作者信息：最初只设有作者名称、作者姓、作者名、作者地址四个元素；2002 年增加作者全称以利于准确检索；2013 年增设作者唯一标识符、作者关键词、作者顺序等，便于区分作者及其贡献；2014 年增加所有作者的地址（之前仅著录第一作者地址），便于区分同名作者。

（二）PubMed 的文献标引

PubMed 具备智能检索、丰富的文献过滤、相似度排序等完备的功能，这依赖于规范、深度的文献标引。PubMed 采用 MeSH 对文献进行标引，利用规范的主题词、副主题词标识论文内容，并且对主要主题词进行加权标引，使论文描述准确、词间关系丰富。用户检索时，可将主要主题词、副主题词、特征词、出版类型词及地理主题词组配使用，有利于提高文献检索的查全率和查准率。

自 2002 年起，PubMed 启用生物医学文献自动标引系统——医学文本索引器（Medical Text Indexer，MTI）。MTI 从文献的标题及摘要中发现 MeSH 主题词，最终按照权重生成有序的标引术语列表。如图 6-7 所示，MTI 从两条路径推荐 MeSH 主题词：①从 UMLS 概念推荐 MeSH 主题词。利用 PhraseX 工具进行分词，运用 MetaMap 程序将各个名词短语映射到 UMLS 超级叙词表，通过 MeSH 主题词限制法的同义词、概念间关系及类型三种途径，将 UMLS 术语映射到 MeSH 主题词。②从 PubMed 相关文献推荐 MeSH 主题词。在 PubMed 数据库中查找与当前给定文献相似的其他文献，一般根据文献中共同出现的单词及文献长度来度量文献间相似度。然后提取与当前文献最相似的 20 篇文献中出现的 MeSH 主题词作为推荐术语。接下来，聚类算法通过权重及排序的计算，将上述两条路径产生的 MeSH 主题词聚集成一个有序列表，通常显示 25 个推荐的标引术语。最后，应用标引规则，补充标识特征词、副主题词，产生最终推荐的 MeSH 主题词列表。

自正式使用以来，MTI 经过了多次改进与优化，如引入机器学习等方法，自动标引效果持续增长。在

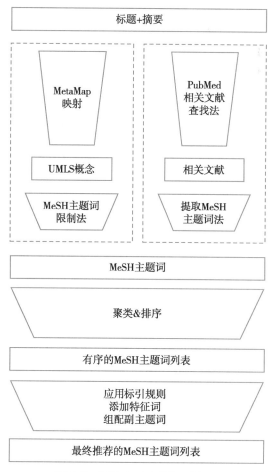

图 6-7　MTI 自动文献标引流程

计算机自动标引的基础上，NLM 还邀请生物医学领域专家、图书情报专家审核论文的主题标引结果，以保障其标引质量。

二、中国生物医学文献服务系统

中国生物医学文献服务系统（SinoMed）由中国医学科学院医学信息研究所/图书馆研制开发，是国内权威的生物医学文献专业检索工具。该系统具有智能检索、主题检索、计算机辅助分析等强大检索功能，这有赖于其对文献特征（也称为"知识元"）的规范化描述和标引。

（一）SinoMed 的文献描述

SinoMed 通过元数据描述文献的知识元，并构建各类知识元内部和知识元之间的关系网络。知识元覆盖文献外部特征和内容特征，且所有知识元均有自己的元数据描述框架（表 6-5）。知识元之间存在上位-下位、整体-部分、内涵-外延等语义关系，因此一个知识元可能既是一个实体，也是用来描述另一个知识元的元数据（或属性）。

表 6-5　SinoMed 部分知识元及主要内容描述元数据项

知识元	主要内容描述元数据
文献	作者、题名、摘要、关键词、机标中文主题词、正式中文主题词、学科分类号、参考文献、发表刊物、作者机构、发表日期、发表刊物、文献类型等
主题词	英文主题词、中文主题词、主题词树形号、上位主题词、下位主题词
学科	学科分类号、学科类目名称、上级学科分类号、下级学科分类号
作者	姓名、机构、联系方式、研究方向、简介、科研成果等
机构	规范名、别名、省、邮编、详细地址、机构类型、上级机构、下级机构等
期刊	现用名、曾用名、主办单位、承办单位、介质类型、学科、重要性标记等
基金	基金名称、项目名称、项目编号、管理机构、类型等
参考文献	作者、题名、期刊名称、发表年代、卷期、页码等
疾病	病理、病因、生理、并发症、体征症状、药物治疗、治疗原则等
药物	药理作用、药物化学名、药物分子式、适应证、不良反应等

（二）SinoMed 的文献标引

SinoMed 从主题和分类两个角度揭示文献内容。主题标引依据《中文医学主题词表》（CMeSH），涵盖主题词、副主题词、特征词、出版类型词、加权标引等。分类标引依据《中国图书馆分类法·医学专业分类表》。2002 年启用中文生物医学文献自动标引系统，工作流程包括标引源选择（篇名、作者文摘、作者关键词）、切分匹配、抽取关键词、生成主题词、主题词加权等重要环节。系统建立的辅助词表包括关键词表、禁用词表、关键词-主题词对应表、关键词-副主题词对应表、关键词-特征词对应表。SinoMed 文献先由计算机自动标引，然后进行人工审核。

同时，SinoMed 利用自建的《关键词、主题词-分类号映射表》自动映射系统实现智能主题、主题相关等检索功能。系统能自动将用户提交的检索词转换成对应主题词，实现检索词、对应主题词及其下位主题词的同步检索。

（三）SinoMed 文献组织技术的发展

近年来，SinoMed 的技术研究覆盖知识采集、知识抽取、组织、存储、发现、展示和传递全过程，包括主题和实体等知识标注技术、概念空间构建与可视化技术、语义检索技术、相关文献推荐技术、文本自动聚类技术、语义关系自动发现技术等。开发的工具涵盖中文生物医学文献计算机辅助标引工具、机构/基金/项目/人名等实体标注工具、题录数据/引文数据规范化加工系统等。这些技术和工具的应用明显提高了系统的文献检索效果。

（侯跃芳　李玉玲）

思 考 题

1. 在某一图书馆的联机公共目录查询系统中，查询一本图书的 MARC 描述格式，并简要理解其各字段含义。

2. 利用 DC 元数据官方网站查询最新版 DC 元素组成及其详细注释。

3. 调查《中国图书馆分类法》及其《医学专业分类表》在不同文献数据库中的应用情况。

4. 请先写出在网上使用最新版 MeSH 的主页网址，然后通过实例比较分析选择 Exact Match、All Fragments 和 Any Fragment 三种不同匹配模式进行检索的区别。

5. 利用 MeSH Browser，对"慢性乙型肝炎的中药疗法"为主题的文献进行主题标引的实践操作，请记录标引过程并写出标引结果。

第七章

医学数据组织

　　医学数据是指在医学领域或医学交叉领域，通过基础研究、应用研究、试验开发等产生的科学数据与业务数据。医学数据组织是将医学数据按照一定的规则方法对其进行整理加工，从而保证数据的有效获取、管理和利用。本章从医学数据及其组织概述展开，梳理医学数据的产生、特点、类型以及医学数据组织的目的与要求等。随后，详细叙述医学数据组织的过程与相关技术，包括数据收集、预处理、加工整理、存储等过程，以及数据仓库、语义网、机器学习、数据可视化等技术。最后，详细介绍几个典型的医学数据组织应用案例。

第一节　医学数据及其组织概述

　　互联网、大数据分析技术等与医疗的深度结合催生了医学大数据，从而为医学数据提供了丰富的资源。医学数据为临床诊疗、药物研发、卫生监测、公众健康、政策制定提供了可靠依据。医学数据的组织使无序混乱的医学数据形成有序集合，从而在居民健康、医生诊疗、科研工作等过程中被更好地利用。本节将从医学数据的产生出发，概括其来源、特点、类型以及数据的质量要求，并提出医学数据组织的目的与要求。

一、医学数据的产生

（一）医学数据产生背景

　　新兴信息技术如物联网、移动互联网、云计算等大数据处理技术的快速发展与创新应用催生了医学大数据。2015年国务院在《促进大数据发展行动纲要通知》中指出要合理使用大数据来指导民众科学地规避健康风险、预防疾病，从而提升生命质量。2016年，国务院办公厅发布《国务院办公厅关于促进和规范健康医疗大数据应用发展的指导意见》，对医学数据的建设工作给出了指导意见，促进了医学数据的发展。"十四五"规划建议中也提出要将大数据与新一代信息技术、生物技术、新能源等作为发展战略性新兴产业的重要组成部分，并提出推动互联网、大数据和人工智能等技术同各产业深度融合，卫生健康领域是其中的重要代表。与此同时，许多国家或地区相继实施了大数据计划或在大数据计划中确定了医学大数据的研究任务，如美国的大数据研究和发展计划等。

　　医学数据与人类健康密切相关，具有服务居民（如个性化健康保健指导）、服务医生（如临床决策支持）、服务科研（如临床试验数据分析与处理）、服务管理机构（如公众健康监测）以及服务公众健康（如危及健康因素的监控与预警）等现实价值。

（二）概念界定及来源

　　医学数据是指在医学领域或医学交叉领域，通过基础研究、应用研究、试验开发等产生的科学数据与业务数据。医学数据产生于临床诊治、科研和管理等过程,包括门/急诊记录、住院记录、影像记录、生物医学数据、临床试验记录、用药记录、手术记录、随访记录和医保数据等。根据收集数据的初始目的和来源不同,医学数据的主要来源可以划分为两大类。

1. **解决生物医学科学问题的研究过程中产生的数据**　即医学科学数据,包括生物医学、基础医学以及临床试验等研究数据,比如基因组、蛋白质组、转录组、代谢组、元基因组和代谢组学等分子组学研究数据,组织学、微生物学、病理学、流行病学等基础医学研究数据,药物临床试验类医药研发数据等。

2. **医疗卫生业务数据**　包括健康体检、临床诊疗、护理数据、管理数据、卫生经济学数据等。具体来说,该类医学数据包括以电子病历、医学影像数据、临床检验/检查以及医保数据等为主的健康医疗服务数据,药物筛查、基本药物集中采购、医疗机构药品与疫苗电子监管、中医药方剂与药品管理等医药管理数据,疾病监测、突发公共卫生事件监测、传染病报告等公共卫生数据。

此外,医学数据还来源于与人类健康密切相关的空气污染物和气候状况等环境数据,以及通过可穿戴医疗设备等收集的个人健康数据等。

二、医学数据的特点和类型

(一)医学数据特点

医学数据不仅具有大数据的显著特性,即量大、多样与时效性,还包括其特有的属性特征,如专业性、准确性、易变性以及价值性。

1. **数据量大(volume)**　是指医学数据产生和存储的数据量规模巨大或海量。比如随着数字化诊疗数据存储和电子病历的普遍应用,医学数据数量增长迅速。一个大型的综合卫生信息系统可以存储几十 GB、几十 TB、几十 PB,甚至更多容量的数据量,单单一个样本的人体基因组和转录组(多组织、多时间点)测序数据量也可能会分别超过 100GB 和 30GB(基于 3GB 人类基因组和 10~30 倍测序深度)。

2. **多样性(variety)**　即数据的类型和本质多样,体现在前文提到的医学数据来源多样性与内容多样性以及个体数据多样性等多个层面。其中医学数据的种类丰富,不仅包括生物科学数据,还有健康医疗数据,包括文本、日志、图片、视频等结构化与非结构化数据,体现了数据来源多样性与内容多样性。个体数据多样性是指即使结构化大数据的基本形式、内容一致,构成健康医疗数据、组学数据的个体水平数据之间仍具有差异性。

3. **时效性(velocity)**　强调医学数据的时效性是因为只有及时获取、掌握时效性强的数据资源,才能做出迅速的判断和正确的决策,提高医学数据的价值。

4. **专业性(professional)**　医学数据作为医疗卫生领域的独特数据,来源于医疗卫生领域,又作用于医疗卫生领域,直接关系到卫生决策的成败,关系到整个卫生服务功能的发挥以及卫生服务的最终效果。

5. **准确性(veracity)**　数据的准确性属性要求数据质量高,分析结果的真实可信。准确性与数据质量问题密切相关,在医学领域更被强调,特别是非结构化数据,是高度可变的,需要准确识别。以医疗保健为例,相关临床决策就取决于诊疗业务数据的准确性。

6. **易变性(variability)**　指处理和管理数据过程中出现的不一致性。大数据具有多层结构,这意味着大数据会呈现出多变的形式和类型。相较传统的业务数据,大数据存在不规则和模糊不清的特性,导致很难甚至无法使用传统的应用软件对其进行分析。易变性决定了医学数据产生的技术基础和进一步发展所必须面对的技术挑战。

7. 价值性（value） 是医学数据的综合评价特征。医学数据的其他属性共同成就了其价值属性，通常通过大数据分析来实现。医学数据的共享和应用将充分发挥和诠释数据的价值属性。这要求收集的医学数据需要符合客观性、完整性和真实性等标准化与管理规范要求。

医学数据的不同特点之间是相辅相成的关系，其容量、多样性、时效性、专业性、易变性与准确性等特征相辅相成并共同成就价值属性。医学数据的共享应用应遵循相关伦理要求和管理规范，但其属性特征决定了医学数据具有独特的管理重点和审核标准。

（二）医学数据类型

按数据来源划分，医学数据类型可分为四种类型。

1. 观测型数据 主要来自传感设备、测量仪器、其他记录不可重复性现象数据的设备以及社会观测类数据，典型代表有医学影像数据、个人健康数据等。很多情况下，产生这类数据的观测环境无法再现，需要被长期存档。

2. 计算型数据 主要来源于大规模计算模型或模拟的结果数据，比如药代动力学模拟数据、分子动力学模拟数据等。对于这类数据，如果关于模型的全面信息（包括硬件、软件和输入数据的完整描述）可用，则不需要长期保存，因为数据可以复制。但是，尽管可能不需要保存模型的输出，仍要求对模型本身和相关元数据集进行归档。

3. 实验型数据 来自大型实验设备、医学临床试验、生物实验、制药实验以及其他条件控制性实验的实验结果（包括中间结果），还包括对人类和濒临灭绝物种进行实验的数据，典型代表有临床试验数据、检查／检验数据等。原则上，可以精确复制的实验数据不需要无限期存储。但在实践中，不一定能精确地再现所有实验条件，因此，有必要对数据（包括中间数据）进行长期保存。

4. 记录型数据 主要来自调查、收集并通过一定的方式保留下来的记录，包括疾病监测、突发公共卫生事件监测、传染病报告等公共卫生数据，队列随访数据，电子病历数据等。这类记录型数据不仅具有较高的实际应用价值，还具有一定的研究价值，需要长期保存。

（三）医学数据质量要求

不同类型的医学数据所产生的问题侧重不一，总体来说有以下问题：数据缺失、极值问题、格式错误、表达未统一、值错误等。为了解决上述问题，数据质控过程中制定了八个原则。

1. 完整性 是指数据的精确性和可靠性。确保数据完整性是为了防止数据库中存在不符合语义规定的数据和防止错误信息的输入／输出造成无效操作或错误信息，用于度量数据丢失。若只根据某个科室的数据要求来提供医学数据，忽略另外一些需求，便会影响数据的完整性。

2. 一致性 同一属性字段的数据在概念模式、值域范围、格式结构上均应保持一致。同时，数据之间的逻辑关系需保持完整和正确。数据一致性质控可以排查逻辑错误，保证逻辑关系是否正确和完整。

3. 有效性 是指输入的数据从内容到数量上的限制。审查符合应用条件，保留有效数据项，避免错误数据录入。

4. 准确性 又称真实性，进行准确性检查可以核对数据是否合法值域、是否有异常值等。准确性是数据质量的首要核心要求，也是对统计工作的最基本要求。医学数据不准、失实都会丧失使用价值，甚至还会使行动决策失误，对医疗卫生的发展造成巨大损失。

5. 时效性 医学数据之间的时间间隔越短，统计工作就越及时，使用程度越高，时效性越强。一般来说，越新颖、越及时的信息，其价值越高。对于瞬息万变的医院来说，数据如果未得到及时更新，就会影响医院的日常工作。

6. 关联性 用来度量相关数据的缺失情况，尽量保留数据的关联逻辑，或者通过领域知识组织体系（本体、词表）扩展数据关联。

7. 唯一性　去除数据中重复、冗余的部分，以保证数据的唯一性。在数据库通常需要添加唯一性约束。唯一性约束可以确保一列或者几列不出现重复值。此外，在数据表检查唯一性时，要考虑到并发，要用锁或者其他策略来防止同时修改。

8. 规范性　在对数据进行后续分析时，如回归分析等，需要对数据进行规范化使其数据表达一致。常见的数值数据标准化方法有最大 - 最小标准化、Z 分数标准化方法等，非数值型可以依赖领域知识组织体系（如本体、词表）进行归一消歧。此外，在数据存储时也需要按照规范的格式进行统一存储。

三、医学数据组织的目的和要求

随着医学数据的不断增长，人们对医学数据的分析应用要求也不断提高。但数据中鱼龙混杂，有效数据被无用数据湮没的情况越发常见。信息检索技术的快速发展给数据组织提供了充分条件，使医学数据加工整理的结果能更好地满足相关需求。医学数据组织，是指根据使用目的和需求，运用一定的科学规则、方法、标准和工具对数据进行整理、加工、描述、表示、控制等序化、系统化活动，从而保证医学数据的有效获取、管理和利用。

（一）医学数据组织目的

无序混乱的医学数据通过组织形成有序数据集合是医学数据组织的基本目的。

初步收集的医学数据通常是混乱状态，数据呈现为遗漏、冗余、格式等错误形式。此外，由于医学科技不断发展，产生医学数据的领域逐渐增多，收集的数据体及其相互之间的组织没有关联，缺乏科学稳定的框架体系。将初步收集的数据进行进一步的处理、加工，最后整理为有序整齐的信息，经过序化的数据会变得一目了然，便于管理和利用。在得到序化的医学数据基础上，按照不同的功能对数据进行进一步优化，是数据再序化的过程。数据优化或重组通常是对资源的调整和组合，谋求利用数据的效能最大化。最后得到的结果可以解决医学信息孤岛现状，将不同来源的数据更有效地利用起来，实现数据共享。

（二）医学数据组织要求

进行医学数据组织需要根据需求的导向性进行功能结构的设计，在数据处理过程中保障医学数据的隐私以及数据内容前后良好且一致，整个流程把握系统性以及科学性。

1. 医学数据组织具有客观性　医学数据组织的基本依据是数据本身，描述和揭示数据的外在特征和内容特征必须客观而准确，要根据数据本身所反映的各种特征加以科学地反映和序化，形成相应的成果。同时，组织前后数据内容本身不发生变化。

2. 医学数据组织具有导向型　医学数据组织具有鲜明的导向性，必须围绕用户需求展开，组织结果应服务于需求。将收集的数据进行有效组织之后，根据不同的业务功能导向，需要对数据进行调整或重新组合，使最后的组织结果服务于实际应用。

3. 医学数据组织过程具有安全性　医学数据通常包含患者的个人隐私和一般信息数据，在进行医学数据组织时参与人员众多，因此对医学数据进行组织时需要保障患者的隐私与数据安全。

4. 医学数据组织具有系统性和标准化　医学数据组织的过程中需要把握数据组织部门与其他部门之间的关系、数据组织各个环节之间的关系、不同数据处理方法之间的关系，使其具有系统性。同时，医学数据组织的整个过程需符合标准化，即数据组织工作的一致性、数据组织方法的规范性、数据组织系统的兼容性和数据组织成果的通用性。

第二节　医学数据组织过程

将丰富、分散、孤立的医学数据资源进行系统化、规范化和标准化的汇集、整合和管理,有利于避免资源重复和浪费,实现医学数据资源的有效组织、利用和共享。本节将从数据收集、数据预处理、数据加工整理、数据存储四个方面详细介绍数据组织的过程。数据收集部分分析了目前医学数据收集的挑战和医学数据收集来源。数据预处理部分描述了数据清洗、集成、归约和变换四个过程。加工整理部分从标识符、分类与编码以及元数据的角度对数据加工的关键内容进行介绍。数据存储部分则讲解了存储模式、本地存储和云存储以及科学数据仓储。

一、数据收集

(一)数据收集要求与挑战

数据收集(data collection)是指采取措施以获得准确、可靠的原始数据。当下,医疗卫生机构的数据量呈指数级别增长,实时数据吞吐量大,进行高效的数据收集变得重要。医学数据收集定义为在医疗、公共卫生等工作中对设计、实施和评估等环节所需的医学数据进行持续性的收集和分析。面对内容丰富、结构复杂、来源异构的医学数据,收集数据方面目前仍存在以下主要挑战。

1. 清理　数据清理是收集数据后的核心部分,也是一项挑战。数据清理是要保持数据的一致性和准确性,以便对数据进行后续的处理和分析工作。医疗卫生部门需要维护大量数据,但可用存储空间有限,因此清理数据并仅保留研究目的所需的字段是一项烦琐的任务。

2. 存储　医疗卫生领域有大量数据,每天都在以指数级增长,存储这些数据量的成本非常高。在保证系统稳定性的前提下满足数据存取需求,这些数据的维护额外成本给医疗保健组织带来了挑战。

3. 安全性　数据安全性是医疗卫生组织非常关心的问题。需要定期检查和审查存储的数据,以避免任何泄露,从而保护相关者权益。

4. 更新　医学数据是不断变化的,例如,患者病情数据、公共卫生事件监测数据等在时间维度上具有连续性。因此,对于医学数据,为了使其具有动态性,需要实时采集,保证个体数据的完整性,还必须查找数据中的重复,避免不一致。

(二)数据收集来源

医学数据收集是分析和利用的基础,如果收集的资料不全面、不准确,往往会造成资料整理以及后续分析的困难,甚至会导致错误的结论。医学数据的收集需要满足定向、准确、完整、及时等原则。收集资料的方式依据研究目的与设计确定。通常资料来源主要有以下三个方面。

1. 统计报表　是卫生管理工作的主要数据来源。按照服务对象的不同分为上级卫生行政部门报表和医院内部报表。上级卫生行政部门报表包括各级的区域健康调查表、卫生统计年鉴等。医院内部报表是根据国家卫生健康委规定,各级医疗卫生机构需要定期逐级上报的各种统计报表,如医院年报、月报、人力资源调查表、医用设备调查表。

2. 经常性工作记录和报告卡　医疗机构每日产生大量经常性的工作记录数据,包括门诊病历、住院病历、卫生监督记录、孕妇产前筛查登记等原始医疗记录。病案(包括门诊病历和住院病历)是收集医院统计资料的主要依据,特别是住院人的病案首页,其内容除了满足上级卫生行政部门要求上报的各类报表的项目要求外,还可以根据自身需求增加有关项目。

报告卡是针对特定卫生健康领域的统计记录,例如传染病报告卡、职业病报告卡、肿瘤发病以及肿瘤死亡报告卡、孕产妇死亡卡、儿童死亡报告卡、出生缺陷报告卡等。

3. **专题调查**　一般统计报表和经常性的工作记录等资料的内容都具有局限性，往往因资料不完整而无法进行深入地分析。此时，通常采用专题调查。专题调查是为特定目的进行的专门的调查。专题调查可以采取定期或不定期的全面调查、抽样调查、重点调查、典型调查等方式。

二、数据预处理

从现实世界获取的数据极易受到噪声、缺失值和不一致性的侵扰。目前没有一种模型能够使用杂乱无章的数据产生准确、有意义的结果。数据预处理是旨在把原始数据转换成符合研究方法数据要求的数据挖掘技术，主要包含了数据清洗、数据集成、数据归约和数据变换四大内容（图7-1）。这些预处理技术并不是互相排斥或者必须同时使用的，可根据数据质量选择使用合适的方法。总之，数据处理技术旨在改进数据的质量，从而提高其后挖掘过程的准确率和效率。

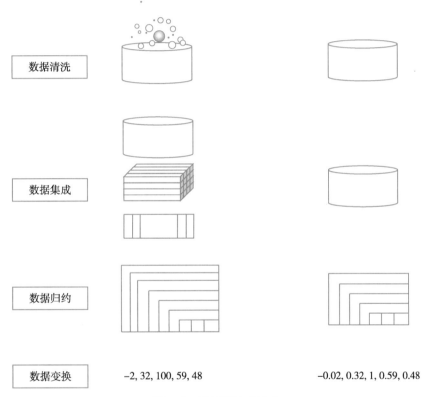

数据清洗

数据集成

数据归约

数据变换　–2, 32, 100, 59, 48　　　　　–0.02, 0.32, 1, 0.59, 0.48

图 7-1　数据预处理技术

此外，针对医学数据具有个人隐私性的特点，在数据收集中或在数据预处理之前需要对数据进行"匿名化"和"去标识化"。"匿名化"是指通过对个人信息的技术处理，使得个人信息主体无法被识别，且处理后的信息不能被复原的过程。"去标识化"是指通过对个人信息的技术处理，使其在不借助额外信息的情况下，无法识别个人信息主体的过程，如假名化、加密等。

（一）数据清洗

数据收集后可能存在数据缺失、数据格式不一致、数据冗余等问题，使得源数据无法直接使用。数据清洗是指按照一定规则发现并纠正数据文件中可识别的错误，包括检查数据一致性、处理无效值和缺失值等异常数据。

1. **缺失值处理**　缺失值是指现有数据集中某个或某些属性的值不完全。数据的缺失可能会造成数据统计结果的偏差，特别是对于小样本资料来说，数据缺失量较大甚至会影响最终结论的正确性。缺失值是最常见的数据问题，处理方法主要包括以下两种。

（1）删除法：包括简单删除法和权重法。简单删除法即将存在缺失值的数据条目（对象、元组、记录）进行删除。这种方法简单易行，但会造成资源的大量浪费，同时在数据量很少的情况下，删除少量对象就足以严重影响信息表信息的客观性和结果的正确性。权重法是当缺失值的类型为非完全随机缺失的时候，通过对完整的数据加权来减小偏差。

（2）填补法：是用一定的值去填充空值，从而使信息表完备化。通常基于统计学原理，根据决策表中剩余对象取值的分布情况来对一个空值进行填充，譬如用剩余数据的平均值来进行补充。常用的补齐方法有均值插补、同类均值插补、极大似然估计等。

2．噪声数据处理 噪声（noise）是被测量的变量的随机误差或方差，可使用数据统计描述技术（例如盒图或者散点图）和数据可视化方法来识别可能代表噪声的离群点。

（1）分箱（binning）：通过考察数据的"近邻"（周围的值）来光滑有序的数据值。这些有序的值被分布到一些"桶"或箱中。由于分箱方法考察近邻的值，所以它进行局部的光滑。

（2）回归（regression）：用函数拟合数据来光滑数据，这种技术称为回归。线性回归涉及找出拟合两个属性（或变量）的"最佳"直线，使得一个属性可以用来预测另一个。多元线性回归是线性回归的扩充，其中涉及的属性多于两个，并且数据被拟合到一个多维曲面。

（3）离群点分析（outlier analysis）：可以通过聚类来检测离群点。聚类将类似的值组织成群或"簇"。直观地，落在簇集合之外的值被视为离群点。

3．重复数据处理 重复数据指所有属性均存在相同的观测值，无法提供有用信息的数据，通常根据一组唯一的标识符来删除。

（二）数据集成

数据集成实质将不同来源、格式、特点性质的数据在逻辑上或物理上有机地集中。描述同一个概念的属性在不同数据库取不同的名字，在进行数据集成时就常常会引起数据的不一致和冗余。在企业数据集成领域，已经有了很多成熟的框架可以利用。目前通常采用联邦式、基于中间件模型和数据仓库等方法来构造集成的系统，这些技术在不同的着重点和应用上解决数据共享并为企业提供决策支持。

1．实体识别问题 数据分析者或计算机如何才能确信一个数据库中的一个属性和另一个数据库中的属性指的是同一实体？通常，数据库和数据仓库有元数据，可以帮助避免模式集成中的错误。

2．冗余问题 一个属性如果能由另一个表"导出"，则这个属性是冗余的。属性或维命名的不一致也可能导致数据集中的冗余。有些冗余可以使用相关性检测。给定两个属性，通过相关性度量一个属性能够在多大程度上蕴含另一个。数值型变量可计算相关系数矩阵，标称型变量可计算卡方检验值。

3．数据值的冲突和处理 对于现实世界的同一实体，来自不同数据源的属性值可能不同。这可能是因为表示、尺度或编码不同。例如，重量属性可能在一个系统中以公制单位存放，而在另一个系统中以英制单位存放。

（三）数据归约

数据归约指通过减少属性的方式压缩数据量，通过移除不相关的属性，可以提高模型效率。数据规约主要策略有维度规约、数量规约和数据压缩。

1．维度规约 用于数据分析的数据可能包含数以百计的属性，其中大部分属性与挖掘任务不相关。维度归约（dimensionality reduction）通过删除不相关的属性，来减少数据量，并保证信息的损失最小。维度规约的方法包括小波变换、主成分分析和属性子集选择等。

2．数量规约（numerosity reduction） 是用替代的、较小的数据表示形式替换原始数据。这些方法可以是参数的或者非参数的。对于参数的方法而言，使用模型估计数据，一般只需要存放模型参数而不是实际数据（离群点要单独存放），例如，线性回归和对数线性模型。非参数的数量规约方法包括直方图、聚类、抽样和数据立方聚集等，例如，直方图使用分箱的思想来近似数据，获取的数据可能会缺失部分信息。

（四）数据变换

数据变换是将数据从一种表示形式变换为适用于数据挖掘的形式的过程，使得数据分析过程更加有效。不同数据属性往往存在性质、量纲、数量级不同的情况。各指标间的水平相差很大时，如果直接用指标原始值进行分析，数值较高的指标在综合分析中的作用就会被放大，相对地，会削弱数值水平较低的指标的作用。数据规范化是使数据属性数据按比例缩放，将原来的数据映射到一个新的特定区域中。常用的数据规范化方法见表7-1。

表 7-1　数据规范化方法

规范化方法	计算方法	说明
最小 - 最大规范化	$x^* = \dfrac{x - min}{max - min}$	最小 - 最大规范化对原始数据进行线性变化，将数据值映射到 [0, 1] 之间。min 和 max 分别是属性 x 的最小值和最大值。但有新数据加入可能会导致最大值、最小值发生变化，需要重新计算
Z 分数规范化	$x^* = \dfrac{x - \bar{x}}{\sigma}$	Z 分数规范化又称为零均值规范化，经过处理的每个维度的数据的均值为 0，标准差为 1。属性 $\bar{x}$ 是 x 的均值，σ 为原始数据的标准差。估算 Z 分数规范化需要总体的平均值与方差，但是这一值在真实的分析与挖掘中很难得到，大多数情况下是用样本的均值与标准差替代
小数定标规范化	$v' = \dfrac{v}{10^j}$	通过移动小数点的位置来进行规范化。小数点移动的位数 j 取决于该属性数据取值的最大绝对值

三、加工整理

数据加工使无序的数据转换成有序的数据，有利于数据的保存、检索和发现。这一小节将从标识符、分类与编码以及元数据的角度对医学数据加工与整理的关键内容和技术进行介绍。

（一）医学数据资源标识

1. **数字对象唯一标识（digital object identifier, DOI）**　是国际通用、全球唯一、终身不变的数字资源标识符，用于标识广泛的数据对象。这些标识符由 DOI 注册机构的成员组织进行分配。1998 年美国出版商协会创立非营利性组织国际 DOI 基金会（International DOI Foundation, IDF），在美国国家创新研究所的配合下，建立并运行数字对象唯一标识系统，制定了 DOI 国际标准（ISO 26324）。不同于统一资源定位符，它与地址无关，是信息的数字标签和身份证。目前全球已分配 DOI 号码超过 1 亿个，每个月通过 DOI 访问数字资源的次数达到 1.5 亿次。

中国科技信息研究所和万方数据于 2007 年 3 月联合申请，由 IDF 批准成立了我国首个 DOI 注册机构，并建立运行了"中文 DOI"服务。

2. **科技资源标识**　是由国家科技基础条件平台中心、中国标准化研究院牵头起草的国家标准（标准号为 GB/T 32843—2016），自 2017 年 9 月 1 日起正式实施。标准规定了科技资源标识的对象和产生途径、标识符的结构与编写规则、科技资源标识的管理与应用，提供了科技资源标识元数据注册表单。本标准适用于各类科技资源的统一标识，以及科技资源的编目、注册、发布、查询、维护和管理。

科技资源标识符（science and technology resource identifier）是指用于唯一标识科技资源的一组字符。科技资源标识符结构由中国科技资源代号、科技资源标识注册机构代码、科技资源类型代码和内部标识符 4 部分组成。中国科技资源代号与科技资源标识注册机构代码之间用半角"："分隔，其余各部分之间用半角"."进行分隔（图 7-2）。

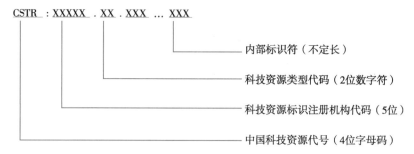

图7-2　科技资源标识符结构

在医学领域也有一些已发布的科学数据资源标识规范,例如人口健康科学数据资源标识规范。该标准规定了国家人口健康科学数据共享平台科技资源标识符的结构、编写规则,科技资源的标识、管理与应用,适用于国家人口健康科学数据共享平台科技资源的编目、注册、发布、查询、维护和管理,适用于平台各类科技资源的统一标识。

3. **卫生信息对象标识符**　对象标识符(object identifier,OID)作为信息处理系统及网络通信中对象识别的唯一标识符,是开放系统互连对象的身份证,起源于1985年,是国际电信联盟(International Telecommunication Union,ITU)、国际标准化组织(International Organization for Standardization,ISO)和国际电工委员会(International Electrotechnical Commission,IEC)共同提出的标识体系。OID的标识对象可以是通信和信息处理中的任何可标识、可注册的事物,如信息标准(数据元、分类代码、模板等)、组织机构(国家、团体、机构等)、密码算法、数字证书、文档格式等。

2007年,经国际ISO/IEC、ITU标准组织以及工信部的授权,我国成立国家OID注册中心,设立在工信部电子工业标准化研究院,负责对OID中国分支节点及其下属节点的注册、管理、维护和国际备案工作。卫生信息OID标识依据GB/T4657—2009进行分配,为2.16.156.10011。卫生信息OID标识由卫生信息OID注册中心统筹分配,重点解决在互联互通过程中各类信息对象的标准化标识问题。通过对卫生信息标准与规范研制过程中涉及的对象、卫生信息业务内涵和业务边界进行梳理,我国卫生信息对象标识符应分为两种类型:实体对象OID和虚拟对象OID(图7-3)。

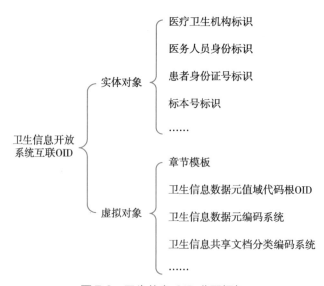

图7-3　卫生信息OID分配框架

实体对象OID指的是通过它标识客观世界存在的某个事物或某一类对象,而对象的具体编码由实际业务部门或主管行政机构来确定和规范。这一类的OID主要用在医疗卫生机构标识、患者身份标识、住院号标识、标本号标识等。在卫生信息共享文档规范中,虚拟对象OID是指通过它可以直接定位到虚拟环境中的某一具体对象上,主要用于标识文档章节模板、编码系统、值域代码表等对象。

（二）医学数据分类与编码

1.信息分类与医学数据分类　分类是人类认识事物的基础。信息分类和编码的基本原则中指出,信息分类是根据资源属性或特征,将信息按照一定的原则和方法进行区分和归类,据以建立起一定的分类体系,以满足对资源更好地管理和利用的需要。对于医学数据来说,健康医疗大数据行业组织机构和业务存在一定的复杂性,因此数据资源的结构也相对复杂。目前国内学者提出的健康医疗大数据资源分类由类目、亚目和细目等3个层次组成。类目共划分为8个大类:依据国家健康医疗信息化"46312-2"框架中对6大业务应用和3大数据库的总结,分为公共卫生、计划生育、医疗服务、医疗保障、药品管理和综合管理等6个基本业务类,加上基础信息类、新兴业态类(图7-4)。

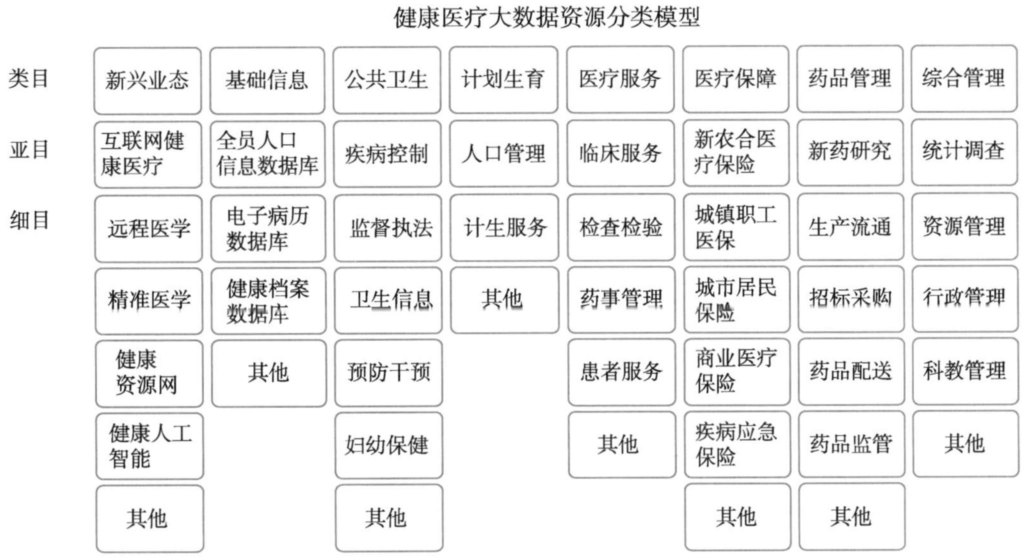

健康医疗大数据资源分类模型

类目	新兴业态	基础信息	公共卫生	计划生育	医疗服务	医疗保障	药品管理	综合管理
亚目	互联网健康医疗	全员人口信息数据库	疾病控制	人口管理	临床服务	新农合医疗保险	新药研究	统计调查
细目	远程医学	电子病历数据库	监督执法	计生服务	检查检验	城镇职工医保	生产流通	资源管理
	精准医学	健康档案数据库	卫生信息	其他	药事管理	城市居民保险	招标采购	行政管理
	健康资源网	其他	预防干预		患者服务	商业医疗保险	药品配送	科教管理
	健康人工智能		妇幼保健		其他	疾病应急保险	药品监管	其他
	其他		其他			其他	其他	

图7-4　健康医疗大数据资源分类模型

2.医学数据编码体系　信息分类编码的目的在于准确地识别数据,实施对数据的有效管理,并能按类别开发利用数据。医学数据可以应用的编码体系包括疾病数据分类编码(ICD-10),手术分类编码(ICD-9-CM-3),药物解剖学、治疗学及化学分类法(ATC)等。分类法可以应用于数据管理和共享系统的数据资源导航和数据分类管理。分类法制定应按照应用需求和资源类型,应用时应遵循资源分析、面向应用及需求驱动等原则。

（三）医学数据元与元数据规范

1.医学数据元　数据元(data element)是能够用一组属性描述其定义、标识、表示和允许值的数据单元。在特定的语义环境中,数据元被认为是不可再分的最小数据单元。一个数据元概念是由对象类和特性两部分组成,是能以一个数据元形式表示的概念,其描述与任何特定表示法无关。

医学数据元是医疗卫生这一特定领域的数据元。它的概念和结构遵循通用数据元的概念和结构,是通用数据元的一个子集,但具有自身的特点。医学数据元涉及基础医学、临床医学、公共卫生、中医药学等多个专业,且表现形式具备多样性;例如脑CT、数字人体、基因图谱、中医经络等数据元是不同的,比较复杂,但同时又有高度的相关性,专业间或与其他领域间存在着交换的需求。另外,各专业不同的特点决定了医学信息数据元的属性也是复杂的。

我国卫生领域出台的数据元标准包括卫生信息数据元目录编制规范、卫生统计指标数据元目录编制规范以及卫生信息数据元目录。其中卫生信息数据元目录规定了卫生信息数据元目录内容结构、属性与描述规则、数据元目录格式和数据元索引的编制规则,包括健康史、健康危险因素、主诉与症状、体格检查、临床辅助检查、实验室检查等17个部分。数据集是数据元在具体业务场景下的组合。数据集标准详细规定相关业务所必须收集数据的最小范围，以及相关数据元和代码标准。

2.元数据规范　元数据（metadata）是"描述数据的数据"或"关于数据的结构化数据"。元数据的目的包括：标识资源；实现资源的发现、查找、一体化组织；实现简单、高效地管理大量数据资源等。元数据标准是指描述某类具体数据对象的规则，它对数据描述文档的结构和一致性进行了规范。标准和工具各不相同——根据定义的标准（如数据类型、组织指南和可用资源）进行选择。不同领域的代表性元数据标准见表7-2。

表7-2　不同领域的元数据标准

领域	元数据标准
文献资料	机读目录格式（Machine Readable Catalog，MARC），都柏林核心元素集（Dublin Core Element Set，DC）
人文科学	文本编码先导计划（the Text Encoding Initiative Header，TEI Header）
社会科学数据集	政治和社会研究方面的校际联盟（ICPSR SGML Codebook）
博物馆与艺术作品	博物馆信息计算机交换标准框架（A Standards Framework for the Computer Interchange of Museum Information，CIMI）、艺术作品描述目录（The Categories for the Description of Works of Art，CDWA）
政府信息	政府信息定位服务（the Government Information Locator Services，GILS）
网络资源	都柏林核心元素集（Dublin Core Element Set，DC）、主题信息服务的资源组织和发现（Resource Organisation And Discovery in Subject-based services，ROADS Template）、频道定义格式（Channel Definition Format，CDF）
地理空间信息	联邦地理数据委员会（the Federal Geographic Data Committee，FGDC）
数字图像	美国创建（the Making Of America II，MOAII）
档案库与资源集合	编码档案著录标准（Encoded Archival Description，EAD）
技术报告	书目记录格式（RFC_1807）

国外医学元数据研究起步较早，大多参照都柏林核心元素集（Dublin Core Element Set，DC）标准制定相应的元数据标准。国际标准化组织就元数据的规范与标准化问题制定了《信息技术　数据元的规范与标准化》（ISO/IEC 11179）。在该标准中规定描述一个数据元的元数据一般由以下常规描述符来说明：名称、定义、约束、条件、最大表征数、数据类型、最大长度、字符集、语言和备注。

相应地，我国也颁布了《信息技术　元数据注册系统（MDR）》（GB/T 18391）系列标准。该标准描述了数据的语义、数据的表示以及这些数据描述的注册。元数据注册系统用于管理数据的语义。设计元数据注册系统的基本模型，目的在于获取数据语义的所有基本成分，而与应用或主题域无关。

科学数据共享核心元数据内容中的元数据实体和元数据元素，描述了数据集的标识、分发、质量等方面的信息以及元数据的标识信息，适用于科学数据共享工程门户、中心（网）的元数据汇交。医学领域的人口健康科学数据共享元数据由科学数据共享核心元数据和人口健康领域扩展元数据组成。人口健康领域科学数据共享元数据标准框架包括三个部分：①元数据实体集信息；②元数据子集；③引用信息。

3.元数据价值　元数据对于数据开发人员、数据用户和组织至关重要。对于数据创建者来说，元数据的应用价值包括：避免数据重复；分享可靠的信息；实现数据交换和收集；扩大科学家及其研究领域贡献知名度和影响力；元数据复用节约长期运行中的时间和资源成本；提高数据可见性。

对于数据用户来说，元数据的应用价值包括：进行查找、检索和评估数据集信息；感知数据，确定数据的地理位置或主题；确定适用性，判断数据集是否满足特定的需求；数据集获取；处理和使用数据集；理解数据集，包括列名称的定义，或在数据中找到的预期数值范围。

对于组织机构来说，元数据有助于：确保组织开展数据投资，建立数据处理步骤、质量控制、定义、数据使用和限制的描述文档；超越时间和空间，保障数据持久性，创建机构记忆；为组织的研究进行宣传，通过数据共享创建可能的新伙伴和合作关系。

四、数据存储

（一）数据存储模式

不同应用场景下的数据资源也存在多种存储模式，例如关系表存储、列存储、哈希表形式存储、图形式存储、文本文件存储。应用较为广泛的是关系表存储，其数据库的逻辑结构基于关系模型。基于此存储方式的数据库管理系统产品比较多。在分布式的环境下通常使用列存储结构的数据库，它能够很好地存储海量数据。Key-Value 数据库的数据以哈希表的形式存储，考虑到了分布式和大规模数据，但是忽略了数据的关联性。RDF 图存储模式的结构采用的是图形模型，适合存储 RDF 语义数据。文档型数据库是升级版的 Key-Value 存储数据库，具有更高的查询效率，见表 7-3。

表 7-3　数据存储模式

存储模式	存储方式	优点	缺点	典型数据库
关系数据库	关系表存储方式	技术成熟，应用广泛	模式的固定、不灵活、语义缺失、表连接操作效率低	SQL、MySQL
Big-Table	列存储	列存储，数据模型是一个稀疏的、分布式的、持久化的、多容维的排序映射	数据模型适于存储网页内容	BigTable、HBase
Key-Value	哈希表形式存储	可用性和扩展性好，实现数据分布存储和查询	为了得到高读写性，牺牲其他性能，没考虑数据关联，弱化了数据结构	Redis、Tokyo Cabinet、Flare、Berkeley DB
RDF 图	图形式存储	最大限度地保持 RDF 数据语义信息，描述直观，易于实现，避免重构	存储空间大，查询算法时间复杂度高	4Store、5Store、Bigdata、BigOWLIM、AllegroGraph、JenaTDB、Neo4j
文件存储	文本文件存储	无模式形式，能实现海量数据存储	无法体现数据间关系	Jena、MongDB

（二）本地存储与云存储

本地存储是指将数据存储在本地硬件和软件。这种存储方式传输、读取速度更快，存储过程中几乎没有通信开销，并且企业能够完全掌握数据读取、存储等权限。但由于本地存储需要大量的场地和设备，建设成本较高，后期拓展也存在一定难度。随着近年来云计算技术的兴起，云存储成为了热门的信息存储应用场景。云存储是指通过集群应用、网络技术或分布式文件系统，将网络中大量不同类型的存储设备通过应用软件集合起来协同工作，共同对外提供数据存储和业务访问功能的一个系统。与传统的本地存储相比，云存储具有访问便利、异地共享、响应快速、实时扩容、性价比高等优点。云存储部署在云端，可以随时随地访问，相当于数据的异地容灾备份。由此，数据的一致性、准确性和及时性都有保障。

医学数据的安全存储、隐私保护和实时共享是保证医院信息化建设的重要内容。相比其他领域的数据，医学影像、电子病历、手术记录等医学数据模态多样化，存在较多不相关信息、矛盾信息和缺失值，对时间要求较高。相比本地存储，云存储按需服务、响应快速、存储空间大等特点使得它在存储医学数据方面具有先天优势，但医学数据的隐私保护要求也对云存储的安全性能提出了较高的要求。近年来，我国的云存储技术和健康医疗行业通过高效、准确和深度融合，很多公立医院选择第三方提供商的云存储服务。不同的云服务提供商都有各自的安全策略和技术方案来保障用户海量数据存储的安全性。数据分散存储技术能有效确保云存储数据的可靠性和可用性，区块链等新兴技术也被应用到医学数据云存储中。

（三）科学数据仓储

数据仓库是面向主题、不可更新、随时间不断变化的数据集合。科学数据仓储／数据知识仓储（data repository）则针对科学数据，提供广泛、一致、安全和高效的共享科学数据平台，帮助用户展示和发现数据，有助于数据标准化，并允许更多用户利用其他重要研究收集的数据，从而提高每项研究的价值。

科学数据仓储就是通过运用一定的组织工具、方法和标准，对科学数据进行整理、加工、表示、控制，使其序化、系统化，支持管理、访问和共享。这一过程需要遵守四条原则：可发现（findable）、可访问（accessible）、可互操作（interoperable）和可重用（reusable），简称 FAIR 原则。目前代表性的科学数据仓储类型见表7-4。

表7-4　科学数据仓储类型

类型	数据仓储
机构仓储（institutional）	Harvard dataverse、NIH sharing repository
国家仓储（national）	UK Data Service、ANDS、data.gov.uk、PHDA
学科仓储（discipline）	Dyrad、ICPSR、NCBI、PHDA
通用仓储（general）	Figshare、re3data.org

医学领域代表性的科学数据仓储有重症监护医学数据库（Medical Information Mart for Intensive Care，MIMIC）、生物医学领域语义数据集成平台（Linked Life Data，LLD）、人口健康数据仓储（Population Health Data Archive，PHDA）。MIMIC 包括 61 532 个重症监护病房患者的数据。LLD 整合了 UniProt、PubMed、Entrez Gene、UMLS 等 25 种生物医学数据资源，包含 40 多亿个三元组。PHDA 是国家人口健康数据中心的核心数据仓储，主要汇集和存储我国人口健康领域的综合性科学数据。它的主体功能包括：元数据注册、数据查询检索、数据多重组织揭示、数据浏览和数据引用、数据分类和多维筛选、人体器官部位可视化搜索等。

医疗数据来源及系统的多元异构性对相关信息的获取、表达、组织、存取和更新造成巨大的困难，医院内、外部各信息系统之间亟需构建有效数据组织管理机制。数据仓库、语义网、智能学习模型等作为新兴的医学数据组织技术为相关数据的管理与关系构建提供技术手段，而不同数据组织技术间的联系协作，也为数据管理、关系网络梳理及知识发现领域拓展了更广阔的研究空间。

第三节　医学数据组织技术

一、数据仓库

（一）数据仓库的定义与产生背景

计算机和信息技术的发展使信息量呈现超指数增长，传统数据库的检索查询机制和统计学分析方法难以满足超大规模、多维度的数据关系分析需求。在此背景下，新的数据处理技术——数据仓库应运而生。

数据仓库的公认概念采用 W.H.Inmon 于 1990 年在 *Building the Data Warehouse* 一书中的定义，即：数据仓库是面向主题的、集成的、不可更新的、随时间不断变化的数据集合，用以支持经营管理中的决策制定过程。换言之，数据仓库是一种体系结构和环境，将源自各种数据源的数据按照主题进行组织，并且包含大量的历史数据，旨在为管理决策活动提供支持，可解决信息技术发展中的有用信息挖掘难题，为数据挖掘研究提供了更广阔的发展空间。

（二）数据仓库的特点

从内部结构、数据类型以及操作过程来看，数据仓库具有以下特点。

数据仓库的内部结构是关系型的。其结构具有开放性，是信息资源按某种方式的聚合；同时具备一致的、可重复使用的加载数据接口，并提供将数据转化为信息的工具。数据仓库不是简单的传统数据库中的数据堆积，而是一个复杂的容纳数据集成的系统工程。

数据仓库内保存的数据通常是规模极大的历史数据，是不同信息源的提取、复制和集成，是不同时点的数据库快照的集合，以及基于这些快照进行统计、综合和重组的导出数据，且在脱机状态下采用批处理进行，而不是联机处理的数据。

数据仓库数据是面向主题的。数据仓库都是基于某个明确主题，仅需要与该主题相关的数据，其他的无关细节数据将被排除。

数据仓库的数据是不可更新的。数据仓库最普遍的操作是添加操作而非修改操作，主要功能是透过数据仓库特有的资料储存架构，进行系统的分析和整理，以便于进行各种分析，如联机分析处理（on-line analytical processing，OLAP）、数据挖掘（data mining）；进而支持如决策支持系统及主管资讯系统的创建，帮助决策者快速、有效地从大量资料中分析出有价值的资讯。

此外，数据仓库（datawarehouse）与数据库（database）的联系在于，数据仓库的构建在更高维和完善的层面上对多源数据库进行汇聚，以支持高层复杂的决策分析。数据库具有相对复杂的表格结构，存储结构相对紧致，冗余数据较少；具有相对简单的读写查询，单次作用于相对的少量数据，又称为业务型数据库。数据仓库的特点是具备相对简单的表格结构，存储结构相对松散，多冗余数据；具有相对复杂的读写查询，单次作用于相对大量的数据（历史数据），又称为分析性数据库。

数据仓库的出现并不是为了取代数据库，两者在用途上的不同决定了这两种架构的特点差异。传统的关系型数据库的主要应用是基本日常的事务处理，而数据仓库系统的主要应用主要是 OLAP。数据仓库支持复杂的分析操作，侧重决策支持并提供直观易懂的查询结果。比较流行的数据库有 MySQL、Oracle、SqlServer 等；而数据仓库以 AWS Redshift、Greenplum、Hive 等为代表。总之，数据仓库是决策支持系统数据挖掘系统的基础，具备一致的、可重复的加载数据接口以及将数据转化为信息的功能；数据仓库中的数据可信度将直接影响后续系统的工作。

（三）数据仓库的体系构建

数据仓库的构建要从系统需要出发，围绕目标主题进行搜集。数据仓库的主要体系结构由元数据、提取器、集成器、信息源组成，基本体系结构如图 7-5 所示。

1. **元数据**　描述了数据仓库的数据和环境，用于存储数据模型和定义数据结构、转换规则、仓库结构、控制信息等，是数据仓库的管理性数据以及整个数据仓库的核心。

2. **提取器**　负责把来自信息源的数据转换为数据仓库所使用的数据格式和数据模型，并监视数据源中数据的变化。当信息源的数据发生变化或产生新的信息源时，将这些变化或新的数据上报给集成器，以便更新和扩充数据仓库。

3. **集成器**　主要负责按数据仓库的各种规则（如一致的命名转换、一致的编码结构、一致的数据物理属性等）将信息正确加载到数据仓库中。集成器将对来自信息源的数据进行过滤、总结，并将不同信息源的数据与数据仓库中的数据进行合并处理，然后装载进数据仓库中。

4. 信息源　也就是外部信息来源，一般指多维或异构数据库，或者可以是数据文件、不同单位的行业数据、历史遗留数据、摘要数据与调查报告或其他文档数据等。

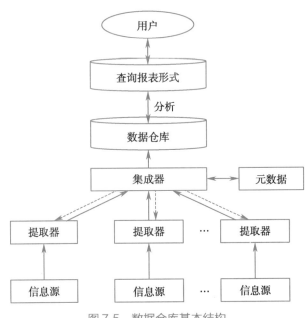

图 7-5　数据仓库基本结构

（四）医学数据仓库技术的发展与应用

数据仓库技术的出现为医学领域的科学管理和研究提供了技术和资源支持。同时，医疗领域信息化的高速发展和数据库系统的广泛应用，对数据仓库的隐藏信息挖掘和高层次分析能力提出了新的要求。目前相关研究的主要目标是发展有关理论、方法和工具，并针对医院信息化建设中的主要问题，提出医院信息管理的不同实施方案。

部分研究将数据仓库和多维分析技术引入 HIS（医院信息系统）管理中，创建了基于现有 HIS 的数据仓库模型，按照数据挖掘的应用要求通过关联分析、分类分析、聚类分析等重新构建数据之间的联系和主题性组织。此外，有研究通过构建分布式实时数据仓库进行平台数据集成和任务协作。这种分布式实时数据仓库提升数据云平台管理水平，既方便合适的数据云平台自动化运维方案选择，又可通过数据云平台集成方案，实现多种数据平台相互的协作。

数据仓库的应用较好地解决了多数据源、数据异构等问题，便于使用过程中对不同主题进行随机性的维度分析。同时，数据仓库对各类历史数据的充分利用为医院领导做出正确决策提供更全方位的信息服务，并将在未来医院管理和决策中发挥越来越重要的作用。

二、语义网

（一）语义网对于医学数据组织的意义

语义网以及关联技术的发展，使得信息与网络产生更复杂的关联。信息之间的逻辑关系也通过计算机网络技术得到更加立体、多维的实现。同时，这种关联使得信息组织向知识组织发展，而不同信息中建立起的语义关系使得传统的二维信息得到全新的细粒度揭示。

语义网在生物医学领域具有广阔的应用前景。首先，其出现打破生物医学各领域数据"孤岛"状态。在面向医疗保健和生命科学的语义网兴趣组织（Semantic Web Interest Group on Health Care and Life Sciences，HCLSIG）的协调下，语义网团体与生物医学学术团体开展了一系列资源共享以及相关语义网研究，系统化地构建了语义理解系统建模的理论与方法，并致力于解决以下问题：①针对多元医学知识碎片化、语义难以统一等问题，建立大规模跨媒体生物医学知识图谱，方便数据处理；②针对复杂医疗数据条件下的数据精准感知问题，研究潜在知识自动发现与图谱更新以及知识引导的协同可解释推理算法，使算法可分析；③以病理分析等临床需求为抓手，构建人机协同的综合智能推理系统，逐步建立可解释、可回溯、可泛化的诊疗决策支撑，使系统具备"可理解"能力。

其次，语义网在生物医学知识发现方面有重要意义。例如利用语义网的强大表达能力和基于领域本体的推理功能，将领域本体作为数据挖掘的背景知识，此类方法已在致病基因、药物疗效和药物相互作用等生物医学案例中得到了成功应用。以心血管系统疾病研究为例，研究者通过语义网技术集成多个数据集，构造了完整的基因组和显性组，并对基因进行评价与排序。具体实施过程为：确定研究对象（心血管疾病）—构建相关概念的语义网络—通过网络中心性分析对致病基因进行识别和排序—发现与研究对象相关的基因。相关工作表明，语义网可以很好地实现数据挖掘方法与领域知识的结合，以增强知识发现的效果。

此外，通过语义网技术可以处理 DNA 测序技术为代表的创新性实验技术产生的大型 omic（组学）数据集（如基因组和蛋白质组等），实现生物医学数据集的共享与集成，并对其进行分析与挖掘，从中发现新知识，加深人类对人体、健康和疾病的理解。

（二）语义网与深度学习的关系

语义网的提出为信息组织方法和关联分析、细粒度的知识组织方法提供了方向，而深度学习可以通过模型构建将知识碎片间的语义关联，帮助学习者形成个性化的知识体系，从而突破浅层学习，实现更深层的推理分析和语义模型的构建。

深度学习可以构建融合单类型、多类型或结构化的语义知识的深度表达模型，通过信息间的相似性关系来定义模型的损失函数，从而将度量学习与卷积神经网络的训练集成在统一的框架中。利用场景区域的类别标签以及区域之间的交互关系进行建模，并通过循环神经网络等更好地实现场景上下文的表达学习。

研究者将深度学习文本表示方法运用到医学文本相似度的计算中，并利用卷积神经网络（convolutional neural network，CNN）、长短期记忆网络（long short-term memory，LSTM）明显提升计算任务性能。同时，主题维度信息与医学文献相似度计算的结合为创新性判断和主题关联研究提供了参考。此外，深度学习技术还为传统语义分割方法的更新提供了思路。研究者采用卷积神经网络等方法学习目标特征并训练分类器，对目标区域进行分类，从而实现目标区域的语义标注。

（三）语义网的构建

在医学领域语义网的构建过程中，基于第二章描述的语义网络结构，首先分析中文电子病历等数据的结构和语言特点，提出基于元数据的数据清洗模型，扩充电子病历命名实体识别标注语料，从而为后续实体关系抽取和语义网络构建奠定基础。在实体关系抽取过程中，通常利用深度学习模型在文本实体关系抽取任务中的优势，将模型移植到医疗领域中，抽取电子病历文本中句子级别的实体与实体之间的功能上相关的语义关系。

（四）医学数据语义网的研究与发展

语义网研究与生物医学学术团体密切联系，如开发大型生物医学本体、实现异构数据资源的语义继承、实现面向海量数据空间的知识发现系统等。

一方面，语义网与深度学习技术的结合深化了语义网的关联性；另一方面，部分研究者利用语义网实现了对医学信息检索质量的提高。通过深入剖析和统一医学语言系统，从理论上对多层次语义网络结构进行了探索，进一步完善了医学信息语义网络。

然而，如何在语义网中使用具备扩展性强、较强的逻辑智能的标记语言，使计算机或其他设备能够自动识别、处理数据仍是研究者需要解决的问题。无论是物理实体还是抽象实体，隐私安全问题的存在将导致语义网的推广研究面临挑战。为完善语义网的应用功能,各领域研究者为开发在国际学术团体中共享的领域本体、构建全球性的本体工程平台进行了深入研究。

三、机器学习与深度学习

(一)机器学习与智能化相关定义

17 世纪,贝叶斯、拉普拉斯关于最小二乘法的推导和马尔可夫链的提出构成了机器学习广泛使用的工具和基础。从 1950 年艾伦·图灵关于建立学习机器的提议,到 2000 年初有深度学习的实际应用,以及最近的 AlexNet 的应用,人工智能学习研究有了很大的进展。

机器学习属于多学科交叉领域,涵盖概率论、统计学、近似理论及复杂算法知识,旨在使用计算机作为工具并致力于真实、实时的模拟人类学习方式,通过将现有内容进行知识结构划分来有效提高学习效率。深度学习则是在机器学习的基础上引入人工神经网络,从而学习样本数据的内在规律和表示层次,这些学习过程中获得的信息对诸如文字、图像和声音等数据的解释有很大的帮助。深度学习作为复杂的机器学习算法,其在语音和图像识别方面取得的成果也使得机器学习进一步向人工智能的初衷前进。

(二)深度学习建模与其他知识组织的关系

前文已提及深度学习与语义网的关系——语义网与深度学习技术的结合深化了语义网的关联性,为传统语义分割方法的更新提供了思路。

语义网的出现使万维网上的数据可以被计算机读取和处理,庞大的信息网络和更小的数据粒度也使得机器学习的数据学习成为可能。语义网领域作为人工智能的一个子学科,与知识的表示有着密切的关系,因为知识图谱和本体论来表示语言可以被理解,而且与知识表示的语言密切相关,描述逻辑作为支撑网络本体语言(OWL)的逻辑学,发挥着核心作用。语义网的应用需求也推动或启发了描述逻辑的研究,以及对不同知识表示方法(如规则和描述逻辑)之间桥接的研究。

知识图谱是人工智能符号注意近期进展的典型代表,知识图谱中的实体、概念以及关系均采用了离散的、显示的符号化表示。相比于语义网,知识图谱的建立在深度学习与具体信息间确立了更复杂精确的关系。知识图谱更强调有一个本体层来定义实体的类型和实体之间的关系,所需数据质量更高且易于访问,能够进一步向终端用户提供查询问答服务。而为了让神经网络有效利用知识图谱中的符号化知识,相关研究提出了大量知识图谱表示方法。知识图谱的表示学习旨在习得知识图谱的组成元素的实值向量化表示。这些向量化表示可作为神经网络的输入,使得神经网络模型能够充分利用知识图谱中已知的先验知识,进而使深度学习更好地完成各类实际任务,特别是问答与推荐任务。

总的来说,知识图谱和语义网络技术利用数据的增长和网络内容的表示来提供语义上相互关联的信息,提高人工智能的可解释性。与此同时,深度学习技术正在改进语义网上下文中困难任务的处理能力,例如知识图谱补全、数据清洗等,在多个领域提供了新颖的解决方案和应用。

(三)智能学习与医学知识组织

知识组织关系作为思维可视化的重要表征方式,彰显知识发展进程与结构关系,是超越"浅层知识传授",发展高阶思维能力,实现深度学习的有效途径。然而传统意义的知识组织方式存在两个问题:①不完整,知识图谱中很多实体之间潜在的关系没有被挖掘;②扩展性较差,不便于向知识图谱中添加新实体。关于知识建构不仅有时间点层面的暂时性和静态性,也存在变化过程的动态性和持续性。

深度学习是一种高通量自动化提取高维度特征信息的新一代人工智能技术,目前已广泛应用于临床医学大数据分析领域,为临床医学影像的快速识别、精准分割和辅助诊断等分析工作提供了新的契机。

深度学习是机器学习的一个新领域，传统的机器学习方法无法有效地挖掘到医学图像中蕴含的丰富信息，而深度学习通过模拟人脑建立分层模型，具有强大的自动特征提取、复杂模型构建以及高效的特征表达能力，更重要的是深度学习方法能从像素级的原始数据中逐级提取从底层到高层的特征，这为解决医学图像识别面临的新问题提供了思路。

此外，为应对精准医疗的需求，深度学习通过统计方法建模完善医学影像体系，为临床从宏观影像信息中获取遗传变异、表观遗传学差异等微观因素，并应用于预测愈后、指导诊断和治疗过程。

（四）医学数据深度学习的模型构建

从模型构建过程来看，数据深度学习模型分为两类：自下而上的非监督学习模型以及自上而下的监督学习模型。非监督学习过程从底层向顶层训练，采用无标签数据逐层训练各层参数。监督学习通过带标签的数据去训练，误差自顶向下传输并对网络进行微调，基于第一步得到的各层参数进一步优化整个多层模型的参数。这一步属有监督训练的过程，也正是无监督学习与传统神经网络区别最大的部分。

根据应用场景，医学相关的深度学习模型主要分为面向医学图像［包括 MRI（磁共振成像）影像、CT 影像、超声影像、X 线影像等］处理的图像分割深度学习模型、病灶图像分类模型和医学影像检测模型等。

医学图像分割深度学习模型是深度学习应用于医学数据分析的重要分支。该类模型在图像中自动分割出感兴趣区域以辅助后期诊断分析，并根据病理类型和发病部位的不同调整治疗方案，例如部分研究提出了基于深度级联网络的医学影像分割方法，该方法旨在有效分割完整的诊断重点区域并提高分割精度。

医学图像分类与识别的深度学习模型可以在疾病的早期发现和控制病程发展中发挥关键作用。该类模型利用 CNN 等神经网络模型通过特征空间中的图像识别潜在的发病区域，评估病灶图像，提供具有较高灵敏性和特异性的检测功能。

（五）医学数据深度学习研究与发展

从应用领域来看，医学类深度学习模型主要应用在影像处理和辅助诊断、图像分析和临床用药等数据分析中。

在医学诊断方面，深度学习模型通过对医疗数据进行分析和建模，能推断出异常病变或发病风险，作为临床诊治的一种辅助手段，可提高诊断效率及准确度，减轻医生工作负担。有研究者利用深度学习模型筛选异常的眼底视网膜图像，面向数十万计规模的数据集进行测试，结果证明深度学习模型具有较高的灵敏性和特异性，且随着深度模型输出可信度的提高，将助推更高级别的诊断决策。

在医学科研方面，相关研究借助深度模型利用显微图像解决了有丝分裂中定位和分期的难题，并实现了较高的定位准确率和较高的回收率。与此同时，随着分子生物学的飞速发展，高通量基因测序技术不断进步，全基因组测序也越来越易于完成，深度学习模型为处理以大数据为特征的组学信息极为有用，如鉴定基因表达信息以及预测基因表达过程的调控等。

四、医学数据可视化

（一）医学数据可视化定义与背景

医学数据可视化是 20 世纪 80 年代后期提出并发展起来的一个新的研究领域，是近 10 年来计算机图形学和图像处理技术研究与应用的重要方面，是科学计算可视化的一个重要分支。医学数据可视化工具，如计算机断层扫描（CT）和磁共振成像（MRI）等，将科学计算过程和计算结果的数据转换为图形及图像在屏幕上显示出来并进行交互处理的理论、方法和技术，为疾病的诊断及科学分析提供更直观的依据和引导。

（二）可视化技术与医学知识组织

数据可视化突破了传统统计图表的局限性，而计算机技术的进步提升了医学数据可视化的实现程度。相应地，数据可视化为医学领域数据内在信息和规律的发现提供了技术和工具支持，并将大量研究结果通过图像形式进行表达。

在教学科研领域，可视化在推进可见人体项目研究中起到了巨大的促进作用。例如通过 CT 和磁共振扫描，有关人体全部解剖结构的大量数据库可以对外开放，为数据深度挖掘和解剖学研究提供数据支持。

在辅助手术与模拟方面，可视化对于手术引导起到了重要作用。如计算机辅助立体定向导航系统以及计算机辅助手术设计和模拟系统的建立，使得医学可视化技术得以在临床实际手术中生成患者的脑部三维图像，医生可以在三维图像基础上规划手术路径并引导手术过程。

总的来说，医疗数据可视化系统加快了数据的处理速度，方便医疗方案策划与问题发现，实现人机之间的图像通信，将复杂数据通过图表/图像显示，使各个数据相互关系的可视化分析成为可能。同时，随着计算机技术的普及应用和跨区域的网络连接实现，可视化大数据挖掘也成为提升传统统计图表表达能力的重要手段，为医务人员带来了诊疗的准确度和探索研究的价值，为人们带来了对健康全面认知的价值。

（三）医学数据可视化研究与发展

从显示效果的角度划分，医学数据可视化相关算法主要分为两类：面绘制算法和体绘制算法。面绘制算法通过中间图元的构造，利用传统的计算机图形学实现图形绘制，尽管这种算法可以产生清晰直观的三维图像，但无法反映整个原始数据的全貌及细节。体绘制算法直接由原始的三维数据场产生屏幕上的二维图像，可以保留较多的原始细节，但这种算法计算量较大、处理时间长，且难以利用传统的计算机硬件实现绘制。

在医学数据可视化科研分析方面，许多研究者通过可视化建模的手段完成了医学领域的语义地图等的绘制，并利用数据可视化的技术手段从调查与实验收集的研究数据中获取富有价值的直观知识。

此外，临床医疗数据的可视化，向临床管理者提供了以患者为中心的数据组织模式、方法以及可视化展示技术，实现临床信息数据的直观展示。例如将临床时间及相关数据、报告进行可视化，有利于医疗机构进行医疗质量控制，实现大数据环境下的医疗质量精细化管理。在医学可视化系统工具实现方面，目前主要涵盖医院管理系统、医疗保险管理平台、海量数据的挖掘与展示，主要是计算机专业的软件应用，尚缺乏医学行业本身对数据可视化在本学科的应用研究，医学可视化图像标准、结构、传输路径等关键规范和评价手段尚需确立。

第四节   医学数据组织案例

随着各种载体的医学信息资源数量急剧增多，创新医学信息组织和数据分析技术对于深入利用医学信息资源十分必要。医学数据组织技术为医学数据提供了丰富的应用场景，而根据医学知识和信息的特殊性所构建的数据库、平台工具及元数据组织方案则成为医学数据组织技术集成应用的重要环节，为基础技术的更新提供了更明确的方向。

一、重症监护医学数据库

（一）重症医学数据库的定义与产生背景

在数字化迅速发展的背景下，医疗领域信息体系构建与完善成为当务之急。重症医学作为医疗机构的急重领域,其相关数据库的共建共享成为医学知识组织及进一步挖掘的重要步骤。该类型数据库的建立不仅可以进一步完善科室信息系统,为重症医学大数据分析提供资料,也可为其他医疗机构建立相关数据库、完善数据组织关系提供参考。

重症医学数据库主要包括两类基础数据:一类是从电子病历中提取的临床数据,包括患者的人口统计学特征信息、诊断信息、实验室检测信息、医学影像信息、生命体征等;第二类数据包括床旁监护设备采集的波形数据及相关生命体征参数和事件记录。由于重症患者病程较长且病理免疫特征较多,所以有相当一部分的重症患者并发自身免疫性疾病。其中,由于围术期并发症的处理经验欠缺,合并重症成为影响患者预后的重要不良因素。而 ChART 等重症临床数据库通过全国临床中心的回顾性资料,比较单纯重症数据与合并性重症数据,对患者的术后、预后情况进行综合分析,并推动早期干预方案的制订,在病程不同时期改善患者生存质量。

(二)重症医学数据库对于知识组织的特殊价值

重症医学是研究任何损伤或疾病导致机体向死亡发展过程的特点和规律性,并根据这些特点和规律性对重症患者进行治疗的学科。重症医学数据库的建立为临床相关研究提供了数据资源和工具,既降低了面向重症群体研究中数据提取和信息处理的技术难度,也减少了各种干扰因素对回顾性研究结果的影响。

对于医学数据组织而言,重症医疗大数据分析可识别数据间的相关性,寻找疾病发生发展规律、发现最佳治疗策略、创建预测模型,以支持建立精准医疗数据体系。在重症监护病房患者的密切监护过程中获得的多类海量数据,也为医疗大数据的分析和使用提供了支持。

对于其他数据库而言,重症医学数据库在现有的医疗信息系统中完善了有关重症监护领域的数据记录方案和科研资源支持,为发展和评价先进的 ICU(重症监护室)患者监护系统,提高 ICU 临床决策支持的有效性、准确性和时效性提供了有效手段。

(三)重症医学数据库的现实应用案例

MIMIC 是对公众免费开放的重症监护患者数据库,也是目前应用最为广泛的重症医学数据库之一。该数据库收集了 2001—2008 年间来自 BIDMC 医学中心的 ICU 患者数据。该数据库包含临床数据库(clinical database)和生理波形数据库(physiological waveform database)两部分。其中临床数据库已收集了超过 4 万例 ICU 患者的临床信息,包括患者人口统计特征、检验/检查结果、基本体征记录、输液和医疗干预记录、护理记录、影像学检查结果以及出院记录等。生理波形数据库记录了来自床旁监护仪的高分辨率波形数据(如心电、血压、脉搏波)以及其他生理参数(如呼吸、血氧、中心静脉压等)。

以该数据库为例,其数据内容主要是患者进入 ICU 前的电子病历以及在 ICU 治疗期间的电子病历,数据源分别来自医院信息系统、电子病历系统、监护信息系统、检验信息系统以及放射信息系统等。同时,该数据库对重症医学临床信息系统中的数据进行整合,并在患者信息、生命体征、病理诊断、护理方案和评估预警等方面提供数据支撑。

随着大数据技术发展和重症监护工作的医学信息密集化,系统的 ICU 患者风险评估系统和相关数据库对患者风险作出全面评估,并持续提供多维度评估追踪,实时观察治疗效果并调整治疗方案。重症医学信息化不仅提高了重症医生的信息获取能力,使得同一领域的专家、不同领域的专家均能够第一时间讨论、评估、制定治疗方案,对患者整体的身体状况做判断。重症患者的病情往往不再局限于某一专科的范畴,由此促进了重症医学的全面性、精确化发展。

目前,MIMIC 数据库为普通医生,特别是为重症医学科医生开展临床研究提供了极大便利,为患者死亡风险预测、再入院风险评估、疾病预测以及实体识别等研究和发展做出了巨大贡献。本小节重点叙述 MIMIC 数据库在疾病预测领域的应用。

败血症是部分复杂疾病的总称，在脓毒症 3.0（sepsis-3）中被定义为由宿主对感染的反应失调导致危及生命的器官功能障碍。由于疾病的异质性和宿主反应的多样性，此类疾病长期以来难以被医生识别和诊断。而若能准确预测败血症，则能为医生临床决策和治疗提供重要辅助作用。对此，学者通过 MIMIC 数据库提供的大规模重症医学数据，融合机器学习模型，在 MIMIC 数据库中提取相关数据，应用序贯器官衰竭评分表（SOFA）和早期预警评分（MEWS）等评分方法预测了受测者是否会在固定时间内发生败血症。为进一步提升预测结果准确性，研究人员结合提出将动态时间序列应用于预测败血症的机器学习模型，并使用埃默里大学医院的数据建立模型，使用 MIMIC 数据库中的数据进行模型验证，证明了算法的高准确性。

急性肾损伤也是一种常见于 ICU，与再入院以及死亡等患者结局密切相关的复杂疾病。而为实现该病的预测，帮助患者进行预防和及早治疗，研究人员使用 MIMIC 数据库，排除入院时已有肾损伤的患者，通过提取患者年龄、肌酐、尿量等特征，使用包括逻辑回归、人工神经网络在内的机器学习模型进行预测分析，证明了 MIMIC 数据库数据结合机器学习算法预测急性肾损伤疾病的有效性与实用性。

（四）重症医学数据库的相关研究与发展

国外已建立多个重症医学数据库，如重症医学监护信息数据库（MIMIC-Ⅲ）、远程医疗 ICU（eICU）协作数据库、阿姆斯特丹大学医学中心数据库（AmsterdamUMCdb）等，被广泛用于临床研究中。而国内的重症医学数据库构建仍处于起步阶段，所建立的数据库多是针对某种特定疾病，尚无大型全面的重症医学数据库构建模式可供参考，但专科信息系统的使用逐渐增多，为国内大型重症医学数据库的建立奠定了基础。

重症医学与信息化的结合共分 3 个阶段：重症医学、信息化；重症医学与信息化；信息化重症医学。信息化的发展为人类服务，一定程度上体现为重症医学服务，而重症医学的发展又肯定了信息化的意义，反过来促进信息化的发展。从电子计算机到互联网，到物联网，再到大数据和人工智能，重症医学与信息化的融合度持续加强。

二、生物医学领域语义数据集成平台

（一）语义数据集成平台定义与产生背景

区域医疗信息系统能有效促进区域内医学信息平台间的数据有效互通，提高医护人员的工作效率和质量，但区域医疗的业务内容繁多，标准规范繁杂，同时涉及的运行机构多，严重限制了区域医疗信息系统之间的信息共享。

针对这一问题，语义网技术提出基于物理层、语义层和应用层三层架构模型的区域医疗信息集成平台，通过局部本体和上层本体的建立，在不改变原有数据结构的条件下实现区域异构系统间的衔接，进而为医护人员、患者等随时随地提供个性化的医疗保健服务。

基于语义的数据集成平台，借助可扩展标记语言（XML Schema）将异构数据库转换为 XML 数据，实现格式的统一；将基于 RDF 的本体写成资源描述框架（RDF Scherna），对 XML（S）数据进行语义标注，使之具有语义信息，从而在逻辑结构和语义层次上实现异构数据的集成。基于语义的数据集成可解决数据格式的不一致问题，为患者信息的无缝连接提供了更好的机制，在很大程度上解决了语义冲突。语义网技术的应用对于生物学领域将越来越重要，语义网卫生保健和生命科学兴趣小组（HCLSIG）的成立将推动语义网在生物学领域的全面研究。

进一步地，通过语义集成平台的建设，将深入研究和运用数据语义化、深度学习等技术实现增强数据管理、数据语义融合、智能化数据分析服务，优化仓储功能和优化用户体验，致力于建设安全可控、可信任的国家级人口健康科学数据仓储，做好国家人口健康领域战略资源保障工作。

语义网的信息内容处理为专家的日常工作提供了数据组织和标注的基础手段。通过以下步骤实现其目标：①创建机器可读的标签；②部分标注过程可自动化实现；③从用户层次、应用层次及存储层次实现大规模、企业级的 web 应用，将内容进行整合。

同时，语义数据集成平台在语义网的基础上进一步串联了各领域、各机构的数据资源，丰富了语义概念间的联系，也使得语义知识网络的构建和在现实场景中的应用更具可行性。相关平台在实施医疗专业灵活的病情分析的同时，还可实现精细的医嘱执行与护理计划，并具备高效易用的检索与统计、合规有效的质量控制、丰富便捷的医学知识库，是实现医疗与科研结合，建立全面、综合医疗数据库不可或缺的工具。

（二）生物医学领域语义数据集成平台应用

系统信息集成主要有两种方法：一是由数据仓库技术（ETL）工具定期从数据源过滤数据，然后上传到数据仓库，供用户查询，此方法数据仓库中的数据不能实时更新；另一种是采用中间件技术，提供所有数据源的虚拟视图来实现集成，这种分布式集成系统采用耦合方式，响应时间慢，对系统要求高。另外，由于在医疗领域中待集成的数据源通常是独立的，且在已有的数据源上可能存在大量应用，所以通常不允许修改已有的数据源结构。

该类型平台系统结构通常包括三部分，应用层、中间件层和数据源层。

应用层为终端用户提供访问中间件层的查询接口，用户可以通过应用层的浏览器对中间性实施调用。

中间件层从更高层次上屏蔽了数据源的分布性和异构性。中间件主要由中介器、包装器和本体库三个部分组成，其中中介器又包括查询生成器、查询分解引擎、查询执行引擎和结果处理器几个功能组件。具体查询请求的处理、结果的返回都由中间件负责。

数据源层由分布式异构数据源组成。数据源可以是关系数据库、Excel 表格，也可以是半结构化的 XML 文档。每一个数据源都可以位于 web 上不同的服务站点，采用本地的方式对数据进行管理。

（三）相关研究与发展

目前相关项目已在进行并取得进展。例如，BioPAX 旨在促进生物学途径（细胞过程）数据之间交换和互操作性的本体。基因本体是为了能够使对各种数据库中基因产物功能描述相一致而产生的本体，包括三个子本体，即分子功能本体、生物过程本体和细胞组件本体；UniProt 是目前最大的蛋白质序列、功能、分类、交叉引用等信息存取中心；复旦大学计算机系和上海生物信息研究中心开发了基于基因本体论的整合的生物信息学数据仓库平台 BioDW 等。

最新研究提出的框架与当前的数据交换标准相比，更加灵活有效，无需改变原有的数据结构，就能实现系统间的无缝连接。混合本体等方法的使用：不仅精确表达了局部语义信息，同时也消除了局部本体间的语义冲突；可以准确地根据任务需要对区域内各类医疗信息资源进行汇集，满足不同人员的信息共享需求；提高了数据的查全率和查准率，从而提高了诊疗的准确度，实现了患者信息共享、电子病历的再利用价值。同时，由于很多电子病历中存在非结构化信息，所以继续研究利用本体注释方法，实现自然语言处理，达到真正的信息共享。

三、人口健康数据仓储

（一）人口健康数据仓储定义与产生背景

为支持国家人口健康领域科研项目的数据汇交和管理工作，形成灵活、可扩展的总体框架及友好易用的功能模块，同时，为解决各医疗组织的数据无法方便地访问、操作和共享的问题，一种更容易访问的策略亟需被提出，数据仓储技术定义了可以使该数据更容易访问的策略。

在此背景下，健康科学数据中心数据仓储被提出。它不仅代表数据的组织与保存过程，还为健康科学数据共享与再利用提供了基础，为健康数据管理整体过程提供重要参考。

（二）人口健康数据仓储的特点与意义

健康数据管理框架通常包括四个关键过程：健康科学数据管理计划的制订、健康科学数据采集与评价、数据组织与保存、健康科学数据共享与再利用。其中健康科学数据组织根据资源类型对数据进行归档和存储，通过应用元数据规范与计划、执行数据迁移或建立健康科学数据仓储等方式有计划地组织数据，以实现健康科学数据的长期保存，并为实现健康数据管理的最终目标——数据共享与再利用提供支持。

健康数据仓储系统目前涉及两种类型的信息系统。

作业系统是组织内将输入转换成输出而创造价值的系统，它接受输入并将其转换成能满足需要的商品或服务。

信息系统是以提供信息服务为主要目的的数据密集型、人机交互的计算机应用系统。作业系统处理一组特定的数据（如库存），而信息系统则要涉及从多种多样的相关信息源中提取有用的信息。

数据仓储可被用于人口健康领域科研项目产出科学数据的持续汇集和积累，为国家科技创新攻关储备数据资源，为科研管理部门掌握人口健康领域数据情况、科研项目投入产出情况及优化经费管理提供支持。同时，科研项目数据的公开共享，有助于最大限度地促进人口健康科学数据复用，提升科研学术影响力和提高科研创新效率，推动国家医药卫生科技发展。

（三）人口健康数据仓储应用案例

以中国医学科学院医学信息研究所国家人口健康科学数据中心仓储（PHDA）为例，该项目结合人口健康领域数据特点、科研项目生命周期、数据管理生命周期和需求目标，重点考虑数据仓储在用户管理、项目数据汇交、审核、存储、管理和访问等方面面临的关键问题，设计了包括五层结构的整体框架。

基础层基于国家人口健康科学数据中心私有云建设，建立了支持分布式、高可靠、高可用和高性能的基础运行环境。

数据层用于接收和存储人口健康领域科研项目及其他资金支持的科研项目汇交的科学数据，涉及生物学、基础医学、临床医学、公共卫生、药学、心理健康和人口健康等多领域，包括各类数据和相关元数据、相关辅助科学数据与工具软件等。

支撑层实现对应用层的支持，实现项目数据生命周期管理、系统和安全管理功能。

应用层主要提供项目数据汇交服务，项目数据双标识注册，项目数据验收、管理、发布、发现，数据工具服务等多种类的共享服务。

访问层通过设计动态、友好的用户交互界面，支持政府、医疗机构、科研机构以及公众等不同类型用户使用项目数据共享服务。

PHDA 于 2021 年 7 月 9 日获得 CoreTrueSeal 全球核心可信存储库国际认证，其从组织基础架构、数字对象管理、技术能力等三大维度，对数据中心 / 仓储的工作使命、开发与运维团队、数据质量控制、存储计划、工作流、硬件基础以及数据安全等 16 个方面进行了评估。目前 PHDA 提供多项数据配套工具服务，包括 Protégé、OntoFox、FMA Extractor Software V1.0、Tableau、WEKA 等多个工具，为开展数据分析、大数据挖掘、自然语言挖掘分析等提供支持。同时平台包含多项主题数据服务，被广泛应用于基础医学、公共卫生、药学、中医药、过敏体质与健康数据库、热点传染病预警与追踪、老年医学专题服务、全国重要资源共享等多个领域，为新药研发、医学新技术创新应用、重大传染病预防控制、国民体质健康状态评估提供了支撑。

（四）相关研究与发展

20 世纪 90 年代，英国等国家出台了科研项目数据汇交政策，形成系统的项目数据计划、汇交和管理体系。美国国家科学基金会（National Science Foundation，NSF）为科研项目提供资助。资助指南中明确规定项目申请者须提交数据管理计划和在项目验收时汇交数据。美国国立卫生研究院（National Institutes of Health，NIH）制定了《数据共享计划政策》。2011 年以来，英国研究理事会（Research Council UK，RCUK）和欧盟委员会也制定了系列数据管理和汇交的相关政策和战略。

国内学者也对项目数据相关政策进行了追踪。有研究综述了国外的项目汇交政策和数据管理政策的特点与差异，研究了医学科学数据相关政策及启示。21 世纪初，我国科技部开始研究和制定项目数据汇交政策。2019 年，根据《科学数据管理办法》，科技部启动科技部基础性工作专项 91 个项目数据成果的汇交，要求项目牵头单位将项目数据汇交至各领域国家科学数据中心。此外，中医及林业领域的数据汇交系统建设也为相关研究提供了良好借鉴。

（沈丽宁　吴　响）

思　考　题

1. 从医学数据的背景、概念出发思考医学数据的来源。
2. 数据元、元数据与数据字典的概念和区别是什么？
3. 数据仓库和数据库对于医学数据组织而言有何意义？
4. 如何实现语义网在医学智能化过程中的价值？
5. 重症医学等特定类型数据库的构建在医学数据组织中的价值是什么？

第八章

网络医学信息组织

随着互联网和移动互联网的广泛普及，网络上的医学信息呈爆炸式增长，给医学知识组织带来了新的机遇和挑战。本章聚焦网络医学信息组织，从网络医学信息概述，网络医学信息组织的基本方法和流程，网络知识组织系统的表示和构建，搜索引擎的知识组织方法以及网络医学信息组织技术等五个方面进行阐述，分析了网络医学信息的类型、特点及其表示、存储与传输方式，介绍了以搜索引擎为代表的网络信息检索系统、网络医学信息组织关键技术以及典型的应用服务案例。

第一节　网络医学信息概述

网络医学信息是指以电子数据的形式存储在光、磁等非印刷型的载体中，通过网络、计算机或终端等方式再现出来的与医学及生物相关的文字、图像、声音和动画等多媒体信息资源。由于网络资源提供和传播的医学信息具有内容新、范围广、数量大、传播速度快和功能多等优点，网络资源逐渐成为大众获得医学信息的最主要途径。

一、网络医学信息的类型及特点

（一）网络医学信息的类型

按照信息加工方式，网络医学信息可以分为一次网络医学信息、二次网络医学信息和三次网络医学信息。一次网络信息是指网上传输的原始医学信息，是未经过加工处理的第一手信息资源；二次网络信息是指将一次网络医学信息进行描述、揭示、分析和存储后，形成的有序化、系统化的网络医学信息；三次网络信息是指对二次网络信息进行组织而形成的网络医学信息。按照医学信息的呈现方式，网络医学信息主要包括生物医学电子文献、生物医学数据库、门户网站医学信息、社交媒体医学信息以及网络上各种碎片化的医学信息等。

（二）网络医学信息主要特点

1. **存储数字化**　医学信息由纸质的文字变为磁性介质上的电磁信号或者光介质上的光信息，使信息的存储和传递、查询更加方便，而且所存储的信息密度高、容量大，可以无损耗地被重复使用。以数字化形式存在的信息，既可以在计算机内高速处理，又可以通过信息网络进行远距离传送。

2. **表现形式多样化**　传统医学信息主要是以文字和数字形式表现出来的信息。而网络信息资源则可以文本、图像、音频、视频、软件和数据库等多种形式存在，包含的信息类型有电子报刊、新闻报道、数据库、文献信息、网络课程、自媒体文章等，类型极为丰富。

3. **缺乏质量控制**　网络的共享性与开放性使得人人都可以在互联网上获取和上传医学信息。由于缺乏质量控制和管理机制，这些信息没有经过严格编辑和整理，良莠不齐，各种不良和无用的信息大量充斥在网络上,形成了一个纷繁复杂的信息世界,给用户选择和利用网络信息带来了障碍。网络医学信息资源的无限、无序及优劣混杂已成为人们有效利用网络医学信息的主要障碍。因此,很有必要对其进行有效的组织、规范、整序、过滤重组和质量控制,才能满足用户的信息需求。

4.动态性　互联网(包括移动互联网)是一个动态系统,每天都有许多新的网站和 App 出现,与此同时也有许多网站重组撤销、App 下架等,另外,网站和 App 自身也常进行更新,如栏目的设置、信息内容的增删、链接点的改变等,因此网络信息常常处于一种变动的状态,信息源的更迭、消亡也就无法预测,这与传统文献一旦完成即相对稳定的特点形成明显对比。因此需要以合适的方式对资源进行定期查核和更新。

二、网络医学信息描述

(一)超文本标识语言

超文本置标语言(hypertext markup language,HTML)是用来描述网页的一种语言,HTML 文档也叫做 web 页面。它是一种标记语言,而不是编程语言。用户进行网页浏览时看到的内容,其源代码都是 HTML 格式的,浏览器通过技术处理将其转换成了可识别的直观信息。HTML5 是目前 HTML 的规范,是公认的下一代 web 语言,目前常用的诸多浏览器都支持 HTML5。

(二)可扩展标识语言

可扩展标记语言(extensible markup language,XML)由世界万维网联盟(W3C)发布。它扩展了 HTML,允许使用者根据自己的需要设定标签。例如,MeSH 也提供 XML 格式的文件,2022 版中关于"COVID-19"的唯一标识符、主题词、创建时间、修改时间等部分描述信息如图 8-1 所示。

XML 虽然扩展了 HTML,但却不是 HTML 的替代,它们为不同的目的而设计:XML 被设计用来传输和存储数据,其焦点是数据的内容;HTML 被设计用来格式化并显示数据,其焦点是数据的外观。HTML 旨在显示信息,而 XML 旨在传输信息。

```
<DescriptorUI>D000086382</DescriptorUI>
  <DescriptorName>
    <String>COVID-19</String>
  </DescriptorName>
  <DateCreated>
    <Year>2020</Year>
    <Month>07</Month>
    <Day>07</Day>
  </DateCreated>
  <DateRevised>
    <Year>2021</Year>
    <Month>06</Month>
    <Day>01</Day>
  </DateRevised>
  <DateEstablished>
    <Year>2021</Year>
    <Month>01</Month>
    <Day>01</Day>
  </DateEstablished>
```

图 8-1　2022 版 MeSH 片段

(三)资源描述框架

资源描述框架(resource description framework,RDF)是一个使用 XML 语法来描述网络信息资源的元数据语言。它通过类、属性和值来描述资源,可用来描述 web 资源的特性,以及资源与资源间的关系,为人们在 web 上发布结构化数据提供了一个标准的数据描述框架。RDF Schema(RDFS)是对 RDF 的一种扩展,它不提供专用的类和属性,而是提供了描述类和属性的框架。1999 年,RDF 被 W3C 推为行业标准。

(四)网络本体语言

网络本体语言(web ontology language,OWL)是 W3C 开发的一种网络本体语言,是对 web 信息及 web 信息间关系进行精确描述的编程语言。OWL 使用 XML 编写,故 OWL 信息可在不同类型的计算机之间进行交换。OWL 在机器可理解性方面要强于 XML、RDF 和 RDFS。

OWL 本体中的主要元素包括类(class)、属性(property)、类的实例(instance)以及实例间的关系。其中,类定义了一组具有共同特征的个体,这些个体被称为该类的实例。类之间有子类关系、不相容关系和相等关系。例如,每个中医证候可定义为一个类,并通过"rdfs:subClassOf"来定义证候之间的层次关系。下面的 OWL 语句将"脏腑证候"定义为"证候"的子类。

```
<owl:Class rdf: ID ="脏腑证候">
    <rdfs:subClassof rdf:resource = "# 证候 "/>
</owl:Class>
```

OWL 中定义了两种属性,一种是对象属性(owl:ObjectProperty),一种是数据类型属性(owl:DatatypeProperty)。对象属性指的是对象间的语义关系,用于将对象相互关联。数据类型属性则将对象与其某个属性的值关联起来。

三、网络医学信息的存储方式

(一)超媒体方式

超媒体方式是指以超文本与多媒体技术相结合而存储网络信息资源的方式。它将文字、表格、声音、图像、视频等多媒体信息以超文本方式组织起来,使人们可以通过高度链接的网络结构在各种信息库中自由航行,检索到所需要的信息。这种方式可组织各类媒体的信息,方便地描述和建立各媒体信息之间的语义联系,并且其节点中的内容可多可少,结构可以任意伸缩,具有良好的包容性和可扩充性。由于超媒体的诸多优点,它成为互联网上占主流地位的医学信息存储方式。

(二)数据库方式

数据库方式指将所有获得的医学信息资源按照固定的记录格式存储,用户通过关键字查询,就可以找到所需信息线索,然后可以链接相关的数据库,查获相关的信息资源。利用数据库技术对网络信息资源进行管理有很大的优势:首先,数据库技术利用严谨的数据模型对信息进行规范化处理,利用关系代数理论进行信息查询的优化,提高了效率;其次,数据的最小存取单位是字段,可根据用户需求灵活地改变查询结果集的大小,从而大大降低了网络数据传输的负载。数据库方式是网络医学信息存储的常见方式。

(三)文件方式

文件方式以文件名标识信息内容,用文件夹组织信息资源,并通过网络共享实现信息传播。FTP 服务器即以此方式组织网络信息资源(多为非结构化信息),其用户界面就是人们熟悉的文件夹窗口,浏览和下载信息操作简便。文件方式是网络信息资源存储的简单方式,近年来兴起的云盘也采用该方式存储网络信息,它利用云存储技术,将物理存储空间虚拟化,为存储大量数据提供空间。云盘按照功能主要可以分为备份云盘与同步云盘。同步云盘不仅具有备份功能,还能自动将本地同步文件夹中的更新和修改同步到云盘中,反之亦然。因此,云盘常被用作网络信息资源分享和协同工作的工具。

四、网络医学信息的传输与交换

信息要通过网络传输和交换,就必须遵循特定的协议。按照信息所采用的网络传输协议的不同,互联网上的医学信息资源主要可以分为非 web 信息资源和 web 信息资源。比较典型的非 web 信息资源有 Gopher 资源、FTP 资源和 WAIS 资源。与此同时,网上还存在许多专用的网络数据库,一般具有资源质量高、数据处理规范的特点,但有一定的准入条件,它们也是非 web 资源的一种重要类型。由于万维网在超文本、超媒体方式的强大优势,web 医学信息资源是目前网络医学信息资源所采用的主要形式,也是本章介绍的主要对象。

web 上最常用的协议有超文本传输协议 / 超文本传输安全协议(Http/Https)、传输控制协议 / 因特网互联协议(TCP/IP)、互联网络数据包交换 / 序列分组交换协议(IPX/SPX)等。按照数据的格式,可以分为二进制数据协议与非二进制数据协议。二进制数据协议将内存里的对象保存为二进制数据，然后通过封包的方式发送出去。解包的时候，先读取其大小，然后读取二进制数据，再根据二进制的结构体描述文件来解开这个包，获取每个数据成员的数据。非二进制数据协议主要有 JavaScript 对象标记法（JavaScript object notation，JSON）数据协议。JSON 是一种轻量级的、基于文本的跨语言数据交换格式，由道格拉斯·克罗克福特发明。它采用完全独立于编程语言的文本格式来存储和表示数据，体积比 XML 小，可读性比二进制好，具有简洁清晰的层次结构，易于人类阅读和编写，同时也易于机器解析和生成，能有效地提升其网络传输效率，因而成为理想的数据交换语言，很快就受到程序员的欢迎，并且成为欧洲计算机制造商协会（European Computer Manufacturers Association，ECMA）标准。当前几乎所有的编程语言都提供 JSON 解析库。

第二节　网络医学信息组织方式

本节主要介绍网络医学信息组织的含义和基本方法，网络知识组织系统的概念及作用，并以搜索引擎为主要代表介绍网络医学信息组织的主要方式。

一、网络医学信息组织概述

由于网络医学信息具有海量性和繁杂性的特点，网络用户在搜寻有关医学信息的时候容易浪费大量的时间，所以迫切需要快捷且高效的方法将零散的网络医学信息进行适当的过滤和组织，以方便用户访问。

（一）含义

网络医学信息组织就是通过一定的技术和手段，根据使用的需要，对网络上产生和传播的医学信息资源进行选择、处理、序化，使之从无序到有序，从而便于用户访问和使用。

（二）基本方法

擅长实体资源知识组织的主题法和分类法，经过改造后同样也可用于网络信息资源的组织。此外，网络信息资源组织在继承传统方式的基础上又发展了适应网络特点的方式，增加了个人的参与度。例如，分众分类法（folksonomy）允许用户为网络信息自定义分类标签。移动互联网的发展催生了订阅号与视频号等自媒体，用户可以通过关注相关自媒体来控制接收到的信息。总之，网络医学信息的组织以知识获取为主要目的，除了使用先组式事先设定好的分类和目录以外，也发展了以后组式为主的知识检索方法。后组式依据用户当时的信息需求进行检索，不是将事物直接归类，而是分析事物的特点，依据适当性与相关性返回检索结果；换言之，当时的检索需要才是知识组织的重要衡量标准，每次都可以根据需求将信息重新组合。

（三）基本流程

网络医学信息组织的基本流程主要有信息采集，信息预处理与存储，信息抽取与索引，知识集成以及知识检索。信息采集指的是以人工或自动方式采集待组织的医学信息，其中自动方式主要指利用爬虫等工具在网络上采集信息。信息预处理包括清洗、去重、精简等操作，而信息存储则根据信息的类型和特点，选择相应的存储格式与存储方式。例如，当数据量较大时，可以选择大数据平台进行分布式存储。信息抽取与索引自动提取目标信息蕴含的主题，并对之进行标记，目前信息抽取通常由机器学习算法完成，常见的索引工具有 Lucene 索引等。知识集成可用于多源异构知识的整合，为知识检索提供更丰富的资源。知识检索主要面向用户，是网络医学信息组织的主要目标。

二、网络知识组织系统

网络知识组织系统（networked knowledge organization system，NKOS）是指应用于网络环境下的，对知识结构进行系统化描述、解释和说明的，用于支持网络信息的表示与检索等活动的知识组织系统。NKOS 的终极目标是实现机器可理解的、可应用的知识体系描述。根据语言的受控程度和结构化程度，Gail Hodge 将 NKOS 分为术语表、分类法和词汇关系网三类：①术语表是包含除术语之间关系之外的一系列有完整定义的术语，例如规范档、字典、地名词表等；②分类法强调关于主题集合的创建，分类法中的术语之间一般是具有一定等级关系的树状结构，例如主题词表、专类分类表、类目系统等；③词汇关系网强调术语及其间的多方面描述，除了传统词表中的"用、代、属、分、参"，还可以有整体 - 部分、蕴含、因果等多种关系，呈现出网状结构，如词汇数据库、语义网络和本体，可以划分至"超领域"分类法，是当前最常见的网络医学信息组织系统。

（一）NKOS 的表示

NKOS 可以用语义网的相关技术表示，例如 XML、RDF、OWL 以及 SKOS。其中，简约知识组织系统（simple knowledge organization system，SKOS）是 W3C 于 2005 年发布的一种知识组织系统表述语言，它以 RDF 为基础，是一种描述知识组织系统基本结构和内容的语义标记语言。SKOS 的最终目标，是用机器可以理解的方式提供一个强有力的框架表达知识结构，用于语义 web 的知识组织。SKOS 包括三个主要部分：①核心集（SKOS core）用于表示除本体外的其他所有 NKOS；②映射（SKOS mapping）用于概念框架之间的映射；③扩展（SKOS extensions）用于描述 SKOS 的特定应用。SKOS 核心集由 31 个词汇构成，其中绝大多数是由 RDFS 定义的。

（二）NKOS 的构建

传统知识组织系统的生成和维护有赖于专家的手工劳动。随着网络信息的爆炸式增长，自动构建与更新成为 NKOS 发展和应用的关键。目前比较常见的自动构建方式是从全文语料库中提取命名实体和实体间的关系，这也是知识图谱构建的主要方式。该方式的有效性主要依赖于自然语言处理等人工智能技术的水平。比较现实的途径是采用半自动的构建方式，利用算法对现有的词表进行丰富。

另外一种途径是对传统分类法进行改造。传统分类法（如 DDC、UDC、LCC）一般都具有几万个类目，深度达十余层。采用这些分类体系实现自动分类，最大的困难是稀疏矩阵和错误级联传播。稀疏矩阵是指分类太细，导致每个类别的样本太少，不利于分类器学习该类的特征；错误级联传播是指上层的分类错误会一层层向下传播，过深的类层次使得底层类目的分类准确率太低。因此，可以通过收缩、合并、剪枝等操作对传统分类法进行改造，使之更适用于实际分类工作。此外，与传统的人工分类法有所不同的是，机器学习算法通过对已有的数据特征进行学习，可自动预测新数据的分类结果，从而实现自动分类。

三、搜索引擎

搜索引擎是将互联网上的信息资源进行搜集整理，形成有组织的信息提供给用户查询使用的系统。它是网络医学信息资源组织的主要方式。

（一）搜索引擎的工作机制

由于网络资源数量巨大，增长和变动迅速，人工处理很难跟上网络的变化，所以自动处理方式是网络信息组织的主流形式。搜索引擎通常由信息采集模块、信息存储模块、信息检索模块三部分组成（图 8-2）。

1. **信息采集模块**　是一个根据网络资源采集的需要设置的功能性模块，其任务是根据网络的特点，有效地进行网络资源的采集。几乎所有大型的搜索引擎都采用巡视软件进行资源的采集。就其

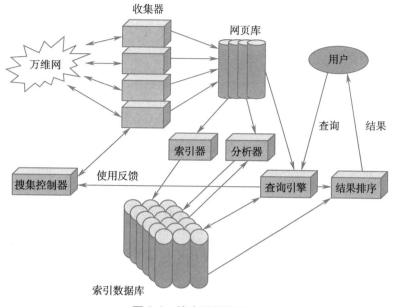

图 8-2 搜索引擎结构图

功能看,采集模块通常包括控制模块、文档访问模块、数据存储模块等部分。控制模块负责采集等控制,按一定方式保持供搜索的网址,规定巡视软件的访问次序,控制并行访问代理的数量、对服务器的访问频率等;文档访问模块依据控制模块提供的 URL,遵循超文本传输协议访问相应的 web 页面,采集网页数据;存储服务器收入采集数据,对其进行简要的分析处理,抽取新的 URL,将其输入访问控制模块,而后将网页输入网页库,经去重后,供编制索引。

2. **信息存储模块** 任务是在信息采集的基础上,根据网页数据特点和检索需要进行处理,将网页资源组织成索引。网络搜索引擎的检索操作不是对网上资源本身进行检索,而是在搜索引擎数据库的索引中进行的。其中,网页存储库是一个大规模网页存储系统,以压缩方式存储各种 HTML 标识的文本,每个网页文本被赋予一个唯一的文献标识符。其作用是存储采集返回的资源,供索引器和网页分析模块检索网页用,同时也可以通过它提供网页的副本。

3. **信息检索模块** 是一个在网络资源采集和组织的基础上向用户提供检索服务的模块,通常由用户接口、检索器、用户信息库组成。用户接口是系统提供给用户进行检索交互的窗口,接受用户检索要求,将用户的查询转换为系统能接受的检索提问,同时以适当的方式提供检索结果,并提供必要的查询优化手段,帮助用户改进检索;检索器是将用户查询与系统的资源进行检索匹配的模块,由网络服务器运行,通过将用户查询与词典、倒排索引和链接索引等匹配,并根据网页排序算法将相关网页排序输出;用户信息库记录用户检索信息,包括用户的 IP 地址、检索词串以及对资源的使用状况等。这些数据既可以作为判断资源使用情况和价值的依据,也可以据此分析用户的、检索行为,提供个性化检索服务。

(二) 搜索引擎分类

按照网络信息组织方式的不同,搜索引擎主要可以划分为分类检索系统、主题检索系统、元搜索引擎和基于语义的智能检索系统。由于语义智能搜索引擎的相关知识已在本书前面章节中涉及,本章仅对其他三种检索系统的知识组织方式进行介绍。

1. **网络分类检索系统** 是一种以网络信息资源为对象,按照其内容、特征等的相互关系建立的网络检索工具,又称为网络分类目录或分类搜索引擎,也叫主题指南。这类检索工具将相同内容特点的资源聚集为类,再按照其相互关系、层次等逐级展开,是网络资源组织的一种基本形式。

根据分类法的来源和特点,网络分类检索系统可以分为依据传统文献分类法建立的网络分类工具和网络分类搜索引擎两种。后者是直接根据网络资源组织的需要,结合网络环境的特点和使用需要编制的新型分类检索系统,这类系统通常以普通用户为服务对象,收入通用性网络资源,由网络技术开发商或相关组织负责维护管理。本章主要介绍网络分类搜索引擎,它具有许多不同于传统分类法的特点,主要表现在如下几个方面。

(1)以主题和对象为中心:与文献分类法以学科为中心组织资源不同,网络分类搜索引擎采用了以主题为中心组织资源的方式。国内外的分类搜索引擎基本上都采用了以主题对象为主的设类方式,结合设置必要学科类目。此外,还根据网络资源情况和使用需要,对类目设置重点及其等级进行了调整,建立起了一种以普通用户为对象的通用性的类目体系。

(2)多元划分、多维展开:不仅在对一个类目区分时同时采用多个分类标准,而且往往将这一方式贯穿在类目体系的展开过程中。多维展开的实质是在类目体系展开过程中同时建立多个不同引用次序的类表,使得网络分类结构成为由多种不同引用次序的分类体系形成的系统。用户可以从不同角度出发,对信息资源进行浏览,使用最适用的结构查找相关资料。

(3)排列的多样性:与传统的系统排列的形式不同,分类搜索引擎的同位类排列呈现出一种多样化的状况。英文系统常使用字顺排列,中文系统常采用分组排列和系统排列。

(4)横向关系的揭示:超文本技术的应用,极大增强了分类搜索引擎对横向关系的处理能力以及对主题之间多维关系的揭示能力,使得分类搜索引擎可以更加充分地反映知识之间的联系,同时也增加了系统的适用能力。

(5)动态反映:通常包括动态设置类目和动态揭示类间关系两种。前者主要指根据时事动态将有关类目的等级采用超链接的方式适当提前。后者则主要指根据实际使用需要,动态调整对相关联系的揭示,使其能充分反映有关类目之间的关系或变化。动态反映并不变动原有的类目体系,可以随时加以取消。

(6)用户友好:与传统分类法不同,分类搜索引擎是在网络环境下直接发展起来的,逐步发展了一系列与传统分类法不同的使用形式,注重用户感受,使得搜索引擎更加友好。

2. 网络主题检索系统 是一种通过直接表达文献内容、特征的词汇,对网络资源进行检索的工具的总称。关键词搜索引擎是此类检索系统的典型代表,通常以表达主题内容的词汇作为匹配的依据,采用逻辑组配的方法,进行复杂主题检索。其优点是不必进行人工标引,而是通过算法直接对网络资源进行操作,速度快、成本低,适合网络资源的特点和状况,因而成为网络信息组织和检索的主要形式。

(1)关键词搜索引擎的组织特点:作为一种文本检索系统,关键词搜索引擎具有与传统检索系统不同的组织特点,主要表现在以下方面。

1)后组:先组式检索工具预先建有完备的系统,而文本检索系统的组织和提供是在检索阶段,根据用户检索提问进行的。

2)自由组配:传统分类法是按照预先规定的单一、固定的方式建立的,而文本检索系统可以在已有基础结构和检索机制的基础上,根据用户需要灵活进行,其组织或检索的限制相对比较小,存在多种组配检索的可能性。

3)隐含:先组式检索系统的整个组织系统可以完整地浏览或显示,而文本检索系统的选项是隐含的,只有在检索后才能显示相应的部分。从理论上讲,它存在无限多的检索和展示的可能性,但在实际使用中,只显示与检索相对应的部分内容,而组织体系的整体是隐含的。

关键词搜索引擎的信息组织有后组、自由组配及隐含的特点;直接构成成分包括采集机制、基础结构、检索机制以及检索优化机制;组织要素包括词法、句法、算法以及其他相关要素(如链接、用户因素等)。由此可见,在关键词搜索引擎中,组织和检索是结合成一体、无法区分的。

在搜索结果的呈现方面,近年来,搜索引擎还新增了"热搜"功能,根据所有用户使用的搜索关键词,按照频率将当前最火热的话题按顺序推荐给用户。

(2)索引的构成:索引是关键词搜索引擎组织和检索网络信息的基础,通常应根据网络信息的特点和检索的需要建立,并结合适用的技术加以实现。

1)顺序索引:根据搜索引擎不同的搜索和处理策略,网络资源数据可以是由网页的基本数据构成的摘录,也可以是网页全文。通常按收入顺序赋予一个编号,该号即为该网页在系统中的代号。对资源的检索以及检索界面返回的结果显示,通常是在顺序索引的基础上提供的。

2)倒排索引:又称内容索引,是由众多的以索引词为中心建立的倒排列表的集合。每个文本词汇后是一个经过排序的位置列表,记录术语在网页中出现的次数、位置以及其他的附加信息。

3)结构索引:又称链接索引,是依据网页资源的链接关系建立的索引。其结果是形成一种由点和边组成的有向图,图中的每一个点为一个网页。例如,从节点 A 到 B 的一条有向边,表示网页 A 指向网页 B 的超文本链接。链接索引记录网络资源之间的联系,系统可以利用它获得资源的邻接信息。通过确定一个资源链入网页的信息,系统可以将其作为分析该资源重要性的依据,并可以通过对链接关系的分析,进行资源关联的整体性研究,包括识别主题集群、权威网页和目录网页等。

4)实用索引:这是一种结合搜索引擎查询页面提供的实际检索功能建立的索引类型。例如,系统提供域名检索、网页检索、专类检索等意味着需要建立相应的域名、网站或专类索引,这类索引通过建立相同领域、特定网页之间的联系,缩小检索匹配的范围,改进检索处理的效率。一般而言,相应的检索功能,意味着相应的实用索引的建立。这类索引同样也可以根据链接关系建立。实用索引通常在识别相应特征的基础上建立,实际上可以看作是根据使用需要进行的一种预处理,能极大提高检索的速度和效能。

3. 元搜索引擎(meta-search engine) 是一种不建立网页数据库,而是通过将检索查询向多个搜索引擎传送,并将查询结果以一定方式提供给用户的搜索引擎。被元搜索引擎使用的独立搜索引擎称为"源搜索引擎"(source search engine)。元搜索引擎通过与"源搜索引擎"的联系与使用获取资源,并经过调用、整合、控制加以优化提供,这一技术称为"元搜索技术"(meta-searching technique)。

元搜索技术主要集中在两个方面:其一是接受用户查询并加以传输;其二是接受检索结果并以一定方式提供给用户。

(1)查询处理:是进行检索提供的依据。与独立检索系统不同,元搜索引擎通常需要对用户查询进行分析,并根据搜索引擎的要求按不同形式提交,一般需要以下几个方面。

1)提供适用的检索界面:用户可以不用考虑源搜索引擎的工作机制,只需要通过统一的检索界面实施检索操作。

2)建立转换机制:按照源搜索引擎适用的词法和句法形式,对用户输入的查询词进行处理,使检索提问以各个搜索引擎适用的方式转换和传递。

3)使用自然语言分析器,处理以自然语言形式输入的检索提问:分析器能在对输入的句子、短语分析后,自动将其转换为规范的查询请求。

4)改进用户选项,提供必要的源搜索引擎选择:用户可选择某个或多个源搜索引擎来运行他们的检索需求。

5)提供必要的搜索范围选择,使得用户可以进行个性化搜索,缩小搜索空间。

(2)基于返回搜索结果的显示处理:元搜索引擎一般都实现了对查询结果的二次加工,包括以下方面。

1)过滤去重:对不同的独立搜索引擎返回的信息进行删减,去除重复信息,只展示符合条件的结果。

2）规定的排序策略：多数元搜索引擎通常会规定基本的排列方式，并提供选择排列形式。

3）改进结果显示方式：例如，使得结果呈现速度更快、形式更友好等。

4）检索扩展：包括提供各种优化检索的反馈机制，如帮助用户进行检索提问的扩充和修改等。

第三节　网络医学信息组织技术

本节主要介绍网络医学信息组织中涉及的关键技术，包括文档索引、网页排序、推荐算法以及知识的映射与聚合等内容。

一、索引技术

为了提高网络医学信息的检索效率，首先需要对相关文档进行有效组织。建立索引就是其中至关重要的一环。Lucene 是由 Apache 软件基金会提供的一个开源的全文索引检索工具包，提供了简单又强大的全文索引和搜索接口。基于 Lucene 的企业级应用 Solr 和 Elasticsearch 也受到业界的广泛认可。以下简单介绍 Lucene 创建索引的流程。

1. **文档准备**　文档指的是数据库中的医学信息，可以是网页，也可以是其他形式。每个文档分配一个单独 ID。

2. **分词**　对文档进行词语切割，并去除标点和无用词等。常用的中文分词工具有结巴分词等。切割后得到的词语称为词元（token）。

3. **语言处理**　对词元进行进一步处理，比如英文的大写转小写、复数变单数、过去时分词转原形等，得到的结果被称作词（term）。

4. **索引创建**　Lucene 的索引组件（indexer）先将所有的词组合成字典，然后对字典进行排序，构建倒排索引。每个词作为一个索引，在列表中存储其所在的文档 ID 以及该词在文档中出现的次数和位置等信息。

索引构建完成之后，用户便可通过查询语句快捷地检索到相应文档，获取所需的医学信息。

二、网页排序算法

搜索引擎从最初的人工分类目录，逐步发展到文本检索时代、链接分析时代，以及最新的智能分析时代。本节主要介绍两个经典的通过链接分析对搜索网页进行排序的算法。

（一）PageRank 算法

PageRank 算法由拉里佩奇和谢尔盖布林在 20 世纪 90 年代后期发明，它是一个链接分析算法，目标是使更重要的网页在搜索结果中的排名更高。该算法基于两个基本假设。

1. 如果一个页面接收到的来自其他网页的入链数量越多，该页面就越重要。

2. 如果一个重要性很高的网页链接到一个其他的网页，那么被链接到的网页的重要性也会相应地因此而提高。

算法用 PR 值表达网页节点的重要性。每个网页将自身的 PR 值均分到其所链出的所有页面，而一个网页的 PR 值是所有链向它的网页（链入网页）分配给它的 PR 值之和。假设共有 4 个网页，分别为 A、B、C 和 D，其链接关系如图 8-3 所示，则有

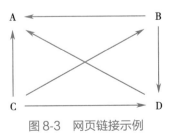

图 8-3　网页链接示例

$$PR(A) = \frac{PR(B)}{1} + \frac{PR(C)}{3} + \frac{PR(D)}{2}$$

其中，网页 A 有 B、C 和 D 三个入链，因此其 PR 值来自三者贡献的 PR 值之和。网页 B 链出到 A 和 C 两个网页，因此其 PR 值均分到 A 和 C 之上。

此外，算法假定用户浏览网页时会以一定概率停止跟随链接访问，而直接跳转到一个随机网页，且跳转到每个网页的概率是一样的，则上式改进为

$$\mathrm{PR}(A)=\alpha\left(\frac{PR(B)}{L(B)}+\frac{PR(C)}{L(C)}+\frac{PR(D)}{L(D)}\right)+\frac{(1-\alpha)}{N}$$

其中，$L(B)$ 代表 B 网页的链出网页总数，N 代表总网页数，在本例中，$N=4$。

一般情况下，网页 p_i 的 PR 值计算公式为

$$\mathrm{PR}(p_i)=\alpha\sum_{p_j\in M_{p_i}}\frac{PR(p_j)}{L(p_j)}+\frac{(1-\alpha)}{N}$$

其中，M_{pi} 指所有链向 p_i 的网页集合，一般情况下，α 取值 0.85。PageRank 算法首先给每个网页赋予随机的 PR 值，再根据上述迭代公式不断更新网页的 PR 值，直至稳定。

（二）HITS 算法

基于超链接的主题搜索（hyperlink induced topic search, HITS）算法由 Jon Kleinberg 提出。该算法基于如下两个假设，用权威值（authority）与枢纽值（hub）对网页进行衡量。

1. 如某网页收到来自枢纽值高的网页的入链越多，该网页的权威值就越高。

2. 如某网页链出的网页权威值越高，该网页的枢纽值就越高。

因此，网页 p_i 的权威值 $A(p_i)$ 及枢纽值 $H(p_i)$ 的计算公式如下，其中 M_{p_i} 指所有链向 p_i 的网页集合，而 N_{p_i} 指所有由 p_i 链出的网页集合。

$$A(p_i)=\sum_{p_j\in M_{p_i}}H(p_j)$$

$$H(p_i)=\sum_{p_j\in N_{p_i}}A(p_j)$$

HITS 算法的工作流程如下：首先，根据所检索关键词从所有网页中选择若干最相关网页组成根集；其次，加入所有与根集中的网页存在链接关系的页面，形成扩展集；接着，将扩展集中所有网页的权威值与枢纽值的初值均设为 1，按照上述公式进行迭代计算直至稳定。最后，将权威值最高的若干页面作为响应用户查询的搜索结果输出。

三、推荐算法

网络上存储着大量各式各样的医学信息，机器学习算法不仅可以实现信息的自动分类，也可以根据用户的查询和访问记录，向其推送相关信息，此类算法被称为推荐算法。协同过滤算法是一种经典的推荐算法，下面将介绍其基本原理。

假设有 n_u 个用户，n_m 条信息，每条信息具备 n 个特征，第 i 条信息表示为特征向量 $x^{(i)}=(x_1^{(i)},x_2^{(i)},...x_n^{(i)})$，第 j 个用户对各个特征的喜好表示为向量 $\theta^{(j)}=(\theta_1^{(j)},\theta_2^{(j)},...\theta_n^{(j)})$，则可得第 j 个用户对第 i 条信息的喜好度为 $(\theta^{(j)})^T x^{(i)}$。根据用户的历史访问数据，可得某些用户对某些信息的喜好度，记为 $y^{(i,j)}$（用户 j 对信息 i 的喜好度）。协同过滤算法将根据下述目标函数（其中 $r(i,j)=1$ 表示用户 j 对信息 i 的喜好度已知），训练得出所有信息的特征向量 $x^{(1)},...,x^{(n_m)}$ 以及所有用户的喜好度向量 $\theta^{(1)},...,\theta^{(n_u)}$，从而可进一步得到信息间的相似性以及用户对所有信息的喜好度，以便进行推荐。

$$\frac{1}{2}\sum_{(i,j):r(i,j)=1}\left((\theta^{(j)})^T x^{(i)}-y^{(i,j)}\right)^2+\frac{\lambda}{2}\sum_{i=1}^{n_m}\sum_{k=1}^{n}(x_k^{(i)})^2+\frac{\lambda}{2}\sum_{j=1}^{n_u}\sum_{k=1}^{n}(\theta_k^{(j)})^2$$

上述目标函数的求解可利用梯度下降等优化算法实现。此外，对于协同过滤算法，也可以使用矩阵分解求得各信息的特征向量以及所有用户的喜好度向量。

四、网络医学知识映射和聚合

（一）网络医学知识映射

1. 面向多源词表的知识映射   知识映射是对不同知识流和词表中的概念、关系和属性所进行的知识关联化操作。概念映射需要对互斥、重叠和从属概念进行更准确的定位和互连，而属性和关系映射则主要包括对不同词表的等价、偏序和相关关系的语义化处理以及对属性约束集合的对应关系构建等。多源词表的知识映射思想可以分为两类情况：元词表逻辑转换系统的构建和基于词表同质性聚合的知识映射。

（1）元词表逻辑转换系统的构建：传统专家知识映射方法是基于人工数据匹配和知识工程技术。这种方法较早用于大型词表的构建，如美国国家癌症研究所叙词表（National Cancer Institute Theasurus, NCIt）。为了解决多对象和多语种问题，叙词表联合的元词表映射系统（metathesaurus of thesaurus federation）诞生，并已被用于知名的国际语词表中。这种方法虽然可以进行人工修正和反馈控制，但是并没有针对映射的优先顺序进行策略判断和自动化归类，所以会造成融合词表构建的开销较大。

（2）基于词表同质性聚合的知识映射：词表同质性聚合是基于数据挖掘技术和统计模型对大量输入词表和知识单元进行自动化建模和匹配，实现同质性词表之间的识别和高度聚合，进而有效提高知识映射的效率。此类映射通常可以利用机器学习算法实现。

2. 本体映射   能够实现不同本体之间的知识共享和互操作。根据本体映射技术，可以将本体映射系统划分为基于规则的方法、基于统计学的方法和基于机器学习的方法。

（1）基于规则的方法：指在本体映射中定义启发式规则，例如"如果两个概念的子概念都相同，那么这两个概念是相似的"。而这些启发式规则是由领域专家手工定义的，规则的抽取来自概念的定义和结构信息。基于规则的方法能够解决不同概念之间的语义冲突问题和重叠问题，该映射方法的准确率取决于专家定义规则的好坏。

（2）基于统计的方法：一般情况下，该方法通过使用统计学方法来发现联合概率的可能分布。实例中的每个数据属性取值分别与概念相对应，一个概念一般会描述多个实例。如果将概念中每个数据属性都看成是离散变量，对应的属性取值则可以看成是这些离散变量的值域空间，那么多个离散变量在值域空间的联合分布便成为识别本体概念的一个重要特征。基于统计学的方法会利用这些统计特征进行本体之间的映射操作。该映射方法的精确性取决于本体的规模，规模越大越精确。

（3）基于机器学习的方法：机器学习技术把映射问题转换为分类问题，将为某个元素选择最优映射的问题转换成对其进行分类的问题。利用已知映射结果的数据集训练分类器，然后在有映射任务时，使用该分类器进行分类。常用的方法有支持向量机、贝叶斯学习和神经网络等。一般来说，训练集越大，模型的分类效果会越好。

（二）网络医学知识聚合

知识聚合是在有价值内容高度分散和无序分布的背景下，基于知识碎片间的关联对知识资源进行多维组合。网络医学知识聚合方法主要可以分为以下几种。

1. 基于信息组织的方法   是基于分类思想将聚合视为一个知识资源组织系统的构建过程，对网络上的多粒度资源进行筛选、组织、排序和最终的结果展示。该方法存在两个问题：①网络医学知识在外部属性、关联关系、文本分布和结构等方面存在较大的差异，不能够直接进行知识聚合；②网络医学知识需要深度挖掘资源内部蕴含的知识单元和知识关联，增加了知识聚合的难度。但是人工智能和语义技术的发展为知识细粒度和深度聚合提供了技术条件，所以网络医学知识聚合研究将会有很大的探索空间。

2. 基于信息检索的方法   搜索并重组不同渠道的信息，并在一个统一的空间或界面中进行聚合展示。该方法不仅能够使用户检索到满足其需求的信息,还能够对信息进行聚合,以元素检索、段落检索等形式解决用户面临的信息检索问题,强调通过聚合搜索为用户提供所需信息。

3. **基于类聚的方法**　类聚是指将同类的事物汇聚在一起,在聚合过程中不考虑类型的差异,而是通过量化知识单元间的相关关系进行聚合。知识单元间存在的相关关系有共现关系和相似关系:共现关系反映的是知识单元的横向相关程度,常见的计算方法有邻近指数和改进的 TF-IDF 算法等;相似关系是指知识单元在语句中出现的位置所发挥的功能相同,反映的是能够垂直替换的语义相似度特征,其量化方法有基于向量空间模型和基于深度学习的语义相似度计算方法等。

基于类聚的方法主要包括两种:①网络医学知识单元放置于相应的特征空间内,根据其距离划分类团,主要有标签聚类、文本聚类等;②将网络医学知识单元及其关联表示为网络,再划分网络子群,主要有共词网络类团划分、用户网络群体划分等。基于类聚的方法是将多种知识关系映射到单一维度的相关关系上,未深入到语义层面,属于较低层次的知识聚合模式,但是该类聚方法的知识聚合结果能够给用户带来一定的帮助。

4. **基于语义增强的方法**　网络医学信息,若有语义缺失,则要求在开展知识聚合时充分运用各种语义增强方法,在标签聚合中可以引入概念关联以避免标签语义关联度低,规范性和结构性差的影响;在文本聚合中,语义增强技术也广泛应用于短文本特征扩展。

第四节　网络医学信息组织应用案例

一、健康在线基金会医学网站

搜索引擎是网络医学信息组织的主要方式。本节以健康在线基金会(Health On the Net Foundation,HON)发布的网站为案例进行介绍。

HON 基金会开发了行为准则 HONcode,现已发展成为使用最广泛、最值得信赖的健康/医疗网站道德和质量规范。因此,HON 网站可以为普通人群、专业医护人员和网站发布商提供有用且可信的医疗健康信息。该网站提供的搜索引擎主要有 HONcodeHunt、WRAPIN 和 HONselect。其中,HONcodeHunt 提供关键词搜索功能,其数据库仅包括 HONcode 认证的网站,以此保障搜索结果的权威性。WRAPIN 提供了一个全新的工具,可以将任何格式(HTML、PDF 等)或长度的医疗文件与HON 的知识库进行比较,以确定该信息是否存在于已发表的文献中。它有助于确定文档的可靠性,从而提供网上医学信息质量监控。

HONselect 整合了 5 类医学信息资源,包括 MeSH 词表、权威科学论文、医学新闻、网站信息和多媒体资源。多种信息集成为一站式搜索服务,以集中和加快信息搜索。HONselect 提供了按照分类目录和按照关键词搜索两种途径。其中,按照关键词搜索的架构如图 8-4 所示。

1. **交互模块**　通过将用户输入的医学关键词与 MeSH 词库进行对比,向用户提供最相关的一组MeSH 词。如果没有找到,将把任务转移给拼写模块。

2. **拼写模块**　如果不能为搜索词找到对应的 MeSH 词,该模块将提供与搜索词拼写接近的单词,从只有 1 个字母之差的单词搜索到最多有 4 个字母之差的单词。一旦找到对应的 MeSH 词,则传给代理模块;如果仍然没有找到,代理模块将把搜索词当作非 MeSH 词,并使用全文搜索引擎进行搜索。

3. **代理模块**　判断哪个知识提供方(数据库、搜索工具或其他资源)含有待搜索的目标内容,并将查询解析模块引导至该知识库。

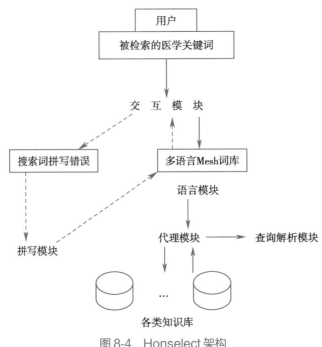

图 8-4 Honselect 架构

4. 查询解析模块 对于代理模块选择的知识提供方，该模块需对用户的搜索需求进行格式转换，将其重构为知识提供方可识别的语法形式，从而顺利开展查询。

5. 语言模块 由于 HONselect 是一个多语言查询系统，语言模块通过 MeSH 词的多语言关系表实现各类语言之间的切换。并且，对于知识提供方返回的文件，该模块也将为用户筛选符合其语言要求的结果。

使用 HONselect 进行检索时，首先搜索的是与检索词相关的 MeSH 词。输入整个或部分检索词进行搜索时，HONselect 显示的是与该检索词相关的 MeSH 词，用户根据自己的文献需求可以选择更相关的 MeSH 词，然后点击该词的超链接，HONselect 就会按以下顺序显示最后的搜索结果：hierarchy（该词的层次结构）、web resources（与该词相关的网站地址）、medical images（与该词相关的图像资料）、medical news（与该词相关的医学新闻）、scientific articles from MEDLINE（该词在 MEDLINE 中搜索到的学术论文）、clinical trials（相关的临床试验）、medical conferences/events（与该词相关的医学会议 / 事件）。

此外，HON 还提供了"常见检索词"和"罕见疾病主题列表"。前者按照英文字母顺序列出人类常见疾病的主题词，其中，每个主题词都是一个超链接，可进入 MeSH 相应位置并列出资源。"罕见疾病主题列表"则按照英文字母顺序列出了人类罕见疾病的主题词，也可以进入 MeSH 相应位置并列出资源。

二、智能问答系统

使用搜索引擎查询医学信息时，系统不会返回最直接的答案，而会返回一些与问题相关的网页或文档，需要用户进行二次筛选，在一定程度上给非专业人员获取医学知识造成了困难。近年来，智能问答系统不仅允许用户以自然语言方式提问，还能针对问题提供准确、简洁的答案，因而也被推广应用到医学领域。

CHiQA 是由美国国立医学图书馆（National Library of Medicine，NLM）设计并完成的智能问答系统。其目标是利用来源可靠的信息在线回答用户的健康问题。CHiQA 结合基于知识的传统机器学习和深度学习方法来理解用户的问题，并从面向用户的资源中选择最佳答案。例如，在 CHiQA 的问题框里输入"what is breast cancer"，系统会返回几个相关答案，有些来源于医学文献，有些来源于其他相似问题的真实医生回答。页面如图8-5所示。

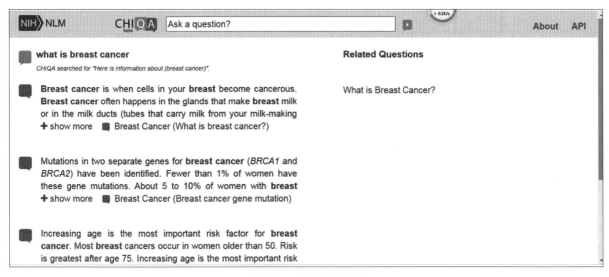

图8-5　智能问答示例

CHiQA系统主要分为问题理解、问题检索和答案生成三个模块，其整体架构如图8-6所示。

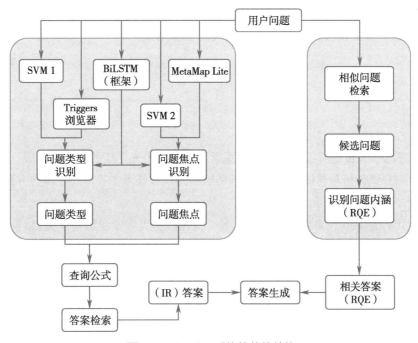

图8-6　CHiQA系统的整体结构

（一）问题理解

问题理解模块是将由自然语言表示的患者问题，通过自然语言处理技术分类，提取和突出问题的焦点。该模块的作用就是将自然语言问题映射成更简洁、更精准的重要词汇组合，使输入信息更有利于下游任务的发展，即系统对问题的检索。

问题理解模块应用机器学习和深度学习模型提取候选问题焦点和候选问题类型，然后使用集成方法对候选结果进行排序，并选择最佳结果。问题理解模块的结构如图8-6所示。在技术层面，运用了基于 UMLS 的轻量版命名实体识别工具 Metamap Lite，以及包括支持向量机（support vector machine，SVM）、长短时记忆网络（long short term memory，LSTM）在内的多个机器学习模型，其训练数据来自遗传和罕见疾病信息中心（Genetic and Rare Diseases Information Center，GARD）精心挑选出的 1 400 个消费者健康问题。模型通过学习，最终返回最佳的候选问题类型和问题焦点。

（二）问题检索

问题检索模块是将问题理解模块获取的信息汇总后，利用算法在已有的资源库中检索，根据信息相似度和对应度进行排名，将排名靠前的信息作为答案反馈给用户。

问题检索模块运用了两种检索方式。一种是基于传统信息检索的模块（the traditional information retrieval-based module），简称"基于 IR 的模块"。该模块先将资源库中的信息整理并制定索引，再根据问题理解的信息，按照索引一步一步地寻找答案。另一种是基于识别问题内涵的检索模块（recognizing question entailment-based module，RQE）。该模块利用机器学习方法在已有的问答库中检索与当前问题有包含关系的、相似度高的问答，并择取其答案。问答库 MedQuAD 由 12 个 NIH 网页创建的近 5 万个医学问答对组成。基于 IR 的模块使用 Apache Solr 工具为 MedQuAD 编制索引，再利用相似性算法 Solr BM25 计算候选答案与输入信息的分数，并对候选答案进行排名；基于 RQE 的模块主要使用逻辑回归分类器识别包含关系，并使用 Terrier 搜索引擎在 MedQuAD 集合中查找类似问题。候选问题的最终排名通过 Terrier 搜索引擎得分和机器学习分类得分加权组合而成。

（三）答案生成

答案生成是将两种检索模块得到的答案进行交错组合，并向用户显示前 5 个答案。RQE 检索系统单独找到的答案将显示为相关问题。例如，如果用户询问"How to treat common cold?"，相关问题将可能是"What is common cold?"和"What causes common cold?"。

（罗凌云　陈先来）

思 考 题

1. 人工智能和大数据等技术的发展给医学信息组织带来了新的变化和挑战。就网络医学信息的组织而言，请分析与传统方法相比，新的组织方式和技术主要体现在哪些方面，分别使用了哪些技术。

2. 搜索引擎是 web 信息组织的主要工具。请比较各类搜索引擎的优劣，以及它们分别适用于哪种网络医学信息的组织？传统的分类法和主题法是否有所变化？

第九章

基础医学知识组织

基础医学的研究产生了大量长时间和广空间的数据,这些多样化的基础医学领域数据为生命科学研究提供了重要而丰富的资源。如何实现基础医学领域知识的组织,方便研究者检索和利用这些数据,挖掘数据里的知识,成为当前研究热点之一。本章聚焦于基础医学领域,从基础医学领域资源及特征、典型知识组织系统和领域知识组织应用三个方面进行论述。首先对基础医学领域的数据、信息的特点进行分析,接着介绍该领域的知识组织方法、主要的知识组织系统,最后介绍该领域典型的应用服务案例。

第一节　基础医学领域资源及特征

随着人类基因组计划的完成和高通量测序等新技术的快速发展,基础研究领域不仅有大量的科研文献信息,还积累了庞大的基因组、蛋白质等生物信息数据以及人体系统微观/宏观多尺度测量数据。这些数据对于理解疾病背后的规律和生命背后的本质非常重要。本节主要介绍了几种生物信息资源、解剖与病理、生理与生化和医学微生物的基本概念,并分别介绍了相关数据资源及其特点。

一、生物信息资源

生物信息数据库种类繁多,大致归纳为 4 类:核酸和蛋白质一级结构序列数据库、基因组数据库、蛋白质三维空间结构数据库以及由这 3 类数据库和文献资料为基础构建的二次数据库。前三类数据库是生物信息相关的基本数据资源,通常称为一次数据库。根据生命科学不同研究领域的实际需要,对基因组图谱、核酸和蛋白质序列、蛋白质结构以及文献等数据进行分析、归纳、注释,形成二次数据库。

（一）核酸数据资源

1. **核酸**　是一种天然存在的化合物,能够分解生成磷酸、糖和有机碱(嘌呤和嘧啶)的混合物。核酸是细胞的主要携带信息的分子,通过指导蛋白质合成过程,决定了每种生物的遗传特征。两类主要的核酸是脱氧核糖核酸(DNA)和核糖核酸(RNA)。DNA 是生命的主蓝图,是所有自由生物体和大多数病毒的遗传物质。RNA 是某些病毒的遗传物质,但它也存在于所有活细胞中,在某些过程中发挥着重要作用,例如蛋白质的制造。

2. **核苷酸序列**　是 DNA 或 RNA 中碱基的排列顺序。生物体中常见的碱基有 5 种,分别是腺嘌呤(A)、胞嘧啶(C)、鸟嘌呤(G)、胸腺嘧啶(T)和尿嘧啶(U)。核苷酸序列即 DNA 中 A、T、G、C 的排列顺序或 mRNA 中 A、U、G、C 的排列顺序。

3. **相关数据资源**

（1）核酸序列数据库:指 DNA、RNA 序列的数据资源库。序列数据库数据来自序列测定。美国国家生物技术信息中心（National Center for Biotechnology Information，NCBI）所维护的 GenBank 数据库、欧洲生物信息学研究所的欧洲生物分子实验室（European Molecular Biology Laboratory，EMBL）数据库和日本国立遗传学研究所的日本 DNA 数据库（DNA DataBank of Japan，DDBJ）是国际上三大主要核酸序列数据库。1988 年，EMBL、GenBank 与 DDBJ 共同成立了国际核酸序列联合数据库中心，建立了合作关系。

（2）二次数据库：是以核酸数据库为基础构建的二次数据库，有基因调控转录因子数据库、真核生物启动子数据库、克隆载体数据库、密码子使用表数据库等。

（二）基因与基因组数据资源

1. 基因　是在染色体上占据固定位置（位点）的遗传信息单位。基因通过指导蛋白质的合成来达到其效果。在真核生物（如动物、植物和真菌）中，基因包含在细胞核中。动物群（动物）和叶绿体（植物）也包含与细胞核中发现的基因不同的小基因子集。在原核生物（缺乏独特细胞核的生物，如细菌）中，基因包含在细胞质中自由漂浮的单个染色体中。许多细菌还含有质粒——具有少量基因的染色体外遗传物质。

2. 基因组　是指生物体所有遗传物质的总和。这些遗传物质包括 DNA 或 RNA（病毒 RNA）。一个生物体基因组所包含的信息决定了该生物的生长、发育、繁殖和消亡等所有生命现象。除了外伤，几乎所有的疾病都和基因有一定关系。

3. 相关数据资源

（1）基因组数据库：来自基因组作图，它是生物信息数据库的重要组成部分。基因组数据库内容丰富、名目繁多，包括加州大学圣克鲁斯分校（University of California Santa Cruz，UCSC）的基因组浏览器（UCSC Genome Browser）、线虫基因组数据库（AceDB）、美国基因组研究所（The Institute of Genomic Research，TIGR）的数据库、美国国家基因组资源中心基因组序列库（Genome Sequence DataBase，GSDB）、美国国家农业图书馆的基因组数据库（Database at the National Agricultural Library）、果蝇基因组数据库（Drosophila Genome Database，FlyBase）、酵母基因组数据库、Ensembl 基因组数据库和组学原始数据归档库（Genome Sequence Archive，GSA）。

（2）疾病与遗传变异数据库：人类基因突变是一个高度序列特异性的过程，这一概念对人类遗传疾病的性质、流行程度以及诊断具有重要意义。随着时间的推移，人类基因突变数据将稳步积累，并成为诊断和研究中使用的宝贵资源。疾病与遗传变异数据库包括在线人类孟德尔遗传数据库（Online Mendelian Inheritance in Man，OMIM）、单核苷酸多态性数据库（Database of Single Nucleotide Polymorphisms，dbSNP）、基因组结构变异数据库（Database of Genomic Structural Variation，dbVar）、人类基因变异数据库（Human Genome Variation Database，HGVbase）及整合了 dbSNP、dbVar、OMIM 等多个数据库在遗传变异和临床表型方面数据信息的基因组变异数据库 ClinVar。

（3）二次数据库：基因及基因组二次数据库数量很多，如人类基因组数据库（The Genome Database，GDB）、细菌分离株基因组序列数据库（Bacterial Isolate Genome Sequence Database，BIGSdb）、脓肿分枝杆菌基因组注释数据库（Mycobacterium Abscessus Genome and Annotation Database，MabsBase）、黏球菌模式生物数据库和法国巴斯德研究所构建的大肠埃希菌基因组数据库等。

（三）蛋白质数据资源

1. 蛋白质　是存在于所有生物体中的高度复杂的物质。与糖或盐分子相比，蛋白质分子非常大，由许多氨基酸连接在一起形成长链，就像珠子排列在绳子上一样。蛋白质中自然存在大约 20 种不同的氨基酸。功能相似的蛋白质具有相似的氨基酸成分和序列。虽然还无法从蛋白质的氨基酸序列中解释其所有功能，但结构和功能之间的既定相关性可以归因于组成蛋白质的氨基酸的性质。

2. 蛋白质序列　指蛋白质的氨基端组成以及氨基酸的排列顺序。

3. 蛋白质空间结构　蛋白质分子是由氨基酸首尾相连缩合而成的共价多肽链，但是天然蛋白质分子并不是走向随机的松散多肽链。每一种天然蛋白质都有自己特有的空间结构或称三维结构，这种三维结构通常被称为蛋白质的构象，即蛋白质的结构。蛋白质分子只有处于它自己特定的空间结构下，才能获得特定的生物活性。

4. 相关数据资源

（1）蛋白质序列数据库：1984年，"蛋白质信息资源"计划正式启动，蛋白质序列数据库（PIR）也因此而诞生。PIR 由佐治敦大学（Georgetown University）建立，是一个集蛋白质信息学的公共信息源与支持服务于一体的资源网站。除了 PIR 外，另外一个重要的蛋白质序列库是由瑞士生物信息学研究所（Swiss Institute of Bioinformatics，SIB）和欧洲医学生物信息学研究所（the European Bioinformatics Institute，EBI）共同维护的经过注释的蛋白质序列数据 Swiss-Prot。由于 Swiss-Prot 中的人工注释无法及时跟上蛋白质序列的产生速度，于是有了后来的蛋白质序列自动注释信息数据库（Translated EMBL Nucleotide Sequence Data Library，TrEMBL）。另一个常用的蛋白质序列数据库是已知三维结构蛋白质的一级结构序列数据库 NRL_3D。PIR、EBI 和 SIB 都致力于各自蛋白质数据库的维护与注释，并不共享数据。2002年，通用蛋白质资源数据库（Universal Protein Resource，UniProt）由 Swiss-Prot、TrEMBL 和 PIR 联合构建，提供蛋白质序列和功能注释的核心资源。

（2）蛋白质结构数据库：蛋白质结构数据库有美国纽约 Brookhaven 国家实验室于1971年创建的蛋白质三维结构数据库（Protein Data Bank，PDB）与英国医学研究委员会分子生物学实验室和蛋白质工程中心开发的蛋白质三维结构分类数据库（Structural Classification of Proteins，SCOP）。另外还有蛋白质结构分类数据库（Class，Architecture，Topology and Homologous Superfamily，CATH）和注释的蛋白质三维图像数据库（Database of Annotated 3D Images，SWISS-3DIMAGE）。

（3）蛋白质二次数据库：以蛋白质序列数据库为基础构建的二次数据库有蛋白质功能数据库 PROSITE、蛋白质功能位点序列数据库 PRINTS、同源蛋白家族数据库 Pfam 及同源蛋白结构域数据库 Blocks。以具有特殊功能的蛋白为基础构建的二次数据库有免疫球蛋白数据库 Kabat 和蛋白激酶数据库 Pkinase 等。以蛋白质结构数据库为基础构建的二次数据库有蛋白质二级结构构象参数数据库（Definition of Secondary Structure of Proteins，DSSP）、已知空间结构的蛋白质家族数据库（Database of Families of Structurally Similar Proteins，FSSP）和已知空间结构的蛋白质及其同源蛋白数据库（Homology Derived Secondary Structure of Proteins，HSSP）等。

（四）生物信息资源特征

随着基因组大规模测序计划的迅速展开，核酸序列数据库的数据量迅速增长，核酸序列数据通量呈指数增长，数据来源种类繁多，主要集中于国际上几大著名的测序中心。伴随着基因组研究，相关信息出现爆炸性增长。目前，人类和很多动植物的基因组已经被测序出来。已知 DNA 序列的数量已经超过20兆亿碱基，这些数据数量巨大，呈持续性指数增长的趋势。由于蛋白质序列测定技术先于 DNA 序列测定技术问世，蛋白质序列的搜集早于 DNA 序列，蛋白质组草图的发布引领蛋白质序列资源快速发展。

总的来说，生物信息学数据库有如下特点：①数据库种类的多样性，包括序列数据库、结构数据库、功能数据库；②数据库数据更新、增长速度快，更新周期越来越短，数据规模呈指数增长；③数据库复杂性增加，层次加深，许多数据库之间相互引用；④覆盖面广、分布散且格式不统一。

二、解剖与病理数据资源

（一）解剖学

解剖学作为医学领域的基础研究内容之一，积累了大量的信息资源。解剖学分为大体解剖学和显微解剖学两部分。大体解剖学是研究人体各器官、系统的形态和结构的科学。显微解剖学可分为细胞学和组织学,必须借助光学显微镜或电子显微镜的放大作用研究人体的细微结构。

（二）病理解剖学

病理解剖学研究患病器官的形态结构,在最终明确疾病诊断和寻求病因上有着不可替代的指导作用。

（三）相关数据资源及特征

有关解剖与病理的数据资源主要包括解剖图谱资源和病理切片资源两大类。该类资源丰富,以高质量、可视化的图像为主,以供临床、科研和教育使用。解剖图谱资源有可视化人数据集（Visible Human Data,VHDS）、心胸部影像数据库、Primal Pictures 3D 交互式解剖学数据库和 Visible Body 解剖学数据库等。较为主流的病理资源有网上病理学实验室 WebPath 和 ExpertPath 病理数据库。

1. **解剖图谱资源**　美国国立医学图书馆（NLM）和美国科罗拉多大学联合开发的可视人计划（The Visible Human Project,VHDH）成功地获得了典型男性和女性人体横断面计算机断层扫描（CT）、磁共振成像（MRI）与冷冻切片的图像,创建了完整的正常成年男性和女性人体解剖学真实三维图像数据集,从而开创了人类第一个网上数字化图像图书馆资源。该数据集为用户提供了人体横断面、冠状面和矢状面数字化解剖图谱,MRI 图像与 CT 图像,不仅可作为人体解剖学、放射医学、外科手术学和测试医学图像算法研究的公共数据,还可通过网络获取构建图像库的测试床和模型。

英国 Informa 出版集团提供的 Primal Pictures 3D 交互式解剖学数据库（Primal Pictures 3D Human Anatomy）是以真实人体的 MRI 扫描数据为基础,建立的全面准确的 3D 立体模型。该数据库全面汇集了超过 6 500 个偏重于特定独立器官、身体部位或解剖系统的高精度 3D 动态交互式解剖模型,内容包括 3D 解剖图、大体图片、磁共振成像、动画、视频和音频等。

Visible Body 解剖学数据库共有 4 000 余种精确的医学解剖结构,涵盖系统解剖和局部解剖,包含:600 余种心血管解剖结构、基本功能、解剖结构异常、常见病理解剖及操作过程等内容;600 多个肌肉组织,200 多块骨骼以及神经、肌腱、韧带和滑囊解剖结构,2 200 个肌肉附着点及表面结构,数百种动画模拟肌肉屈曲活动,所有解剖结构的发音和定义,血供和神经支配详情;200 多块骨骼的 3D 模型、数百条韧带结构、800 多个骨性标志滑膜关节活动和骨组织的动画与图像演示等骨骼系统解剖学和病理学内容。

2. **病理资源**　由美国犹他大学病理学部创建的医学教育网的网上病理学实验室 WebPath 也是一个公共网络图像资源。其内容包括 1 900 多张图片、图表、文本、指南等,其中图片揭示了与人类疾病状况有关的大体和镜下病理学所见。ExpertPath 病理数据库为全球病理医生在线诊断决策提供支持,为诊断专题提供帮助决策的信息,例如检测建议、鉴别诊断、示例影像库以及预后和治疗信息等。ExpertPath 的内容由各专科知名病理学专家撰写,包括:超过 4 000 种常见和复杂诊断,50 000 张可搜索的高质量加注释病理图像,诊断组概述,器官系统汇总信息表,正常组织学专题,样本操作指南及最佳实践。

三、生理与生化数据资源

（一）生理学

生理学主要研究生物机体的正常生命活动规律。生物机体包括从最简单的微生物到最复杂的人体。生物机体的功能就是整个生物及其各个部分所表现的各种生命现象或生理作用,例如呼吸、消化、循环、肌肉运动等。生理学的任务就是要研究这些生理功能的发生机制、条件以及内外环境的各种变化对结构功能的影响,从而掌握各种生理变化的规律。

（二）生物化学

生物化学主要研究生物体内物质的化学组成、结构和功能,以及生命活动过程中各种化学变化过程及其与环境之间的相互关系。核酸、蛋白质、多糖、脂质等都是生化的研究对象,但其侧重于利用化学合成的方法来解答生物化学所发现的相关问题。

（三）相关数据资源及特征

生理生化资源特征具有多样性、大数据性、交叉性等特征,通常以子类的方式出现在一些数据库中,同时,还有一些专门收集生理信号数据的数据库,其中最常用的数据库是 PhysioNet。

PhysioNet 是基于 web 的复杂生理和生物医学信号的研究资源网站。该网站由美国国立卫生研究院（NIH）和美国麻省理工学院健康科学与技术中心联合其他医学机构共同创建,旨在刺激研究生理数据和分析软件的交流,加强相关研究人员之间的协作,促进新的分析方法和参考数据库的发展。该网站提供各种生理信号记录的数据库（PhysioBank）和相关的开源软件（PhysioToolkit）。其数据库分为以下两个大类和数个子类:临床数据库内含临床护理临床设置的数据,包括人口统计数据、在床边进行的生命体征测量、实验室测试结果、程序、药物、护理人员注释、图像和影像报告以及死亡率（医院内/外）等;波形数据库内含高分辨率连续记录的生理信号,包括多参数数据库、心电图数据库、心率间隔数据库、其他心血管数据库、图像数据库等。

四、医学微生物数据资源

（一）医学微生物学

微生物是一群体型微小,结构简单,分布广泛,繁殖迅速,肉眼不能直接观察到,必须借助显微镜放大才能看到的微小生物。医学微生物学主要研究微生物在一定条件下的形态、结构、生理、遗传变异,以及微生物的进化、分类等。

（二）相关数据资源及特征

医学微生物数据资源数据量十分庞大,领域性强,比较容易进行数据组织,目前已建成很多微生物相关的专业数据库。以下按照一次数据库、二次数据库的分类标准对医学微生物数据资源进行介绍。

1. 一次数据库资源　常用的一次数据库有病原与宿主互作数据库（Pathogen Host Interactions, PHI）和病原菌毒力因子数据库（Virulence Factors Database, VFDB）等。PHI 收录的都是被实验证实的具有毒力和效应基因的细菌、卵菌、真菌,宿主包括动物、植物和真菌。在这个数据库里,不仅可通过相关序列、基因名和病原菌名称,还可以按宿主和疾病名称来检索相关信息。VFDB 由中国医学科学院研发,深入介绍最典型的细菌病原体的主要毒力因子,以及这些病原体所具备的结构特征,使其能够适应新的环境,规避宿主防御,并引发疾病的功能和机制。该数据库为研究人员提供了关于细菌病原体各种致病机制的现有知识,以阐明尚未被完全认识的细菌性疾病的发病机制,并为治疗和预防传染病开发新的合理方法提供依据。

2. 二次数据库资源　二次数据库的用途更加专业化。Isfinder 是一个用于查询细菌插入序列的专用数据库。细菌中外来的插入序列通常会携带一些抗性或致病性基因,通过这个数据库,能够更快速了解所研究菌株与参考菌株表型不一致的原因。HGT-DB（Horizontal Gene Transfer Database）是一个预测水平转移基因的数据库,功能与 Isfinder 类似,但其预测范围不仅包括外来插入序列,还包括噬菌体前体、单位转座子等基因信息。

第二节　典型基础医学知识组织系统

随着科学家对生物科学的不断探索与发现,目前人类对于基因遗传与变异的认识已经从性状水平深入到了分子水平,研究对象也从个体发展到了种群。纵观整个生命科学的发展,其历程包括了众多科技融合与创新,涉及生物科学、物理、数学、计算机科学等多个学科领域。与此同时,人类对于海量物种信息的组织与定义已成为该学科发展中的重要一环。因此,本节将介绍医学信息领域五种典型的知识组织系统,具体讲述人类是如何对物种信息进行规范化处理的。

一、美国国家生物技术信息中心分类法

(一)发展历程

NCBI 分类数据库(NCBI Taxonomy)被用于对公共序列数据库中所有生物进行分类和命名,目前由 NCBI 内部特定的科学家小组进行手工管理。该项目旨在建立跨数据库的统一分类方法,以便于全球生物学家共同使用,统一基因序列编码信息。因此,每当新的 DNA 序列被提交到 GenBank时,就会提交新的生物体名称,然后将其分类并添加到 NCBI 分类数据库中。NCBI 分类数据库包括大约 70 多万个物种,且这些物种都至少在遗传数据库中拥有一条核酸或蛋白质序列,以供研究者按生物学门类进行检索或浏览其核苷酸序列、蛋白质序列和基因结构等信息。据 NCBI Taxonomy 官方网站数据显示,目前该数据库中所包含的物种信息约占地球上已知物种的 10%。NCBI 分类数据库也逐渐成为世界范围内公认的生物医学信息权威资源库。

(二)分类架构

NCBI Taxonomy 将物种分为古细菌域(archaea)、细菌域(bacteria)、真核生物域(eukaryota)、病毒域(viruses)、其他(other)和未分类(unclassified)六种,并分别用英文首字母代表所属类型。以"人类"(human)为例,NCBI Taxonomy 中显示人类拉丁名为"Homo sapiens",Taxonomy 编号为"txid9606",在分类学中隶属真核生物域。它在 Genbank 数据库中名称为"human",在 NCBI 局部相似性基本查询工具(Basic Local Alignment Search Tool,BLAST)中名字为"primates"。同时该数据库还会展示该物种的基因密码子表、线粒体密码子表、核酸序列、蛋白序列、蛋白结构、单位点突变数据、基因信息和相关文献等信息。Taxonomy 编号可用于查询和标注物种信息,例如使用"txid9606"便可查询到有关"human"这一物种的相关信息。

二、基因本体

(一)发展历程

不同研究机构或学者对于某个相同事物的定义往往存在多种描述或解释,造成了生物学领域的信息孤岛问题较为严重。基因本体(Gene Ontology,GO)可以解决生物学研究领域中生物信息标准缺失的问题。1988 年,三位科学家在本体论的启发下联合成立了基因本体协会(Gene Ontology Consortium)。但因为三位科学家分别研究果蝇、老鼠和酵母,所以基因本体一开始仅包含此三类物种的信息。随着近年来生物学领域和信息技术领域的快速发展,越来越多的生物相关数据知识库,如动植物数据库、微生物数据库等也加入了基因本体。目前 GO 已为超过数千物种提供描述。

(二)组织结构

GO 由 GO 本身和其注释的语料库所构成。其中,GO 本身主要由三个本体子结构组成,分别是细胞成分(cellular component,CC)、分子功能(molecular function,MF)和生物过程(biological process,BP)。这三个子结构彼此独立,属于并列关系。CC 主要描述分子在细胞内发挥作用的部位,如核糖体、线粒体等;MF 主要描述生物分子在生物学上的功能,如催化活性或结合活性;BP 描述由一个或多个分子功能组件实现一个事件,如嘧啶代谢过程。虽然三个子结构在描述对象上侧重点有很大差异,但三者均遵循有向无环图(directed acyclic graphs,DAGs),即一个无回路的有向图。GO 图中的节点与其他节点可以具有任意数量和类型的关系,一个节点可连接多个子节点,同时也可具有多个父节点。GO 术语之间的语义关系一共有八种,包括"is a""part of""regulates""positively regulates""negatively regulates""occurs in""capable of"和"capable of part of"。其中最为常用的是"is a"和"part of"。如果说 A is of B，意味着节点 A 是节点 B 的子类型。例如有丝分裂细胞周期"is a"细胞周期，代表有丝分裂细胞周期是属于细胞周期的子类型。"part of"是用于表示整个部分关系，只有当 B 一定是 A 的某一部分时，才会在 A 与 B 之间出现部分关系。例如线粒体内膜"part of"线粒体，代表线粒体内膜与线粒体之间存在部分关系，便能得出线粒体内膜位于线粒体内的结论。

GO 术语构成包括基本要素、可选要素和关系描述。其中，基本要素包括唯一标识符（GO ID）和名称、方面、定义与关系。例如唯一标识符 GO：0005739 代表的是线粒体。方面是指该术语属于 CC、MF 或 BP 中的哪一个，如线粒体属于 CC 方面。定义是术语的文字描述以及信息来源的引用。关系则是该术语与本体中其他术语的关系，例如葡萄糖跨膜转运（GO：1904659）是单糖转运（GO：0015749）。可选要素包括次级标识符（也称备用 ID）和同义词。同义词的范围有：相同（Exact）、广义（Broad）、狭义（Narrow）和相关（Related）。自定义的同义词类型也用于本体中。关系描述是用于描述 GO 图中不同节点间的关系，包括节点名、父级节点、子级节点等。关系描述使用箭头来指示关系的方向，用虚线来表示推断关系，即尚未完全明确的关系。

三、人类基因组织基因命名表

（一）发展历程

人类基因组织规范命名问题一直以来备受生物学家的关注。目前，人类大多数基因的命名工作均是由人类基因命名委员会（HUGO Gene Nomenclature Committee，HGNC）所完成。该委员会是由美国国家人类基因组研究所（National Human Genome Research Institute，NHGRI）和英国惠康信托基金（Wellcome Trust）共同出资成立的非营利机构。据 HGNC 官方网站数据显示，目前已批准超过 41 500 个基因符号（gene symbol）命名，其中有超过 19 190 个基因属于蛋白质编码基因，超过 7 300 个非编码 RNA 基因。同时 HGNC 还为假基因以及基因组特征命名。它们也允许个人在遵循命名规范的前提下，向其提交基因符号的命名。

（二）组织结构

人类基因组织基因命名表中包括基因符号、基因名称和基因编号。其中，基因符号是 HGNC 对基因进行命名描述的一个缩写标识符，这些基因符号都是唯一的。如基因符号为 *TP53* 的是肿瘤蛋白 p53（tumor protein p53）。基因名称是经过 HGNC 批准的全基因名称，与其基因符号相对应。基因编号是 HGNC 数据库分配的基因编号，每一个标准的基因符号都有其对应的基因编号，便于人们在数据库中进行检索。如基因符号为 *TP53* 的肿瘤蛋白 p53 的基因编号为 11998（HGNC：11998）。

人类基因命名需遵循 6 个基本原则：①每一个基因符号具有唯一性；②基因符号是基因名称的缩写，一般不超过 6 个字母；③基因符号应由拉丁字母或拉丁字母与阿拉伯数字组合而成；④基因符号不应含标点符号；⑤基因符号不应以"G"为末端；⑥基因符号不涉及其他种属。值得注意的是，HGNC 也会对一些已经命名过的基因进行重新审查和命名，以确保新的基因命名在描述基因功能方面更加准确。当一个基因被 HGNC 分配了新的基因符号后，它之前的命名会被当作同义词继续使用。

四、人类表型本体

（一）发展历程

人类表型本体（Human Phenotype Ontology，HPO）项目由德国柏林查理特医科大学于 2008 年提出并成立，主要采用本体工程学、计算机科学对来自医学文献的表型信息进行结构化归纳，提供了人类疾病中表型异常的标准词汇，并对表型相关词汇建立分层关系。相较于医学主题词表（MeSH）和一体化医学语言系统（UMLS），HPO 是专门用于人类遗传病及其表型表述的词汇表，具有较高的专业性，其结构化的组织形式也更有利于存储与挖掘相关数据。据 HPO 官方网站数据显示，HPO 目前包含 13 000 多个术语和 156 000 多个遗传性疾病注释，每个词条对应一种异常表型。HPO 对所有的词条进行了系统的分类管理。HPO 现被越来越多的国际罕见疾病组织、临床实验室、生物医学资源库和临床软件工具等所采用，为全球医学数据交换与疾病病因识别做出了巨大贡献。

（二）组织结构

HPO 项目中包含统一语义标准的 HPO 术语、疾病表型注释数据和操作算法三部分内容。其中，HPO 术语几乎涵盖了人类疾病中各种类型的表型异常，且每个术语都有唯一的标识号。HPO 术语常与 MeSH、UMLIS 等其他资源交叉引用，实现生物医学领域之间的语义互操作。HPO 中的表型通过"is-a"与更宽泛的（祖先）表型相连接，例如"Abnormal lens morphology is-a Abnormal eye morphology"表示晶状体形态异常是一种眼睛形态异常。HPO 以树形结构存储，同 GO 相类似，表型一般通过"is-a"的关系来与更宽泛的父级表型相连接，共同组成了有向无环图形式的层次结构。目前，HPO 主要由五个子本体组成，分别是表型异常（phenotype abnormality）、临床调节因素（clinical modifier）、临床病程（clinical course）、遗传模式（mode of inheritance）和发病率（frequency）。其中，表型异常主要包含对患者临床异常表现的描述（如神经系统异常）等专业术语。临床调节因素又包含描述临床症状的典型修饰符，例如进展速度、触发因素、严重性等术语。临床病程通常用于描述疾病从其发病、病情进展以及患者最终治愈或病死的过程。遗传模式通常是指遗传模式的描述性表达，例如常染色体显性遗传等术语。发病率则是用于描述患者表现出特定临床特征的频率，例如频繁的、偶尔的和不常见的等术语。

五、解剖学基础模型本体

（一）发展历程

解剖学基础模型本体（foundational model of anatomy ontology，FMA），又称解剖学基础模型，是解剖学领域的一部参考本体。FMA 旨在以符号方式表示人体解剖学领域内的相关知识，通过将人体内各部分间关系进行形式化描述，为相关专业人士提供特定的解剖学知识。FMA 中基础模型所代表的类型基本上可以推广到所有的生物医学领域。换句话说，如果不明确地提及解剖实体，就很难表示或描述其非解剖学学科的内容。FMA 本体中包含大约 75 000 个类和 120 000 多个术语，有来自 168 种关系类型的 210 万个关系实例。不同于传统的解剖学信息来源，如教科书、字典或者术语表等，FMA 将这些传统解剖学信息源进行融合，其目的是对解剖学知识进行编码，使其可用于任何应用程序，以满足任何用户组的需求。因此，FMA 旨在提供更为广泛且适用于各个用户组所需的解剖学信息，确保解剖类知识表示的一致性。

（二）组织结构

FMA 的基础模型通过 Protégé 软件所实现。Protégé 软件是美国斯坦福大学医学院生物医学信息学研究中心基于 Java 语言开发的本体编辑和知识获取软件，也可以称为本体开发工具或基于知识的编辑器，属于开放源代码软件。Protégé 提供了本体概念类、关系、属性和实例的构建，并且屏蔽了具体的本体描述语言，用户只需在概念层次上进行领域本体模型的构建。FMA 的开发者使用 Protégé 软件，输入和修改 MySQL 数据库中具有特定关系模式的数据，以此来实现 FMA 的数据完善与整理。Protégé 的一个关键特征在于对输入框架的配置施加自定义的规则。框架构成了继承机制，从而创建了类的层次结构，如分类法等。同时，该框架的继承机制可以确保知识输入的一致性，从而降低经济成本。虽然 Protégé 可以用于查看 FMA，但官方提供了一种更简单、更快捷的 web 浏览器，即基础模型浏览器（The Foundational Model Explorer，FME），用于访问 FMA 模型。

FMA 的组成包括解剖分类（anatomy taxonomy，AT）、解剖结构抽象（anatomical structural abstraction，

ASA)、解剖转换抽象（anatomical transformation abstraction，ATA）和元知识（meta-knowledge，MK）四部分内容。其中：AT 是指根据解剖实体的共同特征以及它们之间的区别对解剖实体进行分类；ASA 是用于表示 AT 中实体之间的存在关系，例如部分 - 整体关系或者空间关系等；ATA 指在产前发育和产后生命周期中 AT 所表示实体的形态转换；MK 则是一种指定原则、规则和定义。这些原则、规则和定义表示 FMA 其他三个组件中的类和关系，因此，FMA 可表示为：FMA =（AT、ASA、ATA、MK）。

第三节　基础医学领域知识组织应用

基因、组学、蛋白质等相关数据具有数据量大、计算量大、存储空间要求大等特点。基于以上特点，具有良好的数据存储和共享服务的数据库或平台成了学者探索分析的桥梁。这些数据库能够提供最新、最全面的信息，学者可以通过这些数据库进行序列搜索、功能信息查询以及 Blast 序列分析等，有效地满足了学者的研究需求。故本节将从世界范围内较为权威的序列数据库、组学数据库、基因数据库、基因组变异数据库以及蛋白质数据库出发，对数据库概况、结构功能以及相关应用进行阐述。

一、GenBank 数据库

（一）GenBank 数据库简介

GenBank 是 NIH 遗传序列数据库，是由美国国立生物技术信息中心（NCBI）建立和维护的。该数据库包含了所有已知的核酸序列和蛋白质序列，以及与它们相关的文献著作和生物学注释。Genbank 每天都会与欧洲分子生物学实验室（EMBL）的数据库和日本的 DNA 数据库（DDBJ）交换数据，使这三个数据库的数据同步。Genbank 是一个全面的公共数据库，其中包含了超过 16 亿个核苷酸序列的 6.25 万亿个碱基对，涉及 45 万个正式描述的物种。Genbank 数据来源有：①直接来源于测序工作者提交的序列；②与其他数据机构协作交换；③美国专利局提供的数据。GenBank 数据库旨在提供并鼓励科学界访问最新和全面的 DNA 序列信息。因此，NCBI 对 GenBank 数据的使用或分发没有限制。GenBank 数据库因其数据量丰富、更新及时等特点为各研究者所青睐，现有研究较多集中于利用 GenBank 数据建立检测方法、对比分析病毒的基因序列以及系统分析某一已知病毒的基因序列特征、流行规律等。

（二）GenBank 数据库组织方式

完整的 GenBank 数据库包括序列文件、索引文件以及其他有关文件。索引文件是根据数据库中作者、参考文献等建立的，用于数据库查询。GenPept 是由 GenBank 中的核酸序列翻译而得到的蛋白质序列数据库，其数据格式为 FastA。GenBank 中最常用的是序列文件。每条 Genbank 数据记录包含了对序列的简要描述、它的科学命名、物种分类名称、参考文献、序列特征表以及序列本身。

GenBank 官网上给出了酿酒酵母基因的注释样本，GenBank 记录展示了 GenBank 平面文件格式的许多特征。该页面以 GenBank 的 flatfile 格式显示带注释的示例 GenBank 记录，可以查看相应实时记录，并查看显示一系列生物学特征的其他记录示例。序列条目由字段组成，每个字段由关键字起始，后面为该字段的具体说明。有些字段又分若干次子字段，以次关键字或特性表说明符开始。序列条目主要关键字包括 LOCUS（代码）、DEFINITION（说明）、ACCESSION（编号）、VERSION（版本）、KEYWORDS（关键词）、SOURCE（数据来源）、REFERENCE（文献）、FEAURES（特性表）及ORIGIN（碱基排列顺序）等，具体含义见表 9-1。

表 9-1　序列条目关键字含义

序列条目关键字	具体含义
LOCUS（代码）	是该序列条目的标记（或者标识符），包括序列长度、类型、种属来源、录入日期等
DEFINITION（说明）	是有关这一序列的简单描述，总结记录的生物学意义
ACCESSION（编号）	具有唯一性和永久性，在文献中引用这个序列时，应该以此编号为准
VERSION（版本）	代表版本号，编号后加小数点和整数
KEYWORDS（关键词）	由该序列的提交者提供，包括该序列的基因产物和其他相关信息
SOURCE（数据来源）	说明该序列是从什么生物体、什么组织得到的
REFERENCE（文献）	说明该序列中的相关文献，一个序列可以有多篇文献，以不同序号表示，并给出该序列中的哪一部分与文献有关
FEATURES（特性表）	具有特定的格式，用来详细描述序列特性
ORIGIN（碱基排列序列）	是序列的引导行，下面便是碱基序列，以双斜杠行"//"结束

（三）GenBank 数据库主要功能

GenBank 数据库主要功能包括检索和提交序列数据。有几种方法可以从 GenBank 中进行检索数据：①使用 Entrez Nucleotides 来搜索序列标识符和注释。Entrez 是基于 web 界面的综合生物信息数据库检索系统。利用 Entrez 系统，用户不仅可以方便地检索 Genbank 的核酸数据，还可以检索来自 Genbank 和其他数据库的蛋白质序列数据、基因组图谱数据、来自分子模型数据库（MMDB）的蛋白质三维结构数据、种群序列数据集以及由 PubMed 获得的 Medline 文献数据等。②使用 BLAST 搜索 GenBank 序列并将其与查询序列进行比对。知道部分序列信息但不知道对应的是哪个基因或者蛋白，可以利用 BLAST 通过序列相似进行查找。③使用 NCBI 的 e-utilities 软件，实现自动化的大批量从 Entrez 数据库下载数据，通过编程方式搜索、链接和下载序列，该方式对编程水平有一定要求。④使用 NCBI 的匿名 FTP 服务器直接下载 ASN.1 和 flatfile 格式文件。

除了检索功能，测序工作者可以把自己在工作中获得的新序列提交给 NCBI，添加到 Genbank 数据库。这个任务可以由基于 web 界面的 BankIt 或独立程序 Sequin 来完成。BankIt 是一系列表单，包括联系信息、发布要求、引用参考信息、序列来源信息以及序列本身的信息等。BankIt 适合于独立测序工作者提交少量序列，而不适合大量序列的提交，也不适合提交很长的序列。而大量的序列提交可以由 Sequin 程序完成。Sequin 程序能方便地编辑和处理复杂注释，并包含一系列内建的检查函数来提高序列的质量。

二、组学原始数据归档库

（一）组学原始数据归档库简介

组学原始数据归档库（Genome Sequence Archive，GSA）是由中国科学院北京基因组研究所生命与健康大数据中心（BIG Data Center，BIGD）研发并构建的，是组学原始数据汇交、存储、管理与共享系统，是国内首个被国际期刊认可的组学数据发布平台（图 9-1）。GSA 遵循国际核酸序列共享联盟（International Nucleotide Sequence Database Collaboration，INSDC）数据库系统的数据标准和数据结构，主要交汇实验信息、测序反应信息以及归档测序文件数据。GSA 用户可以通过大数据中心生物数据统一汇交入口——生物数据递交系统（BIG Submission，BIG Sub）完成一站式数据递交。

该数据库目前累计提交 192 601 个实验、215 199 个测试反应，其中分为植物、动物、宏基因组、人类、病原、微生物以及病毒 7 类。目前 GSA 已获得多个国际期刊的认可，被收录为指定基因数据归档库。GSA 目前处于发展阶段，国内已有相关学者基于该数据库进行动植物相关的基因研究，GSA

系统不仅为国内科研人员提供了良好的数据存储和共享服务,同时也为国家的重大科研计划提供了良好的数据管理和支撑平台,但国外还鲜有学者利用该数据库进行相关研究。

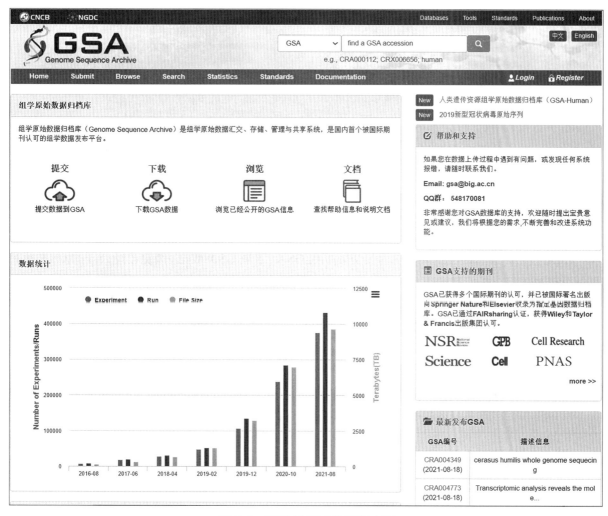

图 9-1　组学原始数据归档库主页

(二)组学原始数据归档库组织方式

GSA 系统建设采用数据分类存储、集中管理的指导思想及高内聚、低耦合的程序设计原则,既确保各类数据的独立性及关联性,又保证整体系统的完整性和有效性,避免信息孤岛的存在,可实现任一数据的向上回溯及向下追踪。所谓数据分类是根据表现形式将数据分为元数据信息和测序数据文件,集中管理则指通过内在的关联信息,对数据进行关联显示、调用与管理。

GSA 数据类别主要包括项目信息(BioProject)、样本信息(BioSample)、实验信息(Experiment)、测序反应(Run)信息以及测序数据文件。项目信息是用来描述所开展研究的目的、涉及物种、数据类型、研究思路等信息;样本信息是指本研究涉及的生物样本描述,如样本类型、样本属性等;实验信息包括实验目的、文库构建方式、测序类型等信息;测序反应信息包括测序文件和对应的校验信息。各类数据之间采用线性、一对多的模式进行关联,从而形成"金字塔"式的信息组织与管理模式(图 9-2)。数据发布时,相关的 BioProject、BioSample 与 GSA 数据集遵循以下触发机制:BioProject 发布不会触发相关联的 BioSample 信息与 GSA 数据集释放;GSA 数据集发布,会触发相关联的 BioProject 和 BioSample 信息释放。

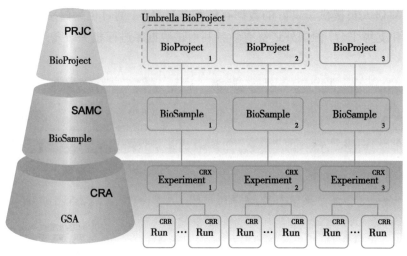

图 9-2　GSA 数据模型

（三）GenBank 数据库主要功能

GSA 数据库最基础的四个功能为提交数据到 GSA、下载 GSA 数据、浏览已经公开的 GSA 信息以及查找帮助信息和说明文档。在创建 GSA 数据集时，需要经过提交者信息、基本信息、样本类型、样本信息、元数据信息、文件上传和概况信息 7 个流程。通常，数据信息与文件审核归档需要一两天，归档成功后提交者会收到通知邮件，并可在 GSA 列表中查找分配的 GSA 编号。在"浏览已经公开的 GSA 信息"中，数据库提供了 GSA 编号、标题、项目编号、样本数、实验数、测序反应数、所属单位以及发布日期这些信息，且按时间顺序排列。而查找帮助信息和说明文档则提供了 GSA 细条注释、GSA 使用指南、教程、常见问题等信息，以帮助用户更好地利用 GSA 数据库。

其中需要注意的是，GSA 系统提供了公开访问（public）或受控访问（confidential）两种数据状态控制权限：公开访问即数据可被任何人访问或下载使用；受控访问即在数据公开发布前，他人的访问将被限制，且无法通过系统检索获取相关的信息，更无法下载相关数据文件。

三、UniProt 数据库

（一）UniProt 数据库简介

蛋白质数据库（The Universal Protein Resource，UniProt）是 UniProt 联合会和欧洲生物信息研究所（the European Bioinformatics Institute，EMBL-EBI）、瑞士生物信息学研究所（the Swiss Institute of Bioinformatics，SIB）和国际蛋白质信息中心（PIR-International）之间的合作项目。这些研究所致力于 UniProt 数据库的长期保存。UniProt 数据库每 4 周发布新版的同时也发布统计报表，用户可通过统计报表了解该数据库的数据量及更新情况、数据类别和物种分布等基本信息，查看常规注释信息、序列特征注释信息和数据库交叉链接等统计数据。基于 Uniprot 数据库丰富的资源，国内学者较多利用相关蛋白质信息以探索疾病治疗机制和某些蛋白质结构与功能的关系。而在国外的既有研究中，较多学者基于蛋白质知识库 UniProtKB 丰富的信息资源，开发了各种程序或系统等工具以关联各知识、资源。UniProt 是目前国际上序列数据最完整、注释信息最丰富的非冗余蛋白质序列数据库，自创建以来，为生命科学领域提供了宝贵资源。

（二）UniProt 数据库组织方式

UniProt 包括三个主要部分，即蛋白质知识库（UniProt Knowledgebase，UniProtKB）、蛋白质序列归档库（UniProt Sequence Archive，UniParc）和蛋白质序列参考集（UniProt Reference Clusters，UniRef）。

蛋白质知识库 UniProtKB 是 UniProt 的精华,除核心数据蛋白质序列外,还包含大量注释信息。这些信息是从学术文献和其他数据库中通过人工阅读和计算机提取得到的,内容包括蛋白质功能基因本体(GO)注释,物种名及分类,亚细胞定位,蛋白质加工、修饰、表达等信息。此外,UniProtKB 还提供与基因组、核酸序列、蛋白质结构、蛋白质家族、蛋白质功能位点、蛋白质相互作用等其他数据库的交叉链接(图 9-3)。UniProtKB 分为 Swiss-Prot 和 TrEMBL 两个子库。两个子库序列条目分类相似,主要差别在于 Swiss-Prot 子库中的序列条目以及相关信息都经过手工注释(manual annotation)和人工审阅(reviewed),由瑞士生物信息研究所团队负责。该团队由经验丰富的分子生物学家和生物化学家组成,专门从事蛋白质序列数据的搜集、整理、分析、注释,力图为用户提供高质量的蛋白质序列和丰富的注释信息。TrEMBL 子库由欧洲生物信息学研究所团队负责,所有序列条目由计算机程序根据一定规则进行自动注释。需要说明的是,TrEMBL 子库中的序列未经手工注释,也未经人工审阅(unreviewed),可靠性远不及 Swiss-Prot 子库中的序列,使用时需谨慎。

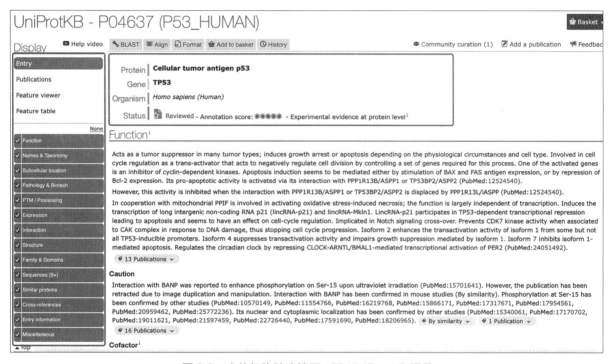

图 9-3 人体细胞肿瘤抗原 p53 UniProtKB 记录

蛋白质序列归档库 UniParc 是目前数据最为齐全的非冗余蛋白质序列数据库。由于数据来源、测定方法、递交时间、审阅方式和更新周期等的差异,同一蛋白质可能存放于多个数据库中,而某个数据库中收录的若干条目其序列也可能相同。为避免上述冗余问题,UniParc 归档库把相同序列归并到同一个记录中,并赋予特定标识符(unique identifier, UPI)。特定标识符一旦赋予,就不再改变,也永不删除。

蛋白质序列参考集 UniRef 分为三个数据集(sequence cluster),分别为 UniRef100、UniRef90 和 UniRef50,其数据主要来自 UniProtKB 知识库,同时也包括 UniParc 归档库中部分条目。UniRef 三个数据集的构建采用一定算法,分三步进行。第一步是把不同物种中长度不小于 11 个氨基酸的相同序列和序列片段合并在一起,得到 UniRef100 数据集。第二步是按相同位点所占序列全长比例 90% 为阈值,将 UniRef100 数据集中高度相似序列合并在一起,产生 UniRef90 数据集。第三步则是按相同位点所占序列全长比例 50% 为阈值,将 UniRef90 数据集中具有一定相似性的序列合并在一起,所得数据集即 UniRef50。

（三）UniProt数据库主要功能

UniProt的宗旨是为广大用户无偿提供完整的、高质量的蛋白质序列和功能信息。UniProt网站的用户界面简洁明了，使用方便（图9-4）。主页面上方列出了UniProt主要组成部分名称和简单说明，即蛋白质知识库（UniProtKB）及其两个子库Swiss-Prot和TrEMBL的数据量，蛋白质序列参考集（UniRef），蛋白质序列归档库（UniParc）和蛋白组（Proteome），以及文献引用、交叉数据库、物种分类学来源、疾病、亚细胞定位、关键词等主要辅助信息。主页面右侧新闻（News）专栏可供用户了解数据库更新等情况。此外，UniProt还提供了常用工具、数据下载、统计报表、数据递交、应用程序接口等多个功能模块。而该网站高级检索功能、帮助文档以及蛋白质分子精选，则是UniProt数据库的特色板块，为用户进一步使用提供了帮助。

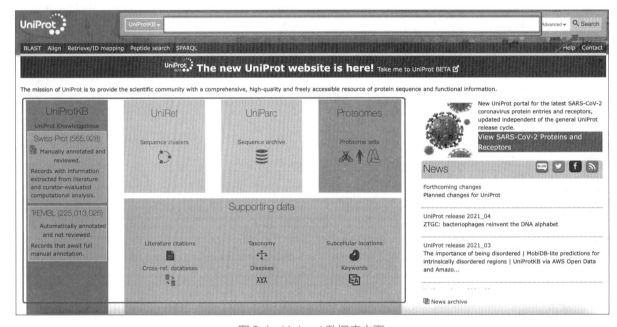

图9-4　Uniprot数据库主页

（沈丽宁　李玉明）

思 考 题

1. 生物医学数据库包括哪几种类型？
2. 针对解剖与病理、生理与生化和医学微生物，分别介绍一个资源及其特征。
3. 目前基础医学领域的知识组织系统有哪些？分别介绍每个知识组织系统的特点。
4. GenBank数据库与GSA数据在结构、功能及作用方面有什么区别与联系？

第十章

临床医学知识组织

临床医学涉及电子病历、体检生命体征、医学影像、基因检测、药物信息等多种类大规模数据，充分利用这些数据构筑知识系统是医疗卫生行业促进信息资源共建共享、提高自身服务水平的重要举措。本章主要在介绍临床医学领域中主要的信息资源及其特征基础上，聚焦电子病历信息、医学影像信息、基因检测信息等主要临床医学数据的组织分析，并介绍信息标准、典型的临床医学知识组织系统及应用案例。

第一节　临床医学信息资源及特征

一、临床医学信息资源概述

临床信息资源涵盖医疗健康服务过程中产生的海量信息记录与诊疗数据，来源复杂多样，包括从医学影像、实验数据以及医生与患者的交流中获得的多种形式的数据。随着医疗信息系统的规模化应用，医学、药学及以现代循证医学为基础的标准医学知识呈现爆炸式增长，大量以经验和透过经验衍生的技术能力为主导的隐性医学知识更是错综复杂。利用信息化手段对上述临床信息资源深入挖掘与分析，对提升临床诊疗效果、指导临床实践具有重要意义。

临床医学信息资源的特征如下。

（1）结构多样：临床医学信息资源包括纯数据（如体征参数、化验结果）、影像数据、信号数据（如肌电信号、脑电信号等）、文字数据（如患者的身份记录、症状描述、检测和诊断结果的文字表述）等结构化、半结构化、非结构化数据。

（2）类型复杂、载体多样：载体多样化的发展结果，致使临床医学信息资源的载体形式不断丰富，由传统印刷文献，不断向视听型、缩微型以及电子计算机阅读型等多种形式拓展，并依托不断进步的网络技术、多媒体技术，实现临床医学信息资源的文本、多媒体以及超文本形式的呈现。

（3）数据不完整性：目前已有信息技术在临床数据搜集、处理和分析的全面性方面还不完善，如医生的主观判断以及文字描述不完整，患者描述不清晰或治疗中断导致数据不完整等，部分临床医学数据存在偏差和残缺。

（4）冗余性：临床医学数据爆炸性增长，包含了大量重复的或对疾病无关紧要的记录，增加了临床医学信息资源的冗余性。

（5）时间性：患者就诊过程中产生的临床医学数据具有时间性，如同一疾病在不同时期的症状、病情就诊情况不同；同时，医学检验波形是时间函数，也具有一定的时间性。

（6）隐私性：临床医学数据包含大量患者疾病数据信息与身份信息，导致大部分医疗数据难以实现对外开放，且很多医院临床医学信息系统都设立相对独立的局域网络，不会对外联网。

二、典型临床医学信息资源

临床医学数据是指临床试验数据和临床经验数据。临床试验数据为医疗器械进行临床试验过程中产生的数据。临床经验数据来源于与医疗器械相关，包括但不限于监测报告、登记数据或者病历数据（可能包含未发表的长期安全性、临床性能和／或有效性数据），不良事件数据库（由注册申请或监管机构持有），临床相关的纠正措施的详细信息（如召回、通告、风险警告等）。与临床试验相比，临床经验数据是在更大量、多样且复杂的人群中，更广泛且可能更缺乏经验的使用者中获取的真实世界经验，是有益的临床医学数据来源。本小节重点介绍典型的临床数据资源。

（一）临床电子病历

电子病历（electronic medical record，EMR）也叫计算机化的病案系统或称基于计算机的患者记录（computer-based patient record，CPR），是用电子设备（计算机，健康卡等）保存、管理、传输和重现的数字化的医疗记录，用以取代手写纸张病历。它的内容包括纸张病历的所有信息，如门诊病历、住院病历、体检信息以及就诊过程中的全部诊断、治疗、预防、保健等信息。按照患者诊疗过程划分，主要包括病历概要、门／急诊诊疗记录、住院诊疗记录、健康体检记录、转诊记录、法医学证明书以及医疗机构信息。

1. **病历概要**　用以记录患者个人基本信息以及简要的诊疗信息。病历概要主要包括患者个人基本信息、基本健康信息、医疗服务概要、诊疗费用记录。

1）个人基本信息：主要包括人口学基本信息、联系人信息、个体标识等。

2）基本健康信息：包括既往病史、过敏史、生育史、家族史、残疾情况。

3）医疗服务概要：主要指患者历次诊疗的卫生机构、诊疗时间、诊疗结果。

4）诊疗费用记录：指患者在历次卫生机构中诊疗时所产生的医疗费用的结算情况。

2. **门／急诊诊疗记录**　主要包括门／急诊病历、门／急诊处方、门／急诊治疗处置记录、门／急诊护理记录、检查／检验记录、知情告知信息六项基本内容，其中门／急诊处方中的处方是由执业医师从病情出发为患者开具的，由取得药学专业资格人员调配并审核的患者用药凭证。门／急诊诊疗记录具体诊疗记录信息如表10-1所示。

表10-1　门／急诊诊疗记录信息表

门／急诊疗记录		具体信息
门／急诊病历		门／急诊病历包含就诊时间、就诊科室、住宿、阳性体征、辅助检查结果、诊断结论、诊疗建议、医师签名
门／急诊处方		西医处方、中医处方
门／急诊治疗处置记录		治疗记录、手术记录
门／急诊护理记录		日期、科室、床号、姓名、年龄、诊断结果、体温、脉搏、呼吸、血压、氧饱和度、瞳孔直径、瞳孔对光反射、护士签名、出量、入量
	出量	尿、粪便、呕吐物、渗出液、穿刺液、引流液
	入量	饮食种类与量、输液、输血量、饮水量
检查／检验记录	检查记录	超声、放射、核医学、内镜、病理、心电图、脑电图、肌电图、胃肠动力、肺功能、睡眠呼吸监测
	检验记录	临床血液、体液、生化、免疫、微生物、分子生物学
病情告知书		手术同意书、特殊检查及治疗同意书、特殊药品及材料使用同意书、输血同意书、病重（危）通知书、麻醉同意书

3. **住院诊疗记录** 主要包括入院记录、住院病程记录、住院医嘱、住院治疗记录、知情告知信息、出院记录六项基本内容，其中：入院记录指患者住院后，主治医师所记录的诊疗过程，作为病案的主要内容进行收录管理，常用于临床数据分析以及医疗纠纷的支撑材料；入院病程记录是由医师撰写的有关住院患者入院以来有关病情发展的详细记录，是病案的重要构成部分；住院医嘱指主治医师基于诊断结果对于患者治疗过程中的注意事项嘱托，分为长期医嘱和临时医嘱。医生不得下达口头医嘱。当面临抢救情况，医师下达口头遗嘱后，护士需要复述一遍经医师认可后执行，抢救结束应立即补充医嘱材料。住院诊疗记录具体记录信息如表 10-2 所示。

表 10-2 住院诊疗记录信息表

住院诊疗记录	具体信息	
入院记录	主治医师诊疗过程记录、24h 入院记录、24h 内入院死亡记录	
入院病程记录	诊断分析、诊疗计划、临床治疗性手术、会诊意见、阶段小结	
住院医嘱	长期医嘱、临时医嘱	常规护理计划、饮食、用药、生命体征监测、其他护理需要
住院治疗记录	治疗记录、护理记录	
知情告知信息	手术同意书、特殊检查及治疗同意书、特殊药品及材料使用同意书、输血同意书、病重（危）通知书、麻醉同意书	
出院记录	包含上述所有信息以及查房记录陈列、病情讨论记录、病理资料	

4. **健康体检记录** 指由卫生医疗机构开展的，以健康监测、预防保健为主要目的常规健康体检记录结果。应从上到下循序渐进，主要包括体温、脉搏、呼吸、血压等生命体征及一般状况。

5. **转诊记录** 主要指医疗机构之间进行患者转诊（转入或转出）的主要工作记录，包括院内转科转诊以及转院转诊，其中转科转诊必须由医师、护士配送，以及完善的病情资料交接、登记。转入科护士构建转入记录以及后续入院记录。转诊记录具体信息如表 10-3 所示。

表 10-3 转诊记录详细信息

记录类型	具体信息
转科记录	姓名、性别、年龄、诊断、神智、生命体征、病情、治疗情况、转入科、接医护、交医护、时间（具体到年月日时）
转院记录	包括日期（具体到年月日时）、住院号、性别、年龄、诊断转院目的、病情（一般、危重）、转出护送者、转入医院接诊者

6. **法医学证明书** 指由医疗卫生机构向有关部门提供的负责签发的各类法定医学证明材料，主要包括：出生医学证明、死亡医学证明、传染病报告、出生缺陷儿登记。

7. **医疗机构信息** 指负责创建、保存和使用电子病历的医疗机构法人信息。

（二）临床影像信息

影像数据（imaging data）是 2020 年公布的医学影像技术学名词。影像数据是组成影像的数据集合，如数字 X 线摄影的影像数据是像素值的集合。影像成像技术是借助于某种介质（如 X 线、电磁场、超声波等）与人体相互作用，把人体内部组织 / 器官的结构和密度以影像方式表现出来，供诊断医师根据影像提供的信息进行判断。临床医学诊疗过程中，成像技术能够清晰地反映人体内部组织 / 器官形态，并提供功能和病变信息的直观图像信息，在临床诊断、治疗以及研究方面发挥了重要作用。不同临床疾病检测需要根据疾病发生的位置、患病程度、个人体征综合判断使用哪种检测方式。

根据不同成像技术特点及成像原理，临床影像信息主要包括以下几种。

1. **CT 成像信息** CT 对器质性疾病，尤其是对密度差异大的器质性、占位性病变可作出定性诊断,如对脑部肿瘤、出血、梗死、含气肺组织等疾病检查具有明显优势。CT 成像用于中枢神经系统、头部、胸部、心血管系统、腹部及盆部等部位疾病的检查诊断。其核心数据内容是影像特征、CT 值、病变信息、病灶部位的结构和形态以及患者病史等关键数据。其辅助信息包括体层、像素、体素、线性衰减系数、CT 值(Hu)、窗宽和窗位、空间分辨率(mm、cm)、密度分辨率、伪影、扫描方式、断层厚度(mm)、重建时间、重建矩阵以及探测数目等指标。

CT 图像的主要格式为 DICOM(digital imaging and communications in medicine,医学数字成像和通信标准),一张 CT 图像对应一个 .DCM 文件,文件名为序列号。DICOM 中存储的内容除了患者的 CT 值,还包含了 CT 机器的信息、层厚、时间戳和患者基本信息等,是临床可用于数据交换的主要医学图像格式。

2. 磁共振成像信息 磁共振是氢原子核在磁场中产生的信号,经过计算机重建处理成像的一种检查方式。磁共振的软组织分辨力特别高,对神经、骨骼、肌肉、关节及韧带的病变显示更为清晰,能够很好地显示组织/器官的结构及功能状态,主要用于头部疾病、腹部疾病、盆腔疾病、脊柱疾病以及妇科疾病的检查诊断。其核心数据包括影像具体特征、T_1 信号、T_2 信号、T_1WI 信号、T_2WI 信号、病变部位对比结果等信息。辅助诊疗信息主要为患者病史数据。磁共振成像数据的主要存储格式为 DICOM 格式和 Mosaic 格式。一些医学影像系统会将 MRI 脉冲序列的 DICOM 数据存储为 Mosaic 格式。

3. X 线成像信息 X 线成像技术是基于人体组织在密度和厚度上的差别,使人体在荧屏上或胶片上形成影像。病变诊断表述为密度增高或者密度减低,主要用于进行骨关节疾病、胸部疾病、胃肠道疾病、泌尿系统疾病以及子宫疾病的辅助诊断。其核心诊断信息包括组织密度、有无伪影、影像层次、对比度、检测部位轮廓的清晰度等(如胸部疾病诊断检查胸廓是否对称显示、双胸锁关节是否对称、双肩胛骨投影是否于双肺野之外、有无明显伪影以及层次,对比度是否良好等数据项)。主要相关指标包括调制传递函数(modulation transfer function,MTF)、噪声、信噪比、量子检出效率、照片对比度、剂量质量等关键项。X 线影像数据的主要存储格式为 DICOM。

4. 超声成像信息 超声成像包含灰阶显示和彩色显示,包括实时成像、超声全息成像、穿透式超声成像、三维成像、体腔内超声成像等,常用于判断脏器位置、大小、形态,确定病灶范围和物理性质,并提供一些腺体组织解剖图,鉴别胎儿正常与异常,在眼科、妇产科及心血管系统、消化系统、泌尿系统等检查中应用十分广泛。其核心数据内容包括组织界面距离、器官切面图像、结构层次、信号音图、曲线图及多普勒图像等(如:通过超声波的反射特性,获得人体组织内相关信息;通过测量组织界面距离、器官径线,探测肝、胆、脾、肾、子宫等器官大小及病变范围)数据项。超声影像数据的主要格式为超声影像(bmp、jpg、dcm 格式)和超声视频(avi 格式视频)等。

5. 正电子发射断层显像信息 正电子发射断层显像技术是唯一能提供活体生化和生理定量诊断信息的医学影像技术。在实际应用中,该技术在侦测乳腺癌是否扩散到女性的淋巴结等方面具有独特优势。正电子发射断层显像主要被用于肿瘤、心血管系统、神经系统等疾病的辅助检查。其核心数据内容包括放射追踪显影、活体生化和生理定量诊断影像、影像重组结果等数据项。其辅助诊疗信息为患者过往病史数据。正电子发射断层显像主要依托回旋加速器产生的各种正电子(如 ^{18}F、^{13}O、^{11}C)以及正电子放射药物[如 ^{18}F-FDG(氟代脱氧葡萄糖)、^{11}C-methionine(甲硫氨酸)]来完成正常的造影过程。正电子扫描数据格式主要分为投影模式和表模式。投影模式通常按照正弦图的方式进行组织。表模式是将每个湮灭事件的响应线(line of response,LOR)空间位置、时间、能量等信息以数据列表的形式进行记录。

(三)临床基因组信息

临床基因组数据是富含人类重要信息的生物大数据。基因数据包含完整的 DNA 序列。DNA 序列由腺嘌呤、鸟嘌呤、胸腺嘧啶和胞嘧啶 4 种核苷酸组成。在临床诊断中，通过基因测序技术发现的与疾病相关的基因组数据，已确定的由基因缺陷导致的疾病包括单基因疾病（由致病机制明确的基因缺陷导致的临床症状和体征表现）、多基因疾病（由两种及以上的基因、外界环境等多重因素共同影响的一类复杂疾病）、染色体异常疾病（由于染色体数量、形态异常而产生的疾病）和线粒体疾病（线粒体代谢酶缺陷引发的异质性病变）等。

临床基因疾病核心数据内容包括记录临床基因疾病的诊断情况信息，如日期、地点、首次出现症状、基因遗传学检查、实验室检查和血液检查等，必要时需要对其家人进行相关的基因遗传学检查。其中，多基因疾病不仅与基因有关，还与外界环境相关，为此还需：记录多基因疾病患者的生活环境情况（甲醛、水质、空气质量等），以及用于辅助判断疾病发展程度的信息，如临床特征、影像学检查等；记录基因疾病治疗过程的信息，如基因疾病类型、治疗手段（手术、药物）和既往救治情况等；记录用于预防基因疾病遗传的信息，如婚前健康检查，孕前遗传咨询和产前筛查，避免患儿出生等；记录医疗费用支出情况、转归情况以及死亡原因等信息。

（四）临床波形信号

临床医学波形信号属于强噪声背景下的低频微弱信号。它是由人体发出的不稳定的自然信号，从信号本身特征、检测方式到处理技术，都不同于一般的信号。通常临床医学波形信号可以分为电信号和非电信号，如心电、肌电、脑电等属于电信号，体温、血压、呼吸、脉搏等属于非电信号。本小节重点介绍心电信号与脑电信号。

1. 心电信号　指利用心电图机从体表记录心脏每一心动周期所产生的电活动变化图形，主要包括心律失常类、结构性的心脏病、心肌缺血（心肌梗死）、电解质的异常、电解质的紊乱及其他重要的疾病。其核心数据包括：心电图基本信息，如心电图类型（常规心电图、动态心电图、运动平板心电图等）、心电图导联类型（肢体导联、胸前导联等）等；心电图观测信息，如心率信息（正常为 60～100bpm）、P 波波形特性、PR 间期长度、QRS 波群特征等；心电图提示信息，如左室高电压、左室肥厚伴劳损等。心电图数据格式主要包括 SCP-ECG、HL7 aECG、DICOM3.0、MFER、EDF/EDF＋、GDF、ISHNE 等。

2. 脑电信号　指从头皮上将脑部的自发性生物电位加以放大记录而形成的信号图形，通过电极记录下来的脑细胞群的自发性、节律性电活动。脑电图信号包括癫痫、精神性疾病（精神分裂症、躁狂抑郁症、精神异常）。其核心数据包括：脑电图基本信息，如脑电图类型（常规脑电图、动态脑电图监测、视频脑电图监测）、脑电图导联类型（单极导联、双极导联、三角导联）等；脑电图观测信息，如脑波频率（α 波、β 波、θ 波和 δ 波）、脑波波幅（成人一般为 10～50μV）、脑波波形（正常脑波的形态类似正弦形，波峰和波谷都比较圆钝）等。脑电不同设备有固定的脑电数据格式，比如：高密度脑电设备的常见格式为 .mff、.raw 等；神经精神科临床评估时间表（Schedules for Clinical Asselssnlibint in Nettiopsychihtry，SCAN）的格式 .cnt、.dat 等；脑电仪（Brain Products，BP）的格式 .eeg 等。

第二节　信息标准与典型临床医学知识组织系统

临床医学知识组织是指通过对多种类型医学知识按照其内在逻辑联系，运用相关组织方法、工具和标准开展有序化、系统化活动，形成如分类法、叙词表、术语表、一体化语言系统、本体、语义网络、知识图谱等不同结构的医学知识组织系统（MedKOS）。这对海量医学知识的深度组织与有效利用非常重要，是实现不同信息系统间语义互操作的基础支撑。而建立更加科学、有效的临床医学信息标准对人口健康信息化建设同样具有重要的促进作用。本节聚焦三类信息标准和三种典型的知识组织系统，即电子病历基本数据集与共享文档规范、医疗信息交换与互操作标准、医学数字成像和通信、国际疾病分类表、观测指标标识符逻辑命名与编码系统、系统化临床医学术语集，主要介绍其内涵、构成、内容、结构及作用。

一、电子病历基本数据集与共享文档规范

（一）电子病历基本数据集

1. 简介　《电子病历基本数据集》由原卫生部统计信息中心牵头，联合包括解放军总医院在内的多家医院和国内知名医疗 IT 企业共同参与研制，并从各参研单位抽调工作组长期从事临床、卫生信息标准化、医院管理以及信息技术等领域工作的专家组成电子病历基本数据集标准研制项目组，于 2011 年 6 月启动修订工作。2014 年 5 月 30 日，《电子病历基本数据集》发布，同年 10 月 1 日开始实施。

2. 电子病历基本数据集的主要内容　《电子病历基本数据集》分为 17 部分，具体内容为：病历概要、门 / 急诊病历、门 / 急诊处方、检查 / 检验记录、一般治疗处置记录、助产记录、护理操作记录、护理评估与计划、知情告知信息、住院病案首页、中医住院病案首页、入院记录、住院病程记录、住院医嘱、出院小结、转诊 / 院记录、医疗机构信息。

3. 电子病历基本数据集数据元的标准化　《电子病历基本数据集》中数据元的标准化通过以下方式进行。首先将电子病历数据集中所选的数据元与已颁布的《卫生信息数据元目录（WS 363）》进行比对：若 WS 363 中已收录有相同数据元，则同等采用该标准中相应数据元的属性描述；若 WS 363 中已有的数据元在电子病历特定语境下需要通过一定的约束才能使用，则结合特定语境通过对 WS 363 中的数据元的对象类或允许值进行适当的约束，实现既能与上位标准兼容，又能满足特定语境下数据元属性描述的需求。如 WS 363 中的"性别代码"在电子病历环境下可通过对象类的约束产生新的数据元如"患者性别代码""新生儿性别代码"等。对于 WS 363 中未纳入的数据元，则遵循相关的上位标准《卫生信息数据元标准化规则（WS/T 303—2009）》《卫生信息数据集元数据规范（WS/T 305—2009）》对数据元的属性进行赋值。

（二）电子病历共享文档规范

《电子病历共享文档规范》由原国家卫生计生委发布，旨在借鉴国内外成功经验，建立起一套适合中国国情的、科学规范的电子病历共享文档规范，从而为卫生信息互联互通标准化成熟度测评提供数据标准支持，进一步提升区域卫生平台的建设质量。在医院的试点示范工作表明，采用《电子病历共享文档规范》建设医院信息平台，满足了各级各类医院信息传输与交换层面的规范、统一需求，实现了医院信息跨机构、跨区域交换与共享，有力促进了人口健康信息共享和业务协同。

《电子病历共享文档规范》遵循医疗信息交换标准的参考信息模型（HL7 RIM），借鉴了国际上已有的成熟文档架构标准国际标准组织医疗信息交换标准临床文档架构标准第二版（ISO/HL7 CDA R2）三层架构，同时结合我国医疗卫生业务需求，进行本土化约束和适当扩展，以适合我国卫生信息共享文档共享与交换。总体上，本标准以文档架构为依据来规范性说明电子病历共享文档的通用架构，通过模板库约束来规范性描述电子病历共享文档的具体业务内容，以电子病历基本数据集为基础来规范性定义电子病历共享文档所包含的数据元素，以值域代码为标准来规范性记载电子病历共享文档的编码型数据元素，清晰展示了具体应用文档的业务语境以及数据单元之间的关联关系，支持更高层次的语义互联互通。

《电子病历共享文档规范》面向我国医院临床业务信息共享的实际需求，对各业务表单的内容进行业务梳理与划分，形成若干个内容模块，进一步划分形成若干章节，构建可重用的章节模板和条目模板。在此基础上，以电子病历基本数据集等规范为基础，选择确定共享文档的章节、条目，同时将数据集的内容映射到共享文档的文档头、文档体中，进一步规范约束共享文档的数据元素，从而生成具体的电子病历共享文档。

二、医疗信息交换与互操作标准

（一）医疗信息交换标准

1. 简介　医疗信息交换标准（health level seven，HL7）主要是规范医院信息系统 HIS、放射信息系统 RIS 及其设备之间的通信，涉及病房和患者信息管理、化验系统、药房系统、放射系统、收费系统等各个方面。HL7 的宗旨是开发和研制医院数据信息传输协议和标准，规范临床医学和管理信息格式，降低医院信息系统互连的成本，提高医院信息系统之间数据信息共享的程度。

2. 医疗信息交换标准的主要内容　HL7 标准包含 256 个事件、116 个消息类型、139 个段、55 种数据类型、408 个数据字典，涉及 79 种编码系统。HL7 通信协议中，有四个最基本的术语概念。

（1）触发事件（trigger events）：是触发信息传输的医疗事件，如患者入 / 出院在 HL7 中对应于入出转消息（ADT）事件，患者预约登记在 HL7 中对应于就诊通知（ACK）事件。

（2）消息（message）：是系统间传输数据的最小单位，由一组有规定次序的段组成。每个消息都是用一个消息类型来表示其用途。每个事件对应一个消息，如患者入院对应 ADT A01 消息，部分消息示例如表 10-4 所示。

表 10-4　ADT/ACK 消息示例

消息类型	消息的值	描述
ADT		患者入出院消息
ADT/ACK	A01	转入、到访通知
ADT/ACK	A04	登记一个患者
ADT/ACK	A05	预约一个患者
ADT/ACK	A11	取消转入、到访通知
ADT/ACK	A38	取消预约患者

（3）段（segments）：是数据字段的一个逻辑组合。每个段都用一个唯一的三字符代码所标志，这个代码称作段标志，例如，段标志"PID"描述的是患者编号（patient identification）。

（4）字段（fields）：是一个字符串，是段的最小组成单位，例如，PID 的某一个字段为"199806051529"。

3. HL7 RIM 模型结构　HL7 RIM 是静态卫生信息模型，提供了一个关于 V3 标准静态的信息需求视图，包括类图和状态图，并配有用例模型、交互模型、数据类型模型、术语模型以及其他模型。HL7 RIM 模型把全部卫生信息（数据）抽象为六个类，也称为"域"或"主类"。这六个"域"或"主类"中两个最基本的主类是活动和实体；另外两个主类连接活动和实体，它们是参与和角色；最后两个主类是活动关联和角色连接。各个主类的含义如下。

（1）活动：表示卫生服务活动（或干预措施），这些服务活动或干预措施产生相关的健康档案记录信息。

（2）实体：指物理意义上的人和物，包括所有生命体（如人和动物）、机构（正式的和非正式的）、材料（如持久和非持久的货物、食物、组织、容器）和场地。

（3）角色：指"实体"在"参与"卫生服务活动（或干预措施）过程中所扮演的各种角色。

（4）参与：定义"角色"和"活动"之间的关系，指"实体"通过扮演的"角色""参与"卫生服务活动（或干预措施）的行为方式。

（5）活动关联：描述"活动"之间的相互关系。

（6）角色关系：描述参与卫生服务活动（或干预措施）的各个角色之间的关系。

4. 医疗信息交换标准的特点　HL7 等医疗信息交换标准通常具有完整性、可实现性、兼容和扩展性、安全性等特征。这些特征为有效降低医院各个信息系统互连成本和实现高效的信息共享提供了重要保障。

（1）完整性：对基本的医嘱、财务、检验信息都有规范的描述，而且做得非常详细，如患者的饮食忌讳、宗教信仰等按照相应的 ISO 标准描述。

（2）可实现性：选择国际标准组织医疗信息交换标准（OSI/HL7）做标准，保证其可实现性。

（3）兼容和扩展性：包括对中药计量单位的支持。

（4）安全性：由于 HL7 的开发和兼容性导致安全性很难保障，尽管支持数字签名，但主要还是要靠网络底层协议保证。

（二）快速医疗互操作性资源

快速医疗互操作性资源（fast healthcare interoperability resources，FHIR）是卫生保健信息电子化交换的一种标准，也是 HL7 的最新进展。FHIR 旨在不牺牲信息完整性的前提下，简化开发和实现。它利用了现有的逻辑和理论模型，为不同的应用程序间交换数据提供了一种一致的、易于实现的、健壮的机制。FHIR 采用了其他行业的通用技术，同时借鉴了在定义和实现 HL7 V2、V3、RIM 和 CDA 标准过程中所获得的成功、失败的教训。FHIR 可以单独作为数据交换标准来使用，也可以和其他广泛应用的标准一起来使用。

1. FHIR 基本组件　FHIR 的基本组件是资源（resources），所有可交换的内容都被定义成一个个资源。FHIR 解决方案构建工作的基础是一套被称为"资源"的模块化组件。只需投入已有解决方案 / 系统成本当中的一小部分，即可轻松地将这些资源组装成行之有效的、可用来解决临床和管理方面实际问题的系统。

"资源"是用来搭建整个数据的基础，通过 URL 来访问 FHIR 地址，通过这个地址可以拿到 FHIR 资源存储的位置，也就是说可以定位到一个 FHIR 资源。通过 URL 可以知道某一个范围的资源，是本地服务器，还是在云端，还是在其他的医疗机构当中，可以通过它直接定位到这个资源。

"资源"的范围比数据源要大，但是又比整个患者的文档要小。以患者为例，患者是一个 FHIR 资源，那么在患者的资源下有一些属性，例如数据源有姓名、生日、性别、身份证号码。药品则是另外一个 FHIR 资源，有药品的名称、编码、剂型等。家族史也是一个资源，它列出了家族成员可能拥有的疾病历史。所有的数据会最终形成列表，而这个列表是一个非常有意思的资源，它不是一个具体的概念，可以是一组相关的数据、相关的内容，比如可能是一组患者的用药，也可能是某一个医生照顾的一组患者……这些都是用列表来表达的，因此类似的列表其实是一个底层的架构资源。FHIR 的核心理念就是"资源"复用，包括资源数据及结构。

2. FHIR 标准　内容主要包括三个方面。

（1）基础文档部分：描述资源是如何定义的，给出数据类型、编码和 XML、JSON 格式的相关背景信息。

（2）开发实现部分：描述在表征状态转移（REST）、消息、文档和面向服务的架构（SOA）中使用资源。

（3）资源列表：所有 FHIR 定义的资源，包括临床、管理和基础结构资源。

3. FHIR 驱动因素　遵循表征状态转移规范的应用编程接口（REST API）是驱动 FHIR 标准的重要因素。其目标是在系统之间共享交换数据和数据的模型，在医疗行业推进信息化、数字化和智能化的过程中发挥了重要作用。它有助于提高医疗数据互操作性，让数据在医疗机构内部的系统之间或医疗机构之间互相交换，并获取这些数据所产生的结果，提高医疗管理决策水平。

快速医疗互操作性资源应用编程接口（FHIR API）能够很容易获取和检索患者的部分数据，例如当前用药的列表、血糖变化或者血压变化的历史;它可以很容易地处理其中小片的数据,或者是某一种类型的数据。当需要返回结果时,这些结果会以计算机可读的方式返回,进而让临床决策支持系统或者其他系统能够容易理解和使用这些数据。

三、医学数字成像和通信

(一)医学数字成像和通信简介

医学数字成像和通信(digital imaging and communications in medicine,DICOM)是医学图像和相关信息的国际标准。它定义了质量能满足临床需要的可用于数据交换的医学图像格式。DICOM 形成的医学影像数据会存储在一个单独的 DICOM 文件中,方便其他医疗人员进行信息查看和数据共享。从 1985 年 DICOM 标准第一版发布以来,DICOM 给放射学实践带来了革命性的改变,被广泛应用于放射医疗、心血管成像以及放射诊疗诊断设备,并且在眼科和牙科等其他医学领域得到广泛的应用。在数以万计的在用医学成像设备中,DICOM 是部署最为广泛的医疗信息标准之一。当前大约有百亿级符合 DICOM 标准的医学图像用于临床使用。

(二)医学数字成像和通信的主要内容

DICOM 标准由 15 个部分构成,各部分既相互独立又互相联系。从涉及的主要内容和关联程度出发,DICOM 标准可分为 3 个集合。数据传输协议集包括第 7、8、9 和 13 部分,描述了点对点连接与网络环境下的数据传输协议,定义了网络环境下的打印管理应用。数据格式(编码、储存)集包括第 5、6、10、11 和 12 部分,描述了不同条件下数据存储的标准格式。标准框架及其他包括第 1、2、3、4、14 和 15 部分,描述整个 DICOM 标准的结构、目的和要求及图像灰度标准,并定义了安全策略。DICOM 总体框架内容如下。

1. **介绍与总论** 全面介绍 DICOM 的历史、目的、结构和适用范围,并对其他部分的内容做了简介。

2. **兼容性** 详细说明 DICOM 的兼容性目的和架构,同时给出了在开放互联方面对遵守该协议的设备的具体要求。

3. **信息实体定义** 针对用于数字化交流的实际医学影像给出一个抽象的定义,同时定义了可以使用 DICOM 进行通信的类别。

4. **服务类的说明** 对一系列的服务类进行了定义,给出用于数字化交流的操作行为的抽象定义,即定义使用 DICOM 进行通信的服务的类别。

5. **数据结构和语义** 对数据结构及数据的编码进行说明。

6. **数据字典** 包括对所有 DICOM 数据以及所有在 DICOM 标准内部定义的数据的注册和认可信息。

7. **信息交换** 本部分定义了 DICOM 命令的结构(命令结合相关数据即组成 DICOM 消息),同时也定义了 DICOM 应用实体间的协议握手方式。

8. **网络通信支持下的数据交换** 这一部分说明了在网络中,DICOM 如何使用传输控制协议和互联网协议地址(TCP/IP)和国际标准组织 OSI 网络传输协议。

9. **点对点传输下的信息交换** 说明在点对点传输下支持应用 DICOM 协议进行数据交换的服务器和网络上层协议,以及 DICOM 如何支持 50 针点对点消息通信的服务和协议。

10. **介质储存和存储介质间交换的文件格式** 提供了一个用于不同类型医学影像间数据交换及不同物理介质相关信息交换的框架。

11. **介质存储的应用方式** 说明将医学影像信息存储于可移动介质的模式。

12. **介质格式和用于内部交换的物理介质** 描述了如何便利医疗环境中数字影像计算机间的内

部信息交换。这样的交换可应用于医学图像诊断或其他潜在的临床领域。

13. 点对点传输下的打印管理   详细说明打印提供者在点对点连接的情况下支持 DICOM 打印管理所必需的服务和协议。

14. 显示的灰度标准   详细说明灰度图像的标准显示功能，提供样例说明如何调整灰度图像与显示系统。

15. 安全策略方法   说明了具体应用所应遵循安全策略的兼容方式。

（三）医学数字成像和通信的信息模型

DICOM 协议为外界提供服务的最高层次是服务类，每个服务类可包含多个服务 / 对象对，信息实体定义包含了大量的相关属性。

1. 信息实体的概念   DICOM 标准采用了实体关系模型 E-R 模型。信息实体代表一个实际的对象、实际对象类或者 DICOM 内部定义的数据类，如信息对象（information objects）；关系定义为有多少其他实体与该实体有联系。通过建立这个模型，DICOM 标准能够方便地描述医学实践中的事物，如患者、报告、图像及它们之间的关系。由 E-R 模型和真实实体可以抽象出模型定义的实体，每一个实体的特征用属性来描述。例如"患者"这个实体的属性包括"患者姓名""患者 ID 号"等。DICOM 称基于其模型的对象为信息对象，对应于某类图像，如 CT、MIR；称定义它们属性的表格和模型为信息实体定义（IOD）。

2. 服务类 / 服务对象对类（ service class/SOP class ）   服务类指能够发生的各种服务和操作。DICOM 中的服务类包括验证服务类、存储服务类、患者管理服务类、查询检索服务类和打印管理类等。服务 / 对象对类由信息实体定义和消息服务元素组一一对应组合定义。SOP 类是 DICOM 信息传递活动的基本功能单位，包括了限定消息服务元素组服务与信息实体属性的规则和语意，可以将它类比为 ISO/OSI 中的管理对象类。

（四）医学数字成像和通信的数据结构

数据结构是针对如何组织数据而定义的。DICOM 的数据结构由数据集和数据元素构成。数据集定义为 DICOM 信息对象和服务类信息的集合，如患者，IOD 就可以用一个数据集合来表示。数据元素用来表示信息对象的属性，如患者性别、姓名等。每一个数据元素又可以再分为标识（tag）、数值表征（VR）、数据长度（value length）和数据域（value field），其中数值表征只存在于特定的情况下，而其余三个部分是所有数据元素共有的。

四、国际疾病分类表

（一）国际疾病分类表简介

国际疾病分类（International Classification of Diseases，ICD）是目前国际上共同使用的统一的疾病分类方法。它和手术操作分类具有同等的重要作用，是医院病案信息加工、检索、汇总、统计的主要工具之一。ICD 由世界卫生组织疾病分类合作中心负责进行修订、推广和应用，基本上每 10 年修订一次。1940 年，WHO 在修订 ICD 时首次引入了疾病分类，并强调继续采用病因分类的方法。1994 年，国际疾病分类名称更改为疾病和有关健康问题的国际统计分类（International Statistical Classification of Diseases and Related Health Problems），仍保留 ICD 的简称。

ICD 依据疾病的 4 个主要特性进行分类，即病因、部位、病理和临床表现（包括症状、特征、分期、分型、性别、年龄、急 / 慢性、发病时间等）。每一个特性构成一个分类标准，形成一个分类轴心，因此 ICD 是一个多轴心的分类系统。ICD 分类的基础是对疾病的命名，而疾病又是根据其内在本质或外部表现来命名的，因此分类与命名之间存在一种对应关系。当对一个特指的疾病名称赋予一个编码时，这个编码就是唯一的，且表示特指疾病的本质和特征，以及它在分类中的上、下、左、右联系。

（二）国际疾病分类表编码规则

ICD-11 采用字母数字编码的形式，编码框架采用"ED1E.EE"格式。类目是三位数编码，亚目是四位数编码，细目是五位数编码，编码范围是 1A00.00～ZZ9Z.ZZ，有 269 280 个编码容量。ICD-11 编码第一个位置由一个字母或数字表示，代表章节，例如 1A00 代表第 1 章，取值为数字（0～9）或字母[A～Z（除 O 和 I 外）]共 34 个值。第二个位置由一个字母表示，值域为 A～Z（除 O 和 I 外）共 24 个值。第三个位置由一个数字表示，值域为 0～9，共 10 个值，使用数字可防止 ICD-11 的编码构成英文单词。第四个位置由一个数字或字母表示，取值为数字（0～9）或字母[A～Z（除 O 和 I 外）]共 34 个值，字母 Y 和 Z 代表残余类目（Y："其他特指的"；Z："未特指"），超过 240 个节的章中亦使用 F 和 G 代表残余类目。第五和第六个位置取值规则同第四位。ICD-11 通过使用"扩展码"来表示病因的星剑号系统。

在 ICD-11 中，通过预组配编码和后组配编码方式（主干码加扩展码形式的簇编码）表达疾病的严重性、时间性、组织病理学、特定解剖部位、诊断与住院的关系、诊断与外科手术的关系、确认方法、诊断的确定性等，更加贴近临床，因此 ICD-11 可以广泛应用于临床研究和医疗监测。通过对不同国家或地区在不同时间收集到的死亡和疾病数据进行系统的记录、分析、解释和比较，实现各人群组健康状况的分析、疾病发病和患病的监测等功能。

（三）国际疾病分类表的应用

推行 ICD 是实施健康中国战略、深化医改和医疗技术发展的迫切需要，是推进医疗服务规范化、标准化和医保支付方式改革的重要基础，对于规范医疗服务行为、促进医疗健康信息共享、提高行政管理效率具有重要优势。到目前为止，ICD 被近 120 个国家和地区用于死因数据报告。据世界卫生组织统计，全球 70% 的医疗记录采用了 ICD 编码，70% 的卫生费用通过 ICD 进行医疗支付和卫生资源配置。世界卫生组织每年出版的《世界卫生年鉴》就是以 ICD 为标准收录各国死亡原因的统计资料。我国是世界卫生组织成员国，按照世界卫生组织的规程要求，成员国有义务按照 ICD 的体系和编码报送卫生情报。我国卫健委每年的《卫生统计汇编》就是按照 ICD 的分类原则，收集和编辑我国的卫生信息。

五、观测指标标识符逻辑命名与编码系统

（一）观测指标标识符逻辑命名与编码系统简介

观测指标标识符逻辑命名与编码系统（Logical Observation Identifiers Names and Codes，LOINC）提供了一组通用的名称和 ID 代码，用于标识医学检验项目及其他的临床观测指标。LOINC 的通用标识符（名称和代码）可用于 HL7、CENTC251、ISOTC215、ASTM 等语法标准的信息系统之间的命令。LOINC 术语涉及各种临床观测指标，包括血红蛋白、血清钾、各种生命体征等。这些术语将一对一地映射到临床实验室或其他临床系统报告中单独报告的观察结果。如果一项测试在临床报告中有自己的栏目，或具有与其他测试显著不同的参考范围，或与其他相关测试具有不同的临床意义，通常会为其分配一个单独的 LOINC 代码和名称。

（二）观测指标标识符逻辑命名与编码系统主要内容

LOINC 术语主要由一条代码、六个数据库字段的取值所共同组成。LOINC 代码是唯一的永久标识符，它没有内在结构，只是代码中的最后一个字符是一个 mod10 校验位。与单个 LOINC 实体相关的所有结构都存储在 LOINC 数据库的其他字段中。六个数据库分别为被测成分或分析物的名称（例如葡萄糖、普萘洛尔）、观察到的特性（例如物质浓度、质量、体积）、测量时间（例如，是随着时间的推移还是暂时的）、样品类型（例如尿液、血清）、标尺类型（例如定性与定量）以及测量方法（例如放射免疫测定、免疫印迹）。

（三）观测指标标识符逻辑命名与编码系统用途

1. LOINC 促进临床结果的交换和汇聚，使其更好地服务于临床护理、患者管理以及临床科研工作。

2. LOINC 代码提供通用标识符，允许在异构计算环境间交换各种临床数据。

3. LOINC 术语制定了技术简报，以阐明给定术语的含义、当前命名法或用例，且能够链接到相关术语。

4. LOINC 在世界范围内免费发行，有效促进了临床医疗过程管理。

六、系统化临床医学术语集

（一）系统化临床医学术语集简介

系统化临床医学术语集（Systematized Nomenclature of Medicine Clinical Terms，SNOMED-CT）是基于概念的结构化综合性临床术语集，是当前国际上使用最广泛的临床医学术语与信息编码系统。它提供了一种通用语言，能够以一致的方式索引、存储、检索和聚合各专业和医疗场所的临床数据。这意味着 SNOMED-CT 可以成为临床专业之间以及地方、国家和国际各级医疗机构之间统一交流、检索和处理的通用术语。此外，SNOMED-CT 还能与 ICD 等其他术语集进行映射与联系，这对于临床医学信息的标准化和电子化起着十分重要的作用。

SNOMED-CT 以疾病的病变部位、病理变化及功能障碍为核心，结合病因学、症候学、诊断学、治疗学等临床重要组成部分，按照医学本身的逻辑系统进行聚类，分成若干个模块，每个模块再分成若干层次，按其自然状态进行排列。其最初版本在 1974 年发布，当时包含了 44 587 个词条，6 个模块。在之后的发展过程中，SNOMED-CT 的词条和模块数目不断增加，至今已有超过 15 万个词条和 12 个模块。

（二）系统化临床医学术语集的主要内容

SNOMED-CT 基于本体的理念构建，主要由概念、描述、关系和属性构成。

1. **概念** 每个概念代表一个独特的临床意义，使用一个独特的、数字的和机器可读的 SNOMED-CT 标识符来引用。标识符为每个概念提供了明确的唯一引用，不具有任何人类可解释含义。目前 SNOMED-CT 主要包括 19 类概念，即身体结构、临床发现、环境和地理定位、事件、观察对象、有机体、药物 / 生物制品、物理力、物理对象、操作、限定值、人为记录件、语境、社会环境、特殊概念、标本、分期与等级、物质、SNOMED-CT 模型组件。

2. **描述** 每个概念用两种类型描述进行表示：完全指定名称（fully specified name，FSN）和同义词。FSN 代表对概念含义独特的、明确的描述。当同一常用词或短语指代不同的概念时，这一点特别有用。每个概念在每种语言或方言中只能有一个 FSN。同义词代表可用于显示或选择概念的术语。一个概念可能有几个同义词，这允许 SNOMED-CT 的用户使用他们喜欢的术语来指代特定的临床意义。

3. **关系** 表示两个概念之间的关联，用于以计算机可以处理的方式从逻辑上定义概念的含义。这种基于概念间的语义关系令数据的获取充分可靠。在 SNOMED-CT 中，关系分为两种："is-a"关系与属性关系。"is-a"在同一个层面中，表示某些概念间的关系。如关节炎属于关节系统疾病，而关节系统疾病属于骨科疾病，这样"关节炎→关节系统疾病→骨科疾病"就形成了一种"is-a"关系。属性关系表示跨层面的概念间的关系，如阑尾炎是一种疾病，但从形态学上看，阑尾炎属于炎症的一种，在属性关联中，可由阑尾炎引导出炎症。

4. **属性** 在 SNOMED-CT 中是用来准确、具体表示概念的，每一个属性都是可用的、可理解的与可重复的。对于每类概念的属性，对应规则采用的是描述逻辑法，用一系列结构化的和形式上能为人所透彻了解的方式表达一个应用领域的术语知识。SNOMED-CT 对每一个概念都明确定义了其主要的属性，与该概念相关的概念及其成分都事先依据知识或者语义对应起来。一般来说，对应某一疾病的主要属性是"解剖""病理改变""病因"等；"操作"可用的属性有"操作部位""操作设备""方法""进路""目的"等；"标本"可用的属性有"标本的来源""标本物质的鉴别""标本来源的形态学"等。这些属性是建立在语义的基础上的，它们都符合临床实际且利于计算机应用。

（三）系统化临床医学术语集用途

作为全世界使用最广泛的临床术语，SNOMED-CT 的实施和采用为全球卫生系统带来了诸多益处。

1. 个体层面 SNOMED-CT 支持的临床健康记录通过以下方式使个体受益：①使支持系统能够检查记录并提供实时建议；②支持与其他参与诊断的人分享信息，同时允许所有提供者以统一的方式理解信息；③允许进行准确和全面的分析，以确定需要随时访问或改变治疗的患者；④ SNOMED-CT 支持多语言使用，能够消除语言障碍。

2. 群体层面 SNOMED-CT 支持的临床健康记录通过以下方式使人群群体受益：①促进早期发现新出现的健康问题，监测群体健康，并对不断变化的临床实践作出敏捷反应；②能够准确访问相关医疗信息，减少高昂成本重复和错误；③能够提供相关数据支持临床研究，并为未来的治疗改进提供证据；④通过对临床记录进行详细分析，以检查异常值和例外情况，加强对医疗服务的审计。

3. 支持循证医学 SNOMED-CT 支持的临床健康记录通过以下方式支持循证医疗决策：①实现临床记录和临床指南之间的链接；②降低重复检测和治疗的成本；③降低医疗不良事件的发生频率和影响；④提高医疗的成本效益和质量。

第三节 临床知识组织应用实践

医疗知识组织是对医学领域重要概念及其语义关系的规范化描述，有助于实现海量医学知识的深度组织与有效利用，对推动医疗健康大数据的语义互联、深度融合、共享共用及医疗科技创新发展具有重要意义。本节聚焦临床医疗知识组织构建，介绍了临床各种数据资源在各种信息标准下如何应用于临床数据治理、临床案例知识库以及临床决策支持系统，推动了大数据时代下医疗健康信息资源的有效组织和利用，以及医疗信息科技的创新发展。

一、临床知识服务系统总体框架

某医院按照区域医疗健康一体化理念，建设城市医疗集团，打造紧密型医联体，依托医疗健康大数据驱动的知识服务体系重构医疗健康业务处理与管理决策模式，构建数据驱动、知识精准服务的智能化医疗健康服务体系，促进优质资源下沉，实现医疗健康一体化的智慧管理与智慧服务。该医院按照"医研企协作、多学科交叉"的科技创新范式，采取"跨域数据分析、知识动态服务、健康服务创新、流程贯穿再造、全域管理优化"的工作路径，建设"城市医疗集团知识服务平台——Medicas"，助力医联体各医疗卫生服务机构为居民提供"公平可及、系统连续、安全可控、成本合理"的优质医疗健康服务。该知识服务平台架构如图 10-1 所示，其中 ETL 指的是数据抽取、转换和加载。其主要功能包括以下方面。

1. 临床大数据中心 基于 HL7 等信息标准对来自医院信息系统 / 实验室信息管理系统 / 医学影像信息系统 / 临床信息系统 / 网络信息系统（HIS/LIS/PACS/CIS/NIS）等不同临床业务系统内的电子病历、影像学信息等数据资源进行集成，在此基础上构建临床大数据中心。

2. 临床案例知识组织 根据不同科室临床诊疗决策需求进行数据采集、聚合、治理等，在临床专科知识模型和知识引擎的支持下,通过获取面向诊断、治疗方案形成、预后预测等临床决策场景的关键特征信息和结论/方案类信息智能化构建案例知识库,如呼吸与危重症案例知识库、内分泌疾病案例知识库、肿瘤案例知识库、心血管案例知识库等。

3．临床知识发现与知识服务　系统提供了多种用于不同场景和疾病的知识发现和挖掘的数据分析与 AI 算法工具,可以面向临床诊断、治疗方案智能生成、预后预测、医源性风险控制、临床科学与临床教学实现主动知识发现与动态知识服务。

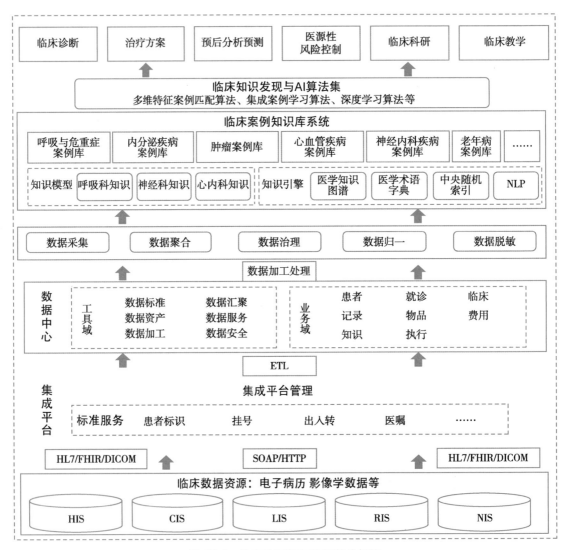

图 10-1　临床知识服务系统整体架构

二、临床数据治理

(一)临床数据治理概述

经过多年来的医疗信息化建设,目前我国各个医疗机构大都建成了比较完备的医疗信息化平台体系,拥有大量的医疗信息系统。这些信息系统大都各自为战,不能互联互通,大量的临床数据没有开放共享和进行高效整合,如一个个信息孤岛,难以集成。同时,临床数据的质量也参差不齐,存在的问题包括数据缺失、数据格式不规范与不统一、未将数据转换为结构化形式、数据单元名称及含义不一致、错误数据、乱码等。上述问题导致临床数据难以有效利用,影响医院诊疗水平提升,迫切需要进行数据治理。临床数据治理是提高临床诊疗决策水平,提升医院管理效率和支持临床数据有效应用的关键，也是提升医疗质量的重要保障。只有当系统能够获取更准确、及时、一致的高质量数据，才能提供有效、精准和智能化的临床知识服务。

临床数据治理关注的主要问题包括：临床的数据应用、临床数据质量、数据量快速增长的可持续性以及数据安全和用户隐私保护等。互联网、大数据、人工智能等新一代信息技术推动了临床数据治理模式的变革，成为临床数据治理最有力的技术工具之一，为临床数据治理现代化提供了强有力的技术支撑。

（二）医学术语自动标准化治理

1. 医学术语自动标准化治理模型　为了解决医学术语标准化困难的问题，往往需要参照国际和国家医学术语标准体系建立可以对不同医学术语，如诊断、检验、药品等进行自动标准化的系统，实现对医学术语的自动归一化。这类系统通常包括医学表达知识库、医学术语召回层和医学术语排序层。医学表达知识库中由于积累了大量的相似医学表达，例如哮喘、喘息、哮喘性、喘息性等，在模型计算中经常会出现这些相似内容相互冲突的情况，导致准确率下降。为了解决内容互冲突问题，可以通过建立自动知识冲突检测模型对相似医学内容可能存在的表达冲突情况进行自动检测，并自动选择最佳的表达方式入库。医学术语自动标准化治理模型如图 10-2 所示。

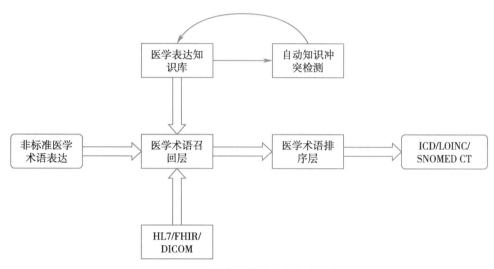

图 10-2　医学术语自动标准化治理模型

2. 医学术语标准化方法　包括：①识别步骤，将待标准化的医学用语文本输入至命名实体识别模型，输出识别结果，识别结果包括整体医学分类结果和细粒度分类结果；②对齐步骤，利用具有医学类别和层级结构信息的知识图谱，将识别结果与知识图谱中的标准化的术语名称进行对齐处理；③生成步骤，利用对齐处理结果生成标准化的医学用语。用细粒度化的医学知识去表示和解释复杂的医学术语，并且根据图谱中上、下级的分类，能很好地区分相似但是不相同的疾病或症状，提升医学用语标准化的准确率，并且得到的标准化结果具备可解释性。

总体来说，医学术语标准化方法的整体流程如下。

（1）获取参考的医学知识作为标准化的依据：参考国际疾病分类标准 ICD-11 中的类别和《传染病学》等出版书籍。这样所有的医学知识都是国家卫健委要求的标准，并且具备专业性和权威性。

（2）对参考知识进行信息抽取：抽取其中的医学类别和层级信息。

（3）根据参考的医学知识制作知识图谱：按照 ICD-11 的分类进行分类，制作成具有图结构和层级结构的细粒度知识图谱，如"下腹部"属于"腹部"，"腹部"属于"躯干"，"脑胶质母细胞瘤"属于"脑胶质瘤"，"脑胶质瘤"是位于脑部的。

（4）根据国际疾病分类标准 ICD-11 中的类别和常见医学术语预料进行命名实体识别：训练细粒度化命名实体识别模型，目的是完整地获取一个术语内包括的所有信息。

（5）将需要标准化的临床医学文本导入模型：根据识别结果，文本会被细粒度地识别为部位、疾病、症状、性质、时间、病因等分类。

（6）根据细粒度化的识别结果，将带标准化的文本与标准化的疾病名称进行对齐，如小腹对齐到标准的医学部位"下腹部"。如果临床的部位并不存在或者写错了，就会在最后的标准化结果作出解释，如待标准化的临床医学文本为"小腹很疼"，那么标准化的结果就是"下腹部疼痛"。

（7）制作标准化的报告，并且输出推理的结果作为标准化的依据：如"下边牙龈流脓"标准化为"下部牙龈溃疡"，这样可以清楚知道方位是下部，部位是牙龈，疾病是溃疡。如果遇到不能标准化或者只能部分标准化的临床文本，也能给出没法标准化的原因，有助于医护人员对临床文本进行编辑。

（8）将标准化的结果存入电子病历或文档。

（三）医学自然语言处理

自然语言处理等智能化技术可以为临床数据治理提供有效的技术手段。借助自然语言处理技术对临床数据库进行分析：可以快速整理高频词根并将数据标准与元数据自动映射，建立数据标准管理体系；还可以自动识别数据质量，对数据质量进行效果评估和智能修复，并根据数据量和业务阶段的变化进行动态更新。

在各种智能技术的引领下，临床数据治理理念和治理方式正不断创新。例如，一种基于分层式自然语言处理技术对中文医学文本数据进行有效治理。该技术基于临床电子病历，结合医学文本标注和医学术语网络，使用无监督学习、监督式学习、迁移学习等机器学习方法对医学文本进行信息抽取、结构化转换以及标准化处理，包括分词、词性标记、命名实体识别、句法分析、确信度分类、时序解析、关联抽取、词义解析、扩展消歧、变量匹配等，有效提升临床数据质量。各环节的具体内容如下。

（1）医学分词模块：进行自然语言处理的第一步就是分词。对于医学自然语言处理来说，分词的好坏直接关系到后续语义解析的准确性。为了将通用词汇与医学词汇更为准确地区分出来，参考 ICD-10、ICD9-CM-3、LOINC、ATC 等国际和国家标准医学术语集的医学术语，涉及范围包括解剖结构、疾病、症状、检验、药品、手术、化学成分等。

（2）命名实体识别模块：医学命名实体识别是医学自然语言处理的核心模块，其目标是识别文本中出现的各类实体，包括疾病、治疗、症状、身体部位等。其中，命名实体识别可通过监督式的机器学习，使用深度神经网络模型，其主体结构为 ALBERT + BiLSTM + 卷积神经网络（CNN）+ CRF 嵌合，使用自适应损失函数（Adaptive Loss）联合层参数共享的方式，基于各类临床文书的标注语料进行迁移学习。

（3）语法语义分析模块：目的是构建语义网络。语义网络由医学概念实体（术语）、概念关联和语义关联三个部分构成，用以模拟人类（医务人员）认知中对文本理解和知识体系运作的机制。句法分析是构建语义网络的重要环节之一，用以寻找实体和实体之间的相互关系。常见的关联类型有：限定关系、修饰关系、从属关系等。

（4）医学标准术语实体链接模块：除解析语法语义外，还需要对变量进行结构化提取，而这个环节就是由医学标准术语实体链接模块来实现的。此模块依据结构化变量的定义，综合监督式学习和特定规则进行计算，输出语义网络中的标准概念实体。监督式部分包括义元识别和基于图嵌入的加权语义相似度计算。义元识别类似于命名实体识别模型，使用 CRF 和基于同义义元表的最长串匹配算法进行序列标注。

（四）临床数据治理实践

数据治理方面，面向医联体各单位构建了全感知、全连接、全智能的智能互联基础设施，打通了现有医疗机构的协同服务通路，并构建了基于医疗健康大数据融合与标化的数据融通体系和数据流耦合机制，通过标准化规范体系和数据安全体系保障数据互联互通和共享，为医联体不同医院、院区间的数据聚合、知识发现、全局流程贯穿再造和医疗健康服务资源整合奠定了基础。同时，为了对源头数据问题及时发现和治理，从数据、业务和应用三个维度建立了一套数据质量治理的规则，围绕数据质量评价维度中数据完整性、数据一致性、数据规范性和数据准确性，形成了数据域、业务域和应用域三层的数据质控规则知识集。基于数据质量治理规则知识集的应用，及时识别业务源头数据质量问题，及时预警和推送，再结合质量评分和绩效考核等方案建立案例使用评价的激励机制，推动数据质量提升和优化。通过共享高质量临床知识，中心医院的服务能力得到了延伸，基层医疗机构服务水平也得到提高，医疗风险显著降低。

三、临床案例知识库

（一）临床案例知识库概述

临床案例通常包括疾病、诊疗、药品、检验、检查、护理、手术等多方面的内容，包括患者的症状体征、各种检查/检验数据、医生诊断信息、处置与治疗方案信息、预后信息等。临床案例知识库面向疾病早筛、诊断、治疗、预后等不同阶段的诊疗决策需求，从各种临床案例数据中抽取关键特征信息集和结论信息（诊断结论、治疗方案等）构建案例知识库，通过临床决策支持引擎、智能知识推荐引擎、搜索引擎等，为各级医院和社区卫生服务中心的临床诊疗、临床教学、科研提供一体化知识服务。

基于医联体各医院和社区卫生服务中心的临床数据资源构建，基于关键特征信息和结论/方案类信息的临床案例知识库，通过AI算法按需响应和动态获取知识，通过知识服务引擎为医联体内医院和社区卫生服务中心临床诊断、临床教学、临床科研提供智能化知识服务。为了适应临床诊疗决策需求，提高知识获取的效率、准确性和实时性，系统在案例入库和使用过程中均建有评价机制。通过人机结合的两阶段案例评价机制，确保了高质量案例不断注入、低质量案例逐步淘汰，有利于临床案例知识库不断提高案例资源质量，提高了临床案例知识的有效性和可用性，如图10-3所示。

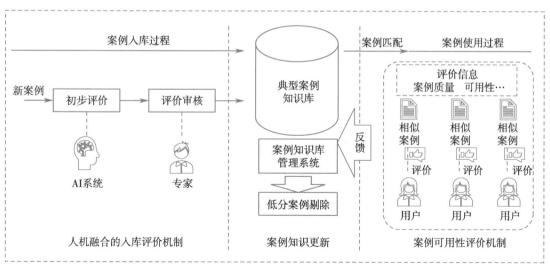

图10-3 临床案例知识动态更新机制

（二）临床案例知识的表示与获取

1. 临床案例知识的表示 临床案例表示方法的设计一般需要根据案例描述内容、案例库组织与索引的要求，以及相关领域的特点来进行。医学案例信息丰富、结构复杂，用关系数据库技术进行管理，难以充分表达临床医学病例的各种变化，也难以实现数据资源和知识资源的共享。目前已有的临床信息系统使用的案例表示方法主要包括框架表示法、语义网络表示法、面向对象表示法和 XML 表示法等。XML 作为一种元语言，被越来越多地用于临床案例知识表示中。它允许用户自由定义标签，具有良好的可扩展性。

2. 临床案例知识的获取　基于电子病历数据和影像学信息资源，在 HL7、SOAP/HTTP 等标准下进行数据标准化和集成，通过 ETL 进行数据抽取、清洗转换和加载构建临床案例数据中心，实现临床案例数据的汇聚和安全服务。在此基础上，面向呼吸与危重症、内分泌、神经内科等不同疾病早筛、诊断、治疗、护理、康复、预后等不同过程的知识获取需求，构建面向不同临床科室、不同临床决策任务场景（早筛、诊断、治疗方案形成、预后等）的临床案例知识库。例如，临床诊疗案例数据以一次临床诊疗过程为一条记录，包括各种与疾病诊疗有关的关键特征信息、结论/方案等信息。从临床诊疗病历数据中提取临床案例信息，首先通过 AI 算法对临床病历文本信息识别和结构信息进行提取和整理，除了患者信息、症状信息、病史信息、并发症、诊断、治疗方案、预后等信息外，还需要收集诊疗过程中所发生的检查/检验信息、用药、饮食等信息；然后临床医生通过可视化交互平台对 AI 算法初步构建的案例病例进行评价和筛选，剔除一些不规范、信息不全或质量不高的案例；最后是案例构造和案例入库，通过医生评价的优质临床案例会不断汇聚，形成面向不同临床科室和临床决策任务的案例知识库。案例知识获取流程如图 10-4 所示。临床案例知识的主体部分是基于 XML 结构表示的。确认后的临床案例，可以由系统自动构造 XML 结构，但作为一个完整案例，要连同案例发生的时间，患者姓名、性别、出生年月、民族，案例发生的临床科室，案例的负责医生以及案例负责人的联系方式一起保存到临床案例知识库中。

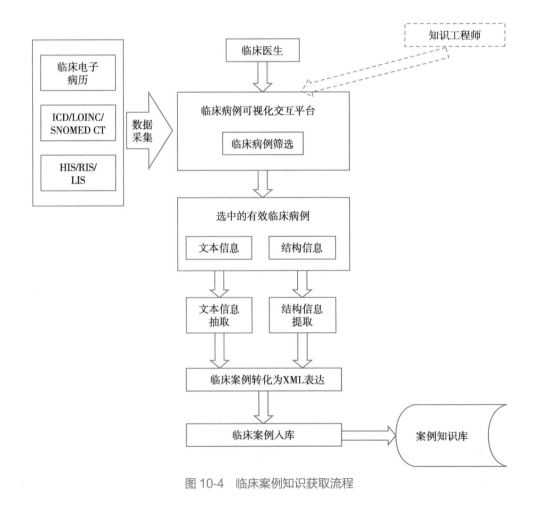

图 10-4　临床案例知识获取流程

（三）临床案例知识组织过程

案例推理（CBR）的知识推理过程极为接近人类决策的真实思维过程。医生在解决新问题时，时常会回忆过去所积累的处理类似情况的经验，通过对过去经验适当调整和修改，进而形成解决当前问题的方案。CBR的知识推理包括四个核心过程，即案例检索（retrieve）、案例重用（reuse）、案例修正（revise）和案例储存（retain）。医疗健康案例推理具有四个方面的显著特征：一是医疗案例库的构建过程和案例本身均汇聚了众多专家的群体智慧，包含丰富的知识；二是医疗案例推理通过获取历史知识进行重用，无需从头进行问题推导，使问题求解效率大幅度提高；三是医疗案例推理可以推荐较为完整的初始解决方案，可解释性较强；四是它是一种柔性知识推理技术，可以根据不同的管理决策任务变化和采集的实时时序信息，灵活地进行案例库构建和提供知识服务。

融合基于专家经验的关键信息和基于机器学习算法抽取的关键信息，构建不同应用场景下的医疗健康案例知识库，可以实现对案例知识的有效组织。针对医疗健康管理决策情景，提出了人机协同的医疗健康案例知识组织方法，其过程如图10-5所示，核心是案例关键信息的抽取。

（1）基于专家经验的关键信息确定。由专家小组面向诊疗决策、成本控制、资源调度、预测等不同管理决策问题的实际需要，根据权威的疾病知识（包括临床路径、诊断指南、疾病共识等）确定医疗健康大数据中的主要特征属性以及结论、方案类等关键信息。

（2）基于机器的关键信息抽取。融合基于专家经验的关键信息，面向多源医疗健康大数据，构建基于自然语言处理技术的案例知识自动化生成算法，抽取案例关键特征信息和结论/方案类信息，形成案例知识。案例知识不仅包括关键特征信息，也包括凝结了各类专家经验与智慧的结论、方案等信息。案例知识经过领域专家审核后成为正式案例，大量智能化生成并通过审核的案例知识组成了案例知识库，为面向不同管理决策场景的医疗健康推理知识的生成与发现奠定了基础。

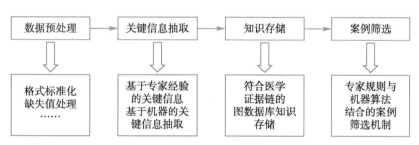

图10-5　临床案例知识组织流程

（四）医联网环境下的临床案例知识服务

随着智能互联的医联网快速发展以及线上线下医疗数据与健康数据的关联、融通，基于多案例库的协同案例推理和健康知识服务将成为新趋势。案例推理不再局限于传统的单组织、单案例库、静态和有限规模的知识推理，而是涉及多组织、多主体、多案例库和多CBR系统的复杂科学命题，需要多案例库协同跨组织知识发现。协同案例推理是一种多智能体、多案例库系统间的交互协作式知识发现与人机协同知识管理新框架。它运用概率网络和多智能体技术解决多案例库间的协同优化，包括主CBR系统和各子CBR系统。它拥有包括协同代理、本体、案例目录和案例库等多个层次的案例推理分层模型，以及各个层次的任务分工和协作方法，可以解决不同组织的异构案例库集成，实现深度协同。它还对每个子CBR系统分别建立多智能体组织、消息传递机制和人机协作-反馈模式，对各个子CBR系统的目标、功能、任务和资源进行合理安排和协作。协同案例推理具有交互性强、知识挖掘程度深、知识集成面广、自适应度高等显著特征，可以为临床知识深度挖掘与主动服务提供更有力的技术手段。

四、临床决策支持系统

（一）临床决策支持系统概述

临床决策支持系统（clinical decision support system，CDSS）是在临床诊疗过程中常见的智能应用，能够翻译和整合基因组知识、电子病历等临床系统的患者信息，基于知识推理和逻辑运算，通过人机交互方式，根据临床数据的实时采集和分析，在恰当的临床决策节点为临床人员提供所需的决策建议，减少医疗差错的发生。

（二）临床决策支持系统架构

CDSS 包括临床知识库、临床辅助诊断系统、临床辅助诊疗系统、临床预警提示系统，遵循行业标准规范，在使用并沉淀知识库的同时，通过制定相应规则，提供灵活、实用的辅助决策功能。其前端展示界面镶嵌在电子病历界面中。通过对医院数据库中各相关医疗事件进行数据抽取、清洗、自然语言处理、机器学习等过程，数据归结到 CDSS 数据中心。通过基于 AI 的临床智能决策支持系统、标准医学术语映射系统构建临床决策支持知识库，将临床数据转化为适合临床决策支持应用扩展的结构化知识。后台的数据归集、规则引擎、规则应用平台等重要模块与电子病历的后台服务模块是无缝集成的。而电子病历系统通过与集成平台、数据中心的集成，将可以对其他医嘱信息、用药信息、检验/检查等信息进行读取和计算。因此，成熟稳定的集成平台、数据中心、电子病历都为 CDSS 的优质运行起到了重要的作用。CDSS 系统架构如图 10-6 所示。

1. 基于 AI 的临床智能决策支持系统　CDSS 的本质是由计算机根据已知的医学知识进行自动推理和决策，其核心在于决策系统。深度学习、知识图谱、集成学习等人工智能技术被广泛用于临床决策支持系统中。该类系统主要包括三个关键模块。

（1）医学规则库：是通过大量医学文献的抽象、分析和拆解，结合实际临床经验生成的医学规则集合。用于支撑 CDSS 的医学规则涉及不同专科、不同病种、不同诊疗过程，且数量庞大，一般由不同专业的人员根据不同领域的医学知识进行生产。为了确保这些医学规则可以应用在各个医学领域的 CDSS 中，需要建立标准的医学规则生产流程和约束规范。医学规则的标准生产步骤包括：搜集医学知识条目；梳理医院的实际临床诊疗路径；定位临床诊疗过程中的决策点；生成医学规则内容；生成规则触发场景；规则校验/测试；规则打包。在医学规则内容和规则触发场景的生成过程中，需要遵循标准规范，例如规则中涉及的医学术语按何种标准来描述，哪些知识需要强提醒，哪些需要弱提醒，如何及时地更新迭代，哪些知识的权重更高等。

（2）AI 模型库：在医院实际患者数据基础上，利用监督式机器学习，训练出符合医院实际临床操作模式的模型，在应用到实际诊疗过程中，对特定疾病或者不良事件发生风险进行预测，实现自动监控和预警。在实际应用中，可以通过 AI 模型评估某个特定诊疗环节的风险，作为风险量表的补充或替代。大量经过训练的 AI 模型积累形成 AI 模型库。AI 模型需要有建设标准和规范才能真正发挥其作用。一个 AI 风险预警模型的标准生产步骤主要包括以下环节：建模数据集构建，机器学习实验，模拟样本构建，上线效果模拟和模型发布。

（3）决策引擎：大多数临床的决策都是在诊疗过程中动态做出的，临床操作中给到医生的决策时间非常有限，因此 CDSS 对决策和推荐的实时性要求极高，一般在几秒以内必须给出决策结果。因此，除了知识库本身的内容以外，一个能够稳定支持规则和模型的实时计算的决策引擎至关重要。为了确保 CDSS 运行的实时性、高并发和稳定性，需要保证决策引擎的设计与知识库设计标准的一致性。

2. 标准医学术语映射系统　为确保医学知识的横向扩展能力，要建设标准医学术语映射系统作为底层标准能力支撑，否则会出现计算机推理准确性差、推荐内容不精确等问题。例如，慢阻肺在 ICD-10 临床 2.0 版中的标准表达为慢性阻塞性肺病，但是在 ICD-10 北京版中标准表达为慢性阻塞性

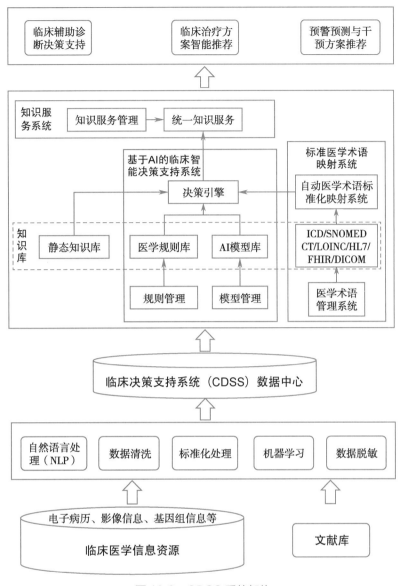

图 10-6 CDSS 系统架构

肺疾病,而在实际临床过程中可能写成慢阻肺或者 COPD 等。由于在建立医学规则库和 AI 模型库时会对医学术语标准进行限定,如果缺少自动的标准医学术语映射,CDSS 的推理规则或者模型变量可能遗漏部分的表达,造成计算过程信息缺失,导致自动推理结果错误。构建标准医学术语映射系统,首先需要构建标准医学术语体系。医学术语体系由医学概念实体、概念关联和语义关联 3 个部分构成。根据应用场景选择基础术语库,并以"概念"为基本单元进行关系的拓展,从简单的分类和上下级关系扩展到更复杂的具有医学推断成分的关系。主流的医学术语库包括 SNOMED-CT、MedDRA、MeSH、RadLex、ICD 等。在建立了标准术语体系后,搭建自动术语映射系统。此系统主要涉及医学术语的语义核心和概念变体。一个概念中恒定不变的、区别其他概念的本质属性,称为语义核心。概念在语义核心外的其他属性随着交际沟通的需求而变化,产生概念变体,即同一语义含义的不同表达形式。同义词是概念变体的典型形式。自动医学术语标准化映射就是将不同的概念变体映射到语义核心的过程,为了达成这一过程,需要积累大量的概念变体。

(三)临床决策支持系统功能

CDSS 有强大的医学知识数据库支持,用清晰简洁的界面,辅助医生准确、完整、迅速地把握并记录临床过程中各部分的互动关系。同时，提供多项临床决策支持功能，如临床辅助诊断决策支持、临床治疗方案智能推荐、预警预测与干预方案推荐等。覆盖诊前决策、诊中决策和诊后决策三大应用场景。

1. **知识库构建** 按临床数据来源及临床数据类型，进行适应大数据计算方式的电子病历文档归集，为后续的机器学习及病种分析提供数据支持。中文分词和上下文语义识别，结合数据模型实现对自由文本病历、检查报告等的全量数据抽取、清洗、加工、标准化等处理，继而通过分词处理、机器语言多轮学习，最终按照临床对知识库的需求不同，构建形成疾病知识库、药学知识库、辅助检查知识库、手术知识库、循证医学知识库等 9 大类临床知识库，其中包括中药、中医疾病库等 3 类中医知识库，方便在临床诊疗工作流程中随时使用。同时，依托标准术语建设，形成疾病知识图谱。通过将知识库检索入口嵌入医生工作站，实现知识库自由调用，并可控制规则自由配置。

2. **智能预警** 与过去以结果驱动的传统临床预警功能不同，CDSS 的临床预警提示利用案例推理、机器学习等 AI 技术对历史病历进行学习和梳理，形成涵盖诊断预警、药品预警、检查预警 3 大类的预警规则；同时设计了从高到低依次为红色预警、橙色预警、黄色预警、蓝色预警的 4 级预警等级。在用法用量不适宜、肝/肾功能异常用药警示、检验项目冲突、诊断关联临床路径、治疗方案合理性检测等方面，通过异常指标、规则引擎、预警触发等机制进行有效的预警提醒。

3. **诊疗方案推荐知识服务** 在制订诊疗方案时，一方面要遵循循证医学知识库的权威治疗原则；另一方面是借鉴医院最佳的临床实践经验。基于主诉、病史中提到的症状（包括症状的诱因、持续时间、部位、性质、程度、加重缓解因素）、疾病，以及体格检查、检验结果进行案例知识匹配，获取最相似案例、诊断结论等信息，同时基于权威循证医学库和相似病历，智能化提取和聚合治疗方案并进行个性化推荐。

4. **基于大数据的临床知识可视化服务** 借助大数据处理、自然语言分析、机器学习、知识图谱等技术，整合并挖掘包括电子病历、检验/检查等在内的临床大数据资源，形成以患者为中心的完整时间序列病种资源库，并利用 AI 挖掘算法实现临床大数据深度智能解析与动态可视化服务，支持分布式实时知识导航、知识搜索和动态知识推荐等服务。

（顾东晓 吴 响）

思 考 题

1. 电子病历相关标准的制定和体系化建设有何长远意义？
2. 如何处理和看待静态与动态医学知识的关系？
3. 医学知识组织系统可以分成几类？每种类型具有什么样的特点？
4. 医学知识库应如何构建和发展？

第十一章

药学知识组织

药学是研究药物的成分、开发、制备、检验、经营、使用及管理的一门科学，是揭示药物与人体或者药物与各种病原体相互作用及其规律的科学。药学知识组织是指在药物研发、药物监管、药物生产、药物流通、临床用药及智能用药等过程中对相关药物信息资源的内容、特征、结构的表示及应用。本章将介绍药学相关领域的典型药学信息资源、典型知识组织系统及药学领域典型知识组织应用。

第一节　药学信息资源及特征

本节介绍药物研发与监管、药物生产与流通、临床用药与智能用药等环节所产生的药学信息资源及其属性特征。

一、药物研发与监管信息

（一）药物研发信息

药物研发领域信息资源涉及在研制新药过程中的相关术语、资料等信息资源，主要包括新药、药理作用、供试品、标本、药物靶点、知情同意书、不良事件和病例报告表等信息。

1. **新药**　未曾在中国境内上市销售的药品。新药包含天然产物、半合成化学物质和全合成化学物质。其属性特征有药物名称、来源、组成、所处研究阶段等。

2. **药理作用**　药物与机体（包括病原体）相互作用的规律、原理及对机体的影响，包括药物在体内吸收、分解、代谢和排泄等过程描述。其属性特征包含药效学和药代动力学内容。

3. **供试品**　提供给非临床研究的药品或拟开发为药品的物质。其属性特征有名称、组成、数量等。

4. **标本**　实验系统用于分析观察和测定的任何材料。其属性特征有名称、数量、习性等。

5. **药物靶点**　药物在体内的作用结合位点，包括基因位点、受体、酶、离子通道、核酸等生物大分子。其属性特征常包含名称、作用等。

6. **知情同意书**　每位受试者表示自愿参加某一试验的临床证明。其属性特征包含试验目的、试验内容、药物描述、试验时间等。

7. **不良事件**　患者或临床试验受试者接受一种药品后出现的不良医学事件，但并不一定与治疗有因果关系。其属性特征包含时间、事件描述、表现、原因等。

8. **病例报告表**　按试验方案所规定设计的一种文件，用以记录每一名受试者在试验过程中的数据。其属性特征包含观察流程、病历简况、实验室检查记录和用药情况记录等。

（二）药物监管信息

药物监管领域信息资源涉及国家各级药品监督管理机构对药品各环节进行的监督与监测，以保证药品质量和用药安全、有效而产生或使用的信息资源,主要包括药物名称、药物批准文号、药物质量公告、药物价格等信息。

1. 药物名称　分为药物通用名、商品名、化学名。

(1)药物通用名:国家药物标准中收藏的法定药物名称,由国家药典委员会负责组织制定,具有强制性和约束性。凡上市流通的药品标签、药品说明书或包装上必须要用通用名。

(2)商品名:经国务院药物监督管理部门批准的特定企业使用的商品名称,具有专用性质,不得仿用。在一个通用名下,不同生产厂家可有不同的商品名。

(3)化学名:根据药物化学结构式进行的命名。

2. 药物批准文号　国家批准的药物生产文号,是药物生产合法性的主要标志。其属性特征有文号来源、批准时间等。我国对新药、已有国家标准的药物、进口药及部分原料药和中药材、中药饮片实行药物批准文号管理。所有药物批准文号使用统一的格式:国药准字+1位字母+8位数字;试生产药物批准文号格式:国药试字+1位字母+8位数字。

3. 药品质量公告　为保障人民用药安全、有效,从对药品实行严格规范管理的角度出发,国家和省(区、市)药品监督管理部门定期发布的药品质量监督抽检结果。其属性特征有公告部门、公告时间、抽检药品检验结果汇总表等。

4. 药物价格　以货币形式表现的药物价值。其属性特征有进价、利润等。对列入国家基本医疗保险药品目录的药品以及国家基本医疗保险药品目录以外的具有垄断性生产、经营的药品,实行政府定价或政府指导价;对其他药品,实行市场调节价。

二、药物生产与流通信息

(一)药物生产信息

药物生产领域信息资源涉及药物生产、加工过程中的相关术语、资料等信息,主要包括原料药、制剂、药包材、药用辅料、药物标签和药物说明书等信息。

1. 原料药　药物制剂生产的原料,一般包括植物、动物或其他生物产品,无机元素、无机化合物和有机化合物。其属性特征包含来源、名称、作用等。

2. 制剂　按一定剂型要求将原料药制成适合于医疗或预防应用的形式(药物剂型,如片剂、注射剂、胶囊剂、丸剂、栓剂、软膏剂、气雾剂等)。其属性特征有剂型、规格、成分等。

3. 药包材　直接接触药品的包装材料和容器,简称药包材,是药品上市必不可少的组成部分。其属性特征有材质、材料类型、遵循相关标准等。

4. 药用辅料　在生产药品和调配处方时使用的赋形剂和附加剂,药用辅料除了赋形、充当载体、提高稳定性外,还具有增溶、助溶、缓控等重要功能。其属性特征有来源、用途等。

5. 药物标签　药品包装上印有或者贴有的内容。标签的属性特征包含类型、内容等。药品的标签分为基本包装单元标签和其他标签。基本包装单元标签又分为内标签和外标签。标签主要记录药品名称、适应证或者功能主治、用法、用量、规格、生产日期、生产批号、有效期、生产企业等信息,但标签分类不同,标签上的药物信息会有一定的差异。

6. 药物说明书　药物生产企业印制并提供的,包含药理学、毒理学、药效学、医学等药物安全性、有效性的重要科学数据和结论,用以指导临床正确使用药物的技术性资料。其属性特征有用途、内容等。其中,化学与生物制品说明书需包含药物通用名、商品名、英文名、汉语拼音、主要成分及化学名、化学结构式、性状、药理毒理、药代动力学、适应证、用法用量、不良反应、禁忌、注意事项、孕妇及哺乳期妇女用药、儿童用药、老年患者用药、药物相互作用、药物过量、规格、贮藏、包装、有效期、批准文号、执行标准和生产企业等信息;中药说明书需包含品名、汉语拼音、主要成分、性状、药理作用、功能与主治、用法用量、不良反应、禁忌、注意事项、规格、贮藏、包装、有效期、批准文号、执行标准、生产企业等信息；非处方药说明书需包含药物通用名、商品名、英文名、汉语拼音、药物组成、药理作用、适应证、用法用量、注意事项、不良反应、药物相互作用、贮藏、有效期、规格、包装、批号或生产日期、生产企业等信息。

（二）药物流通信息

药物流通领域信息资源涉及药物运输、经营销售等过程中的相关信息，主要包括药物广告、销售凭证和药品编码等信息。

1. **药物广告**　药物生产、经营企业和医疗机构承担费用，通过一定的媒介和形式直接或间接地介绍具体药物品种，进行以药物销售为目的的商业广告。其属性特征包含广告内容、批准文号等。药物广告必须符合《广告法》《药品广告审查标准》《药品管理法》和《药品管理法实施条例》等文件规定。药物广告审查批准文号应当被列为广告内容同时发布。

2. **销售凭证**　药品生产企业、经营企业（包括零售企业）销售药品时开具的凭证。其属性特征包含销售单位名称、药名、生产厂商、批号、数量、价格等。

3. **药品编码**　对药品进行标记的一串符号，包含药品通用商品条码、国家药品编码和药物追溯码。

（1）通用商品条码：一组规则排列的"条""空"及其对应字符组成的标记，用以表示一定的信息。我国零售商品的条形码选用 13 位数字代码结构表示，由 4 部分组成：左起前 3 位为前缀号，即国别码；第 4-7 位或第 4-8 位为制造厂商码，代表一个企业，具有唯一性；第 8-12 位或第 9-12 位为商品项目代码，由厂商根据有关规定自行分配；最后一位为检验码，用来检验其他代码编码的正误。如果厂商的产品较少，可以申请"变长厂商码"，即制造商码为 5 位，商品项目代码为 4 位。反之，则可能需要分配较多的商品项目代码，即制造商码为 4 位，商品项目代码为 5 位。

（2）国家药品编码：在药品研制、生产、经营、使用和监督管理中由计算机使用的表示特定信息的编码标志，包括本位码、监管码和分类码，以数字或数字与字母组合形式表现。本位码共 14 位，由国家药品监督管理局统一编制赋码，是国家批准注册药品唯一的身份标志，在药品包装上不体现。

（3）药物追溯码：用于唯一标识药品各级销售包装单元的代码，由一列数字、字母和/或符号组成，长度通常为 20 个字符。药物追溯码关联药物上市许可持有人名称、药物生产企业名称、药物通用名、药物批准文号、药物本位码、剂型、制剂规格、包装规格、生产日期、药物生产批号和有效期等信息。

三、临床用药与智能用药信息

（一）临床用药信息

临床用药领域信息资源涉及临床用药过程中所产生或使用的信息，主要包括处方、药物不良反应和药史档案等信息。

1. **处方**　由注册的执业医师和执业助理医师在诊疗活动中为患者开具的，由取得药学专业技术职务任职资格的药学专业技术人员审核、调配、核对，并作为患者用药凭证的医疗文书。其属性特征包含颜色、前记、正文、后记等。

（1）分类：根据原国家卫计委下发的《医院处方点评管理规范（试行）》规定，按照处方点评结果，处方可分为合理处方和不合理处方。

合理处方的质量标准如下：处方规格、分类正确，书面整洁，字迹清晰，无错别字、自造字，无涂改；前记填写无缺项；正文按规范要求书写，字迹清晰，不得涂改（如涂改，须有处方医师签名及日期记录）；后记的医师签名（助理执业医师须双签名）字迹清晰、准确无误；各科室使用的处方类别、色标正确；特殊药品处方要求严格执行相关规定。不合理处方包括不规范处方、用药不适宜处方及超常处方。依据处方前记、正文和后记的内容是否缺项，书写是否规范，字迹是否清晰，签章是否规范，用法用量是否适宜，是否对症用药等方面判定处方是合理还是不合理处方。

（2）规范：处方规范是指医师们在开具处方有关工作时需遵守的规则。这些规则包括约定俗成或明文规定的标准。处方规范包括内容规范、颜色规范、书写规范及限量规范。处方内容规范见表 11-1。

表 11-1　处方内容规范

内容	具体说明
前记	普通处方：医疗机构名称、患者姓名、年龄、性别、开具日期、临床诊断、门诊或住院病历号、科别或病区和床位号等，可添列特殊要求的项目 麻醉药品和第一类精神药品处方：除上述内容外还包括患者身份证明编号，代办人姓名、身份证明编号
正文	以 Rp 或 R 标示，分列药品名称、规格、数量、剂型、用法用量
后记	医师签名，审核、调配、核对后发药药师签名或者加盖专用盖章，药品金额

处方颜色规范包括普通处方、儿科处方、急诊处方、第二类精神药品处方、麻醉药品和第一类精神药品处方五类处方的规范。详细规范见表 11-2。

表 11-2　处方颜色规范

处方类别	颜色
普通处方	白色
儿科处方	淡绿色，右上角标注"儿科"
急诊处方	淡黄色，右上角标注"急诊"
第二类精神药品处方	白色，右上角标注"精二"
麻醉药品和第一类精神药品处方	淡红色，右上角标注"麻、精一"

处方书写规范包括患者情况、书写注意、药品名称、用法用量、签名盖章、其他规定六个方面的规定。详细规范见表 11-3。

表 11-3　处方书写规范

项目	书写规范
患者情况	患者一般情况、临床诊断填写完整，并与病历记载同步； 新生儿、婴幼儿写日、月龄
书写注意	字迹清楚，不得涂改； 如需修改，在修改处签名且注明修改日期
药品名称	使用规范的中英文名称书写药品名称； 医疗机构、医师或药师不得自行编制药品缩写名称或代号； 准确规范书写药品名称、用法用量、剂量、规格
用法用量	用规范的中文、英文、拉丁文或缩写体书写药品用法，但不得使用"自用""遵医嘱"等含糊不清字句； 特殊情况需超剂量使用的，注明原因并再次签名
签名盖章	处方医师的签名式样、专用签章应与院内药学部门留样备查的式样一样； 签名式样、专用签章改动后应重新登记留样备案
其他规定	一张处方限于一名患者的用药； 中药饮片、中药注射剂要单独开具处方； 西药、中成药可以分别开具，也可以开具同一处方上，但不同种药品应另起一行，每张处方不得超过5种药品

处方限量规范包括普通药品处方限量规范、麻醉药品和精神药品的处方限量规范及其他麻醉药品和精神药品的处方限量规范。普通药品处方的限量规范见表11-4。

表 11-4　普通药品处方的限量规范

处方	处方限量
一般处方	不得超过 7d 用量
急诊处方	不得超过 3d 用量

2.药物不良反应　在正常用法用量下用药后出现的对身体不利或对身体有害的一些药物效应，可以分为如下几类：副作用、毒性反应、特异质性不良反应、变态反应性药物反应、配伍不当引起的不良反应。其属性特征包含内容描述、原因、身体症状等。

3.药史档案　患者用药记录的档案。其属性特征有建档日期、药品名、规格剂量、用法用量、疗程、药物反应等。药史档案可为临床用药提供宝贵的记录资料。

（二）智能用药信息

智能用药领域信息资源是指在利用计算机、互联网、人工智能等技术对患者用药进行指导、教育和随访等过程中所产生和使用的信息，主要包括智能用药安排、智能用药随访和互联网药物信息等。

1.智能用药安排　采用计算机和智能化技术，完成对用药的时间、用药名称、剂量、用法用量等的计划和安排。通常借助智能化 app、小程序或公众号完成对患者的用药提醒。其属性特征包含用药时间、用药人、药物信息等。

2.智能用药随访　采用计算机和智能化技术，对患者用药的疗效、不良反应和用药满意度进行登记和记录，以形成闭环诊后服务与评价。其属性特征包含药物名称、疗效、不良反应记录、用药满意度等。

3.互联网药物信息　通过互联网形式向上网用户提供的药品信息。其属性特征包含药品名称、批准文号、剂型、用法用量、禁忌、适应证、药物图片等。互联网药物信息的发布必须符合国家的《互联网药品信息服务管理办法》中的有关规定。

第二节　典型药学知识组织系统

药学领域有诸多知识组织系统，按大类可分为药典、词典和术语表等，每个大类下有多个知识组织系统。知识组织系统在指导药物研发、监管、生产、流通、临床用药和智能用药方面具有重要作用。本节从简介、结构、应用等方面介绍《中国药典》、ICH 国际医学用语词典、WHO 药物词典、临床药物标准术语表（RxNorm）、WHO 药物不良反应术语集等典型知识组织系统。

一、中国药典

（一）简介

《中华人民共和国药典》（*Pharmacopoeia of the People's Republic of China*），简称《中国药典》（*Chinese Pharmacopoeia*，ChP），由国家药典委员会依据《中华人民共和国药品管理法》组织制定。《中国药典》一经颁布实施，其所载同品种或相关内容的上版药典标准或原国家药品标准即停止使用。

第一版《中国药典》于 1953 年颁布，至今国家已经颁布 11 版药典。《中国药典》为国家药物的法定标准。国家药典委员会致力于推动国家药品标准工作机制的改革，充分发挥社会力量在药品标准工作中的重要作用，鼓励和支持企业、社会第三方参与药品标准工作，在标准研究和提高方面加大信息、技术、人才和经费等投入，并对国家药品标准工作提出意见和建议。

（二）结构

《中国药典》由一部、二部、三部、四部及其增补本组成。一部收载中药；二部收载化学药品；三部收载生物制品及相关通用技术要求；四部收载通用技术要求和药用辅料。增补本是根据《药典委员会章程》和国家药品标准发展的要求，为适应药品研发、生产、检验、应用以及监督管理等方面的需要，国家药典委员会及时对《中国药典》进行的增/修订和订正。2020年版《中国药典》共收载品种5 911种（图11-1）。一部中药收载2 711种；二部化学药收载2 712种；三部生物制品收载153种；四部收载通用技术要求361个，药用辅料收载335种。

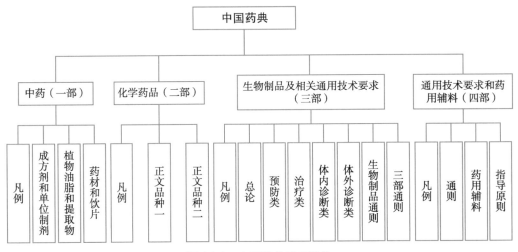

图11-1　中国药典目录结构

《中国药典》主要由凡例、通用技术要求和品种正文构成。

1. **凡例**　是为正确使用《中国药典》，对品种正文、通用技术要求以及药品质量检验和检定中有关共性问题的统一规定和基本要求。

2. **通用技术要求**　包括《中国药典》收载的通则、指导原则以及生物制品通则和相关总论等。

3. **品种正文**　《中国药典》各品种项下收载的内容为品种正文。一部品种正文项下根据品种和剂型不同，可分别列有：品名、来源、处方、制法、性状、鉴别、检查、浸出物、特征图谱或指纹图谱、含量测定、炮制、性味与归经、功能与主治、用法与用量、注意、规格、贮藏、制剂、附注等。二部品种正文内容根据品种和剂型的不同，按顺序可分别列有：品名（包括中文名、汉语拼音与英文名）、有机药物的结构式、分子式与分子量、来源或有机药物的化学名称、含量或效价规定、处方、制法、性状、鉴别、检查、含量或效价测定、类别、规格、贮藏、制剂、标注、杂质信息等。三部品种正文内容根据品种和剂型的不同，按顺序可分别列有：品名（包括中文通用名称、汉语拼音与英文名称）、定义、组成及用途、基本要求、制造、检定（原液、半成品、成品）、保存、运输及有效期。四部药用辅料品种正文内容一般包括：品名（包括中文名、汉语拼音名与英文名）、有机物的结构式、分子式、分子量与CAS编号、来源、制法、性状、鉴别、检查、含量测定、类别、贮藏、标示、附图、附表、附、注等。

（三）应用

《中国药典》的颁布可解决药品质量与安全的突出问题，保障公众的用药安全。《中国药典》在药品质量控制理念、品种收载、通用性技术要求的制定和完善、检验技术的应用、检验项目及其限度标准等方面进行了设置，可用于控制药品质量和保障其安全有效。《中国药典》在充分借鉴国际先进药典管理经验和质控技术的同时，兼顾我国医药产业的实际现状，对标国际先进标准，用于提高我国药品标准的整体水平,提升我国医药产品的国际竞争力。《中国药典》作为药品监管的重要技术手段,在医药产业结构调整、产品升级换代、生产工艺优化以及淘汰落后产能等方面也有着丰富的应用。

二、词典

(一) ICH 国际医学用语词典

1. 简介　ICH 国际医学用语词典(Medical Dictionary for Regulatory Activities,MedDRA)是国际人用药物注册技术要求协调会(International Conference on Harmonization of Technical Requirements for Registration of Pharmaceuticals for Human Use,ICH)开发的一个实用的国际标准化医学术语集(图 11-2),用于分类和编码与药品、生物制品和其他医疗产品(如医疗设备和疫苗)相关的不良反应,促进人用医疗产品国际监管信息的共享。MedDRA 有许多语言版本,包括汉语、捷克语、荷兰语、法语、德语、匈牙利语、意大利语、日语、韩语、俄语、葡萄牙语和西班牙语。自 2001 年 6 月发布 4.0 版之后,MedDRA 版本更新频率为每半年一次(每年 3 月和 9 月)。

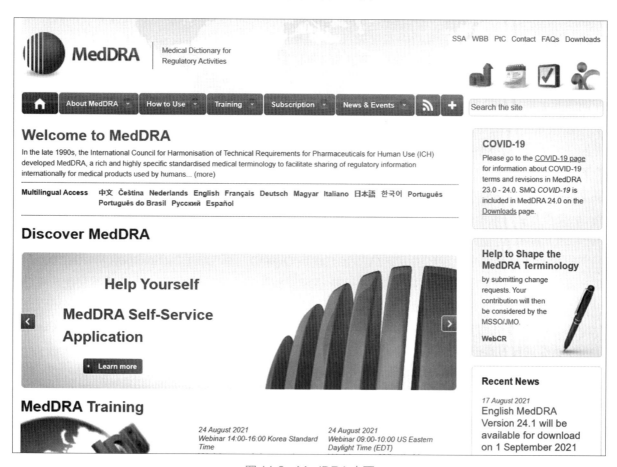

图 11-2　MedDRA 主页

2. 结构

(1) MedDRA 的体系结构包含 5 级术语:系统器官类(system organ class,SOC)、高位组语(high level group term,HLGT)、高位术语(high level term,HLT)、优选术语(preferred term,PT)和低位术语(lowest level term,LLT)。

1) 系统器官类(SOC):处于术语表的最高层级,为数据检索提供最宽的概念。SOC 包括以下分组:①病因学(如 SOC 感染和浸染);②表征部位(如 SOC 胃肠疾病);③目的(如 SOC 外科和医学操作)。

2）高位组语（HLGT）：是 SOC 的下位，同时又是一个或多个高位术语（HLT）的上位叙词，与这些高位术语在解剖学、病理学、生理学、病因学或功能等方面相关。例如，"HLGT 血管性高血压"下含"HLT 急进性和恶性高血压""HLT 高血压并发症""HLT 门脉高压""HLT 妊娠高血压"等高位术语。一个 HLGT 应该分别与至少一个 SOC 和一个 HLT 相连接。

3）高位术语（HLT）：是高位组语（HLGT）的下位，是与其连接的优选术语（PT）的上位叙词。它通过解剖学、病理学、生理学、病因学或功能与 PT 链接，如"HLT 支气管痉挛和阻塞""HLT 肺水肿""HLT 呼吸道肿瘤"等。HLT 用于数据检索和表示，它是一个分组层，不用于编码；一个 HLT 必须通过一个 HLGT 与至少一个 SOC 链接。

4）优选术语（PT）：用来表达独特、明确的医学概念，是国际医学信息交换的基本用语。优选术语表达症状、体征、疾病、诊断、治疗适应证、外科或医学操作，以及医学、社会或家族史特征。一个 PT 至少要连接到一个 SOC。

5）低位术语（LLT）：构成术语表的最底层，每个 LLT 仅与一个优选术语（PT）连接。

（2）编码系统：MedDRA 的编码由 8 位数字构成，编码本身没有任何含义。这些编码按数字顺序分配，从 10000001 开始。当有新的术语加入时，顺序产生一个新的编码。使用过的编码通常不会再用于新术语；但在某些情况下，如术语被更名时（包括更正拼写），可使用原编码。在 MedDRA 中，如果低位术语（LLT）和优选术语（PT）词条在来源词表中存在，会列出相应词表的相应编码，这样可方便地将原先按其他词表编码的数据转换为 MedDRA 编码。

3. 应用   MedDRA 主要应用场景包括：为审查和分析安全数据，将报告中的术语进行有医学意义的分组汇总；支持临床与安全信息评价，促进常用医学数据集的识别；便于以一致方式从数据库中检索特定病例或医疗状况；促进临床安全信息的电子数据交换；通过个体病例安全性报告来报告不良反应或不良事件术语，确定医学类似不良反应的发生频率；正确获取与描述产品的适应证、临床检查、病史与社会背景数据。

（二）WHO 药物词典

1. 简介   世界卫生组织药物词典（World Health Organization Drug Dictionaries，WHO-DD）是医药产品方面的综合电子词典，用于编码和分析临床试验报告中的合并用药、上市后不良反应报告，以及其他来源报告中提及的药品，是 WHO 国际药物监测项目（WHO International Drug Monitoring Programme）的重要组成部分。WHO 协作中心成员乌普萨拉监测中心（Uppsala Monitoring Centre，UMC）负责词典的维护及更新。

2. 产品分类和词典格式

（1）产品分类：UMC 提供的 WHO 药物词典包括 4 种，世界卫生组织药物词典、世界卫生组织药物词典增强版（WHO Drug Dictionary Enhanced，WHO-DDE）、世界卫生组织植物药词典（WHO Herbal Dictionary，WHO-HD）和综合词典（Combined Dictionary）。

（2）词典格式：WHO-DD、WHO-DDE 和 WHO-HD 三种词典都各有不同的格式，A 格式、B 格式和 C 格式。编码格式不同，药物代码所包含的信息也不同。

1）A 格式：于 1992 年开始使用，通过药物的解剖学、治疗学及化学分类法（Anatomical Therapeutic Chemical，ATC）编码的分类确认药物的活性成分和治疗用法；于 2002 年停止使用。

2）B 格式：2002 年，B 格式在 A 格式基础上进行微调后产生。B 格式将药物名称转化为更多有用的信息，包括活性成分、药物代码、ATC 编码等。B 格式在每个国家都是独立的。B 格式又分为 B-1 和 B-2 格式（前身为 A 格式）：在 B-1 格式中，药物名称和药物代码可以重复；在 B-2 格式中，药物名称和药物代码都是唯一的。B-1 格式仅用于部分公司，B-2 格式是最常用的词典格式。

3）C 格式：2002 年，UMC 发布了 C 格式。其药物信息更加丰富，包含不同国家的上市信息及不同的剂型信息。与 B 格式相比，C 格式利用药物最常用的适应证进行 ATC 编码，而 B 格式是根据活性成分对药物进行 ATC 编码。

3. 结构

（1）ATC 分类系统：WHO 药物词典采用 ATC 方法对药物进行分类。该分类系统将所有药物按照其治疗的解剖学器官 / 系统、治疗学、药理学和化学特点进行 5 级分类：第一级（ATC 01），由 1 位字母组成，按解剖学分类，共分为 14 个大类，见表 11-5；第二级（ATC 02）由 2 位数字组成，按药理学 / 治疗学进行分类；第三和第四级（ATC 03，ATC 04）分别由 1 位字母组成，根据化学 / 药理学 / 治疗学进行分类；第五级（ATC 05）由 1 位字母组成，为药物编码所在的层级。

表 11-5　ATC01 级的 14 个大类

序号	名称
A	消化道和代谢类药物（alimentary tract and metabolism）
B	血液和造血器官药物（blood and blood-forming organs）
C	心血管系统药物（cardiovascular system）
D	皮肤系统药物（dermatologicals）
G	泌尿生殖系统药物和性激素（genitorunary system and sex hormones）
H	全身激素制剂，不包括性激素（systemic hormonal preparations excluding sex hormones）
J	全身用抗感染药（general anti-infectives for systemic use）
L	抗肿瘤和免疫调节药（antineoplastic and immunomodulating agents）
M	骨骼肌肉系统药物（musculoskeletal system）
N	神经系统药物（nerve system）
P	抗寄生虫、杀虫药和驱虫药（antiparastitic products，insecticides and repellents）
R	呼吸系统药物（respiratory system）
S	感觉系统药物（sensory organs）
V	其他（various）

（2）数字编码系统：WHO 药物词典的数字编码系统分两种，即每个药物在词典中有两个不同编码。一个是 11 位药物代码，另一个是唯一药品标识符。数字代码将临床试验或药物安全报告中的药品信息和 WHO 词典相对应。药物代码是 B-2 格式中的唯一代码，也被应用于 C 格式词典中。药品标识符是 C 格式词典中药品的唯一标识符。

1）药物代码：由药物记录号（drug record number，DRECNO）、序列号 1 和序列号 2 共 11 位数字组成。药物代码能为相应优选名称提供药物化学成分信息。

2）药品标识符：在 C 格式中，每个药品标识符都是独一无二的。它只是药品的一个"数字名称"，并无内在意义。对于药品名称、药名修饰词、药物代码、市场许可持有者、国家、剂型和剂量 7 种信息，只要其中一个内容不同，就会为药品生成一条新的、独一无二的编号。

4. 应用

（1）对不良反应报告中药物进行编码，利于检索与分析：在经过 WHO 药物词典编码的数据库中，可以通过药物代码、药品标识符、优选药名、不同层级的 ATC 分类代号对数据库中的药物进行全面、快捷、有效的检索。

（2）在药物安全研究中的应用：WHO 药物词典作为 WHO 国际药物监管项目的重要组成部分之一，在药物警戒的研究中发挥着重要作用。不良反应数据库中的药品名称经过 ATC 编码后，可在不同的 ATC 层级进行数据挖掘及安全信号分析。WHO 药物词典作为研究工具，特别是使用优选药名研究某类药物,正在越来越多地被应用于药物流行病学和药物安全,并将在今后的药物风险管理中发挥重要作用。

三、术语表

(一)临床药物标准术语表(RxNorm)

1. **简介**　临床药物标准术语表(RxNorm)是人类临床药物标准命名法,帮助采用不同药品命名法的系统高效地共享数据。RxNorm 收录了美国境内可获得的处方药和相当数量的非处方药,主要包含临床药品和药品包(后者指包含多个药品的集合,或按一定顺序投递的药品);未收录的是放射性药物、造影剂、食物、食品补充剂和医疗用具(如绷带和拐杖)等。它由美国国立医学图书馆一体化医学语言系统的核心研发团队编制和维护。通过借鉴一体化医学语言系统的基本原理:以多来源为数据源;通过概念组织数据;以富文本格式存储数据。RxNorm 在建设机制方面进行创新:基于同义概念归并和歧义概念处理,RxNorm 为每个概念重新生成规范化的名称和概念唯一标识符(RxNorm concept unique identifier,RxCUI);设计了包含药物不同语义颗粒度(术语类型)的临床处方模型。RxNorm 每周更新。

2. **来源**　RxNorm 选取美国境内药房管理和药物相互作用系统中常用词表作为名称来源,将来源表中的药品名称、概念、属性和相关关系等信息进行存储。RxNorm 基于来源表为每个概念创造出新规范名称形式。这些规范名称构成 SAB = RxNorm 术语表("SAB"表示来源表缩写,即 source abbreviation)。

(1)来源词表:RxNorm 的来源词表为 15 个,见表 11-6。

表 11-6　RxNorm 来源词表相关信息

序号	缩写	英文名称	中文名称	源表编制机构
1	ATC	Anatomical Therapeutic Chemical Classification System	解剖治疗学化学分类系统	WHO 药物统计方法学合作中心
2	CVX	Vaccines Administered	CVX 注射疫苗编码集	美国免疫与呼吸道疾病中心
3	DRUGBANK	DrugBank	药物数据库	加拿大健康研究所、阿尔伯塔创新健康解决方案组织和代谢组学创新中心
4	GS	Gold Standard Drug Database	金标准药品数据库词表	金标准药品数据库词表
5	MDDB	Medi-Span Master Drug Data Base	Medi-Span 主要药品数据库	荷兰威科医疗(Wolters Kluwer Health)Medi-Span
6	MMSL	Multum Medi Source Lexicon	Multum 药学资源术语表	Cerner Multum
7	MMX	Micromedex REDBOOK	Micromedex 红皮书	汤森路透(Thomson Reuters)医疗服务品牌 Micromedex
8	MSH	Medical Subject Headings (MeSH)	医学主题词表	美国国立医学图书馆(NLM)
9	MTHCMSFRF	CMS Formulary Reference File	超级叙词表医疗保险和医疗救援服务中心处方参考文档	美国医疗保险和医疗救援服务中心(Centers for Medicare & Medicaid Services)
10	MTHSPL	FDA Structured Product Labels	FDA 结构化产品标签	美国食品药品监督管理局(FDA)
11	NDDF	FDB Med Knowledge(formerly NDDF Plus)	第一数据银行药品知识词表	第一数据银行(First Data Bank)公司

续表

序号	缩写	英文名称	中文名称	源表编制机构
12	SNOMEDCT_US	US Edition of SNOMED-CT（drug information）	美国版 SNOMED 临床术语（药物信息）	美国病理学家协会（College of American Pathologists）
13	VANDF	Veterans Health Administration National Drug File	退伍军人健康管理局国家药品文档	美国退伍军人健康管理局（VHA）
14	RXNORM	RxNorm normalized names and codes	RxNorm 规范化的名称和代码	美国国立医学图书馆（NLM）
15	USP	USP Compendial Nomenclature	药典命名法	美国药典委员会

注：信息来源于 2021 年 6 月版 RxNorm 技术文档。

（2）规范术语集（SAB＝RxNorm）：每个 SAB＝RxNorm 规范化名称遵循由成分、剂量和剂型组成的模式，见表 11-7。

表 11-7　RxNorm 规范术语集（SAB＝RxNorm）术语类型

术语类型	术语构成
通用名药品	成分＋剂量＋剂型
商品名药品	成分＋剂量＋剂型［商品名］
通用名药物包	{#（成分＋剂量＋剂型）/#（成分＋剂量＋剂型）}药物包
商品名药物包	{#（成分＋剂量＋剂型）/#（成分＋剂量＋剂型）}药物包［商品名］

3. 结构

（1）宏观层级结构：RxNorm 主要按照字顺组织，结构较为扁平，如 1- 二十八烷醇口服胶囊为一级概念，其下包含更具体的、带剂量信息的概念，如 1- 二十八烷醇 4mg 口服胶囊、1- 二十八烷醇 4.8mg 口服胶囊等。

（2）微观层级结构

1）表示模型：由活性成分、剂量、剂型、商品名四部分构成，当其中有元素发生变化时，就会产生一个新概念。RxNorm 便会为其再分配唯一标识符 RxCUI。RxCUI 不会被删除或重用，会在各版本中得到延续。

2）术语类型：主要分为通用名和商品名两大类型，RxNorm 使用术语类型表示药品通用名和商品名。通用名形式包括 IN（成分）、SCDC（成分＋剂量）、SCDF（成分＋剂型）、SCD（成分＋剂量＋剂型）和通用名药物包（GPCK）；商品名形式包括 BN（商品名）、SBDC{成分＋剂量［商品名］}、SBDF{成分＋剂型［商品名］}、SBD{成分＋剂量＋剂型［商品名］}及商品名药物包。

3）术语关系：是双向且相对固定的。RxNorm 规范术语集（SAB＝RxNorm）通过充分定义、已命名的关系集合，将含有相同成分或剂型的不同术语类型联系起来。表 11-8 显示了 RxNorm 规范化术语集中"醋氨酚"活性成分的部分术语关系示例。

表 11-8　规范化术语集中"醋氨酚"术语关系（部分示例）

术语 1	关系名称	术语构成
醋氨酚 325mg 口服片	商品名是…/has tradename	醋氨酚 325mg 口服片［泰诺］
醋氨酚	是…的部分 /part of	醋氨酚 / 苯海拉明
醋氨酚 325mg 口服片［泰诺］	剂型是…/has dose form	口服片

4）语义网络：各种术语类型构成的相互连接、格式固定的语义网络。语义网络的构建使得从药品成分的一种术语类型出发，可检索到该药品成分的其他各种术语类型信息。

5）术语属性：与概念或原词有关的其他信息片段。

（3）数据存储结构：RxNorm 采用富文本格式，将不同来源表的信息充分保存，包括概念、属性、关系、历史变更等。所有文档名称以字母 RXN（RxNorm）开始，之后是表示文档内容的字母（如 RXNREL＝relationships 关系），然后是文档扩展名 .RRF。

4．应用　RxNorm 是药品通用名和商品名的规范命名系统，也是支持药品术语表和药房知识库系统之间语义互操作的工具，在美国已被广泛应用于临床信息系统中药物数据的交互及共享。

（二）WHO 药物不良反应术语集

1．简介　世界卫生组织药物不良反应术语集（WHO Adverse Drug Reaction Terminology，WHO-ART）由 UMC 编制，用于编码与药物治疗有关的临床信息。WHO-ART 用英语开发，并被翻译成汉语、法语、德语、西班牙语、葡萄牙语、意大利语各语言版本。2015Q1 版 WHO-ART 术语总数在 6 000 左右。2015 年以后 WHO-ART 不再进行维护与更新。

2．结构

（1）层级结构：WHO-ART 是一个 4 级的分层术语表，顶层从宽泛的系统 / 器官类开始，越向下，术语内容越具体。其 4 级结构如下：第一级，系统 / 器官类（SOC），宽泛的类；第二级，高位术语（HLT），较宽泛的药物问题；第三级，优选词（PT），较具体、常用的药物问题；第四级，包含术语（included term，IT），优选词的入口词。2015Q1 版 WHO-ART 各级术语数见表 11-9。

表 11-9　WHO-ART 术语类型和计数（2015Q1 版）

英文名称	中文名称	释义	计数
SOC	系统 / 器官类	系统 / 器官类	23
HLT	高位术语	为优选术语分组	339
PT	优选术语	是描述不良反应的主要术语	2 123
IT	包含术语	是优选术语的同义词	3 925

1）系统 / 器官类（SOC）：是一组隶属于同一个系统 / 器官的首选术语，常用于不同目的的数据输出。完整的 SOC 类名称和编码见表 11-10。

表 11-10　WHO-ART SOC 级术语和编号（2015Q1 版）

编号	英文名称	中文名称
0100	Skin and appendage disorders	皮肤和附属器疾病
0200	Musculoskeletal disorders	肌肉骨骼疾病
0400	Neurological disorders	神经系统疾病
0431	Vision disorders	视觉障碍
0432	Hearing, vestibular and special senses disorders	听力、前庭和特殊感觉障碍
0500	Psychiatric disorders	精神疾病
0600	Gastro-intestinal system disorders	胃肠系统疾病
0700	Liver and biliary system disorders	肝胆系统疾病
0800	Metabolic and nutritional disorders	代谢和营养疾病
0900	Endocrine disorders	内分泌疾病
1000	Cardiovascular disorders	心血管疾病
1040	Vascular, bleeding and clotting disorders	血管、出血和凝血疾病

续表

编号	英文名称	中文名称
1100	Respiratory system disorders	呼吸系统疾病
1200	Blood disorders	血液疾病
1300	Urinary system disorders	泌尿系统疾病
1400	Reproductive disorders	生殖系统疾病
1500	Congenital disorders	先天疾病
1600	Neonatal and infancy disorders	新生儿和婴儿疾病
1700	Neoplasms	肿瘤
1810	Body as a whole-general disorders	全身疾病
1820	Application site disorders	用药部位疾病
1830	Immune disorders and infections	免疫系统疾病和感染
2000	Secondary terms-events	继发性术语 - 事件

WHO-ART 结构具有多轴性。一个优选术语最多可分配到三个不同的系统 / 器官类,其中第一个器官 / 系统类一般是最重要的。例如,"呼吸抑制"同时编码在"呼吸道疾病"和"中枢神经系统疾病"分类下。优选术语的 SOC 类是固定的,不会根据具体报告而改变。

2)高位术语(HLT):是对质量相似但数量不同的情况的分组优选术语,可在输出端使用。例如,"血栓性静脉炎"和"浅表血栓性静脉炎"表示两个不同优选术语,但是都分在高位术语"血栓性静脉炎"之下。

3)优选术语(PT):用于描述报告给 WHO 系统的药物不良反应,主要在输入端使用。每个优选术语分配一个记录号。优选术语也可用于数据输出。

4)包含术语(IT):是与优选术语紧密相关的术语,即其同义词或入口词,用于辅助发现相应优选术语,以便恰当编码报告的不良反应。

(2)记录编号系统:根据进入词表的连续顺序,WHO-ART 为每个优选术语都分配了一个记录号,同时优选术语的序列号为 001。包含术语有与其优选术语相同的记录号,但分配更大的序列号。高位术语通过一个高位术语链接来链接所有相关的优选术语。一个高位术语常常本身也是一个优选术语。此外,在 WHO-ART 中,一些术语作为重点术语打上星号"*"标记。重点术语是可能涉及或预示严重疾病状态的一个不良反应术语子集。如果一个首选术语标识为重点术语,那么它所链接的包含术语也被认为是重点术语。

3.应用　WHO-ART 涵盖了不良反应报告所需的主要医学术语,体量小巧精干,精准度较高,便于小型公司和国家药品不良反应监测中心使用。自开发 30 多年以来,WHO-ART 一直是不良反应术语合理编码的基础。它主要供参加 WHO 药品监测项目的成员国免费使用,也供全球制药企业和临床研究机构使用。

第三节　药学领域知识组织应用

基于药学知识组织系统的标准和规范,药学领域研发有可访问、便捷使用的领域知识组织应用系统或数据库。这些系统或数据库按照某种或几种知识组织方法将药学相关信息进行排列组织,以为用户提供方便的药学信息资源查询检索。本节介绍两个典型的领域知识组织应用:药物数据库 DrugBank 和 FDA 不良事件报告系统。

一、药物数据库 DrugBank

（一）简介

药物数据库 DrugBank 由加拿大健康研究所（Canadian Institute of Health Research）、阿尔伯塔创新健康解决方案组织（Alberta Innovates-Health Solutions）和代谢组学创新中心（The Metabolomics Innovation Centre，TMIC）创建与维护。DrugBank 是一个生物信息学和化学信息学数据库，全面整合药物的相关化学结构、药理作用、蛋白靶点、生理通路等信息，是一种独特的生物信息学和化学信息学资源。

DrugBank 于 2006 年首次发布。DrugBank 内容全面，数据描述详细，具有广泛参考价值，因此更接近药物百科全书。DrugBank 每日更新，供下载的资料每季度更新，作为 RxNorm 来源词表的一部分进行每版更新。

DrugBank Online 是一个全面的、免费访问的在线数据库（图 11-3），提供生物信息学和化学信息学资源，包含有关药物（化学、药理学和药学）和药物靶点（序列、结构和途径）的信息。DrugBank Online 的最新版本（5.1.9 版）包含 14 623 个药品条目，其中包括 2 723 个获批的小分子药物、1 517 个获批的生物制剂（蛋白质、多肽、疫苗和过敏原）、132 个营养品和超过 6 677 个实验（发现阶段）药物。此外，5 269 个非冗余蛋白质（药物靶标 / 酶 / 转运蛋白 / 载体）序列与这些药物条目相关联。每个条目包含 200 多个数据字段，其中一半信息专用于药物 / 化学数据，另一半专用于药物靶标或蛋白质数据。

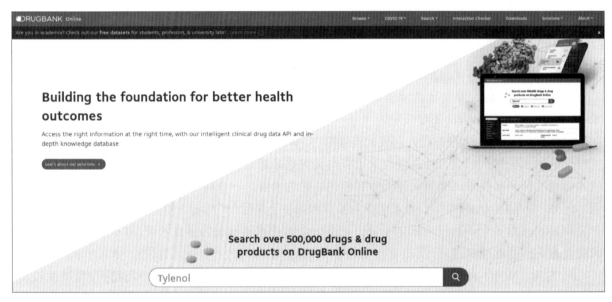

图 11-3 药物数据库 DrugBank 首页界面

DrugBank 可供制药研究者、药剂师、临床医生、学生和公众使用。对于学术研究和非营利性利用，DrugBank 可免费使用；对于商业应用（包括整体或部分的利用），DrugBank 需要许可证。

（二）知识的组织与利用

DrugBank 数据库汇集了药物化学、药理学、药物基因组学、药物代谢组学、药物转录组学、药物蛋白质组学等众多学科，为用户提供了丰富的药物信息。DrugBank 多药物信息的组织主要按字顺排列，同时提供按药物作用机制和按药物化学结构两种方式对药物信息进行组织。组织方法按药物作用机制分为 DrugBank 范畴和 ATC 分类法两种。DrugBank 范畴包括血管紧张素转换酶 ACE 抑制剂、抗菌药等，并对应一定数量所属的药物和相应靶标。ATC 分类法是按 ATC 树结构进行组织。按药物化学结构组织是将药物按界、超类、类、亚类进行药物结构分类。DrugBank 以药物通用名为基本信息单元,每个药物卡包含 200 多个数据字段,为药物提供了丰富的属性信息。药物属性信息包括:化学物标识、分类信息、药理学、药代动力学和毒性、药物经济学、特性、谱学信息、参考信息、临床试验、靶点、酶等一级属性。每个一级属性下又包含多个二级属性,如化学物标识的二级属性包含:名称、同义词、处方产品、通用处方产品、非处方药产品、唯一成分标识符 UNII、化学式等。

在快速检索功能处,输入药物通用名称可完成对药物属性的快速信息检索。DrugBank 还提供了按药物、加星药物、类别、药物反应、靶点、基因组学等属性浏览药物信息,或者选择化学结构、药物 / 食物反应等查询药物信息,并可进一步检索到药物的一级属性和二级属性等更为详细的信息。除此以外,该数据库还提供:按药物名称检索两种及两种以上药物的相互作用;提供药物信息的 XML 格式文件下载。

二、美国食品药品监督管理局不良事件报告系统

(一)简介

FDA 不良事件报告系统(Adverse Event Reporting System,AERS)是 FDA 用于储存和分析安全报告的电子化信息数据库。FDA 通过医疗监督系统(MedWatch Program,MedWatch)和药厂强制报告系统收集的有关药品的不良事件报告和用药错误信息都将进入 AERS。AERS 是 FDA 进行药品安全监管的重要工具(图 11-4)。

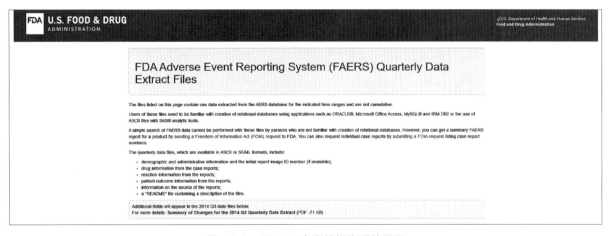

图 11-4 FDA 不良事件报告系统界面

AERS 遵循 ICH 的多项协议以及贯彻 FDA 新法规来提高药品评审和研究中心(Center for Drug Evaluation and Research,CDER)接收、存档及分析这些报告的效率。AERS 于 1997 年正式投入使用,由药品安全办公室的数据处理、流行病学和统计学人员对其进行维护和使用。他们的目的在于通过对可能会反映公众健康问题的药品不良反应的认识来主动分析数据。拓展拿到数据的通道能帮助对药品不良事件报告进行及时的评价,因为药品不良事件报告通常是潜在问题的第一信号。每例严重不良事件的报告要由经过数据处理以及信号产生分析培训的人员进行严格和逐个的评价。医疗保健专业人员(如医生、药剂师、护士等)、消费者(如患者、家庭成员、律师等)可直接向 FDA 提交不良事件和用药错误报告。医疗保健专业人员和消费者也可将不良事件和用药错误报告提交至药品生产企业。药品生产企业收到不良事件报告后,须按照规定将该报告提交至 FDA。FDA 将直接收到的报告以及由药品生产企业提交的报告均纳入 AERS 系统。

(二)知识的组织与利用

AERS 报告信息结构依据 ICH 发布的国际安全报告指南(ICH E2B),系统报告中的不良事件和用药错误术语依据 ICH《国际医学用语词典》(MedDRA)进行编码。AERS 的不良反应报告存储和记

录了人口统计学信息、报告图像、药品信息、不良反应信息、患者的后果。此外，AERS 还存储了 XML 和 ASCII 码文件等信息供用户检索。

　　AERS 报告范围包括：药品、生物制品（包括血液制品、血液、血浆衍生物、过敏原、人体细胞和组织产品）、医疗器械（包括体外诊断试剂）、组合产品、特殊营养品（婴儿配方产品、药膳）、化妆品、食品／饮料（包括严重过敏反应报告）。AERS 报告系统对药品不良反应直接报告（由公众直接报给 FDA 的不良反应）、15 日报告（由药厂报告的严重意外不良反应报告）、定期报告（药厂报告的不良反应报告）和不严重定期报告（指药品上市后 3 年内的药品不良反应报告）等 4 类药品不良反应报告有效分类和组织，供用户检索。

（罗　悦）

思 考 题

1. 药学信息的组织方法有哪些？
2. 药学领域还有哪些知识组织系统？示例说明其组织方式与作用。
3. 选取一两个药学系统或数据库，分析说明其知识组织的方式方法。

第十二章

公共卫生领域知识组织

公共卫生领域知识组织是指对公共卫生服务和管理活动中产生的公共卫生信息资源内容的概念、特征、结构、关系等的表示与存储。本章将在介绍公共卫生职能域中主要的信息资源及其特征的基础上，聚焦于公共卫生领域疾病预防与控制、疾病管理、居民电子健康档案、公众健康、环境卫生等信息资源和服务，介绍典型的公共卫生知识组织系统及应用案例。

第一节　公共卫生信息资源及特征

一、公共卫生信息资源概述

（一）公共卫生信息资源的基本内涵

公共卫生信息资源（public health information resources）是公共卫生机构业务及管理过程中所涉及的一切文件、资料、图表和数据等信息的总称，包括公共卫生机构的各种业务和管理活动过程中所产生、获取、处理、存储、传输和使用的一切信息资源，贯穿于公共卫生机构运行的全过程之中。

（二）公共卫生信息资源的主要内容

根据公共卫生信息资源的基本定义，公共卫生信息资源包括两大类：公共卫生基础信息和公共卫生业务信息。

1. **公共卫生基础信息**　指基本不变或缓慢变化的，且在公共卫生业务开展过程中共享程度高的基础性数据，主要包括居民基本信息、组织基本信息（有毒有害企业、学校、公共场所等）和位置基本信息等，是公共卫生系统内数据共享和机构间业务协同的基础，也是公共卫生管理人员开展专业统计分析的根本。

2. **公共卫生业务信息**　指公共卫生活动和服务过程中所产生的信息。一般而言，依据公共卫生服务体系的业务职能域划分，我国公共卫生信息资源主要包括疾病预防控制信息、妇幼保健信息、精神卫生信息、卫生监督信息、突发公共卫生事件应急处置信息、院前应急急救信息、采/供血管理信息、计划生育技术服务信息和健康教育信息等。

健康档案是居民健康管理过程的规范、科学记录，以居民个人健康为核心，贯穿整个生命过程，是居民健康状况发展变化及所接受的各项卫生服务记录的总和。电子健康档案记录内容是从日常卫生服务记录中适当抽取的，与居民个人和健康管理、健康决策密切相关的重要信息。因此，公共卫生服务信息是居民电子健康档案的重要组成部分，也是重要的公共卫生信息资源。

本节选择重要的公共卫生信息资源对其予以介绍。

二、主要的公共卫生业务信息资源

(一)疾病预防信息

疾病预防信息包括传染病报告信息、预防接种信息、结核病防治信息、艾滋病防治信息、寄生虫病患者监测与管理信息、职业病报告信息、职业性健康监护信息、伤害监测报告信息、行为危险因素监测信息及死亡医学证明信息等。

1. **传染病报告信息**　是依据传染病防治相关法律、法规、规范性文件之有关规定,由依法许可的各级医疗卫生机构、疾病预防控制机构、采供血机构等发现的属法定报告的传染病需要填写的报告信息。传染病报告信息包括人口学信息、社会经济学信息、亲属信息、传染病流行病学信息、疾病诊断信息、死亡信息和行政管理信息。其核心数据内容是既往史、传染病发病、症状、体征等流行病学信息、传染病类别、诊断名称、诊断日期、订正等疾病诊断信息,死亡原因、死亡日期时间等死亡信息,以及报告医师姓名、填报单位名称等行政管理信息。

2. **预防接种信息**　是依据预防接种工作规范之规定,由依法许可的医疗保健机构出具的个人预防接种记录信息。预防接种信息包括人口学信息、社会经济学信息、亲属信息、疫苗接种信息、业务管理和行政管理信息。其核心数据内容是疫苗接种信息,如疫苗名称、批号、生产厂家、引起预防接种后不良反应的可疑疫苗名称、预防接种后不良反应症状、预防接种后不良反应发生日期和处理结果等,以及记录接种人健康状况的信息。

3. **结核病防治信息**　结核病防治是指对结核病患者进行诊断、登记、治疗和管理。结核病防治信息包括人口学信息、社会经济学信息、疾病诊断信息、疾病治疗信息、检测/检验信息、体检信息、随访管理信息、死亡信息和行政管理信息。其中的核心数据内容是疑似结核病患者症状、结核病接触史、结核病患者发现方式、结核病类型、肺结核诊断结果、结核病并发症等疾病诊断信息,结核病治疗分类、结核病患者始治方案、化疗方案、化疗管理方式、规律服药情况、转归情况等疾病治疗和随访管理信息以及相关的检测/检验信息和体检信息。

4. **艾滋病防治信息**　艾滋病防治是指对 HIV(人类免疫缺陷病毒)感染者和艾滋病患者进行诊断、报告、治疗、管理。艾滋病防治信息包括人口学信息、社会经济学信息、亲属信息、疾病诊断信息、疾病治疗信息、检测/检验信息、体检信息、死亡信息、业务管理信息和行政管理信息。其中的核心数据内容是:艾滋病接触史、性病史、症状、体征、艾滋病阳性检测方法、疾病诊断分类等疾病诊断信息;艾滋病抗病毒治疗情况和停药原因、美沙酮维持治疗情况和终止原因等疾病治疗信息;相关的检测/检验信息,如艾滋病阳性检测结果、CD4＋检测结果(个/μl);死亡信息,如死亡日期时间、根本死因等;记录育龄妇女预防母婴传播干预措施实施、儿童预防母婴传播干预措施实施情况的业务管理信息。

5. **寄生虫病患者监测与管理信息**　是对血吸虫病、慢性丝虫病等寄生虫病患者进行监测与随访管理的信息记录,包括人口学信息、社会经济学信息、疾病诊断信息、疾病治疗信息、检测/检验信息、体检信息、业务管理信息和行政管理信息。其中的核心数据内容是:记录感染流行病学和诊断情况的信息,如日期、地点、感染环境名称、感染方式、首次出现症状、免疫学和病原学检查结果、疾病诊断类型等;用于辅助判断疾病发展程度的信息,如症状、体征和体检结果记录;反映治疗方案、药物、剂量、疗程(d)和既往救治情况(包括外科救治和内科救治)、医疗费用支出情况等信息;转归情况以及死亡原因等信息。

6. **职业病报告信息**　是依据职业病防治法律法规之规定,由省级以上人民政府卫生行政部门批准的医疗卫生机构承担出具的职业健康检查报告。职业病报告信息包括人口学信息、社会经济学信息、疾病流行病学和诊断信息、死亡信息和行政管理信息。其中的核心数据内容是:疾病流行病学和诊断信息，如工种、受照史、首次出现症状日期、职业病种类和名称、尘肺类别和期别、放射性疾病分度和分期、并发症、职业病伤残等级等；职业病转归、死亡日期时间、根本死因等信息。

7. 职业性健康监护信息 是根据劳动者的职业接触史，对劳动者进行有针对性的定期或不定期的健康检查和连续的、动态的医学观察，记录职业接触史及健康变化等而形成的信息，以便及时发现劳动者的职业性健康损害，评价劳动者健康变化与职业危害因素的关系。其中的核心数据内容是：劳动者健康状况信息，如过量照射史、既往疾病史、家族遗传性疾病史、从事毒害职业情况、吸烟、饮酒以及是否有鼻塞、便秘、盗汗、耳鸣、关节痛、记忆力减退、皮肤瘙痒、失眠、嗜睡、嗅觉减退等相关症状记录；体检信息，包括一般状况检查结果和跟腱反射、共济运动、肌张力、皮肤划纹症、三颤检查等特殊检查结果信息；实验室检测/检验信息，包括一般状况检查结果和血铅、甲状腺素、尿氟、尿镉、尿锰、尿铅、尿砷、痰细胞学、精液、染色体畸变等特殊检查结果；职业健康检查结论、职业病名称等信息。

8. 伤害监测报告信息 伤害监测报告是由依法许可的医疗保健机构在诊治伤害病例过程中记录相关伤害信息的医学记录。伤害监测报告信息包括人口学信息、社会经济学信息、流行病学和诊断信息、行政管理信息。其中的核心数据内容是伤害流行病学和诊断信息，如伤害发生原因、地点，伤害发生时活动类别，伤害意图，伤害性质，伤害部位，临床诊断，伤害严重程度和伤害转归等。

9. 中毒报告监测信息 中毒报告监测是依据《突发公共卫生事件应急条例》规定，由卫生行政批准的医疗机构出具的农药中毒报告诊断书和相关医疗文件。中毒报告监测信息包括人口学信息、社会经济学信息、中毒流行病学和诊断信息、行政管理信息。其中的核心数据内容是中毒流行病学和诊断信息，如中毒农药名称、农药中毒类型、农药中毒转归等。

10. 行为危险因素监测信息 行为危险因素监测是由依法许可的医疗保健机构在慢性病及其危险因素监测过程中记录相关慢性病危险因素的医学记录。行为危险因素监测信息包括人口学信息、社会经济学信息和健康相关行为监测信息。其中，健康相关行为监测信息主要记录了吸烟、饮酒、饮食等健康相关行为的频率、种类、数量，以及身体活动的类别、强度、频率，步行或骑自行车时长，睡眠时长等。

11. 死亡医学证明信息 死亡医学证明是由依法许可的专业机构出具的死亡居民的法定医学证明。死亡医学证明信息包括人口学信息、社会经济学信息、死亡信息和行政管理信息。其中，死亡信息主要记录根本死因、直接死因、死因推断、死亡地点、死亡最高诊断依据等。

（二）疾病管理信息

疾病管理信息主要包括高血压、糖尿病、肿瘤等慢性非传染性病、重大疾病病例管理及老年人健康管理信息。

1. 高血压病例管理信息 高血压病例管理是医生对居民进行高血压筛查和对高血压患者进行随访管理。高血压病例管理信息包括：人口学信息、社会经济学信息、健康状况信息、行为危险因素监测信息、疾病诊断信息、疾病管理信息、疾病治疗信息和行政管理信息。其中核心数据内容是行为危险因素监测信息和疾病诊断信息，如收缩压（mmHg），舒张压（mmHg），体重（kg），吸烟、饮酒、饮食等行为的频率、种类、数量，以及身体活动的类别、强度、频率，还有心理状态、职业暴露及其他主要健康问题、症状、疾病诊断分类等；疾病治疗信息，包括用药信息（如药物名称、药物使用频率、药物使用次剂量、药物使用途径、服药依从性等）和住院、家庭病床等信息；疾病管理信息，如随访方式、随访评价结果、随访周期建议、随访遵医行为评价结果等。

2. 糖尿病病例管理信息 糖尿病病例管理是社区医生对居民进行 2 型糖尿病筛查和对 2 型糖尿病患者进行随访管理。糖尿病病例管理信息包括人口学信息、社会经济学信息、健康状况信息、行为危险因素监测信息、疾病诊断信息、疾病管理信息、疾病治疗信息和行政管理信息。其核心数据内容是：行为危险因素监测信息和疾病诊断信息，如空腹血糖值（mmol/L），餐后 2h 血糖值（mmol/L），糖化血红蛋白值（%），体重（kg），吸烟、饮酒、饮食等行为的频率、种类、数量，以及身体活动的类别、强度、频率，还有心理状态、职业暴露及其他主要健康问题、症状、疾病诊断分类等；疾病治疗信息，包括用药信息（如药物名称、药物使用频率、药物使用次剂量、药物使用途径、胰岛素用药使用情况、服药依从性等）和住院、家庭病床等信息；疾病管理信息，如随访方式、随访评价结果、随访周期建议、随访遵医行为评价结果等。

3. 肿瘤病例管理信息　肿瘤病例管理是由依法许可的医疗保健机构对肿瘤患者进行登记和管理。肿瘤病例管理信息包括人口学信息、社会经济学信息、健康状况信息、疾病诊断信息、疾病治疗信息、患者管理信息和行政管理信息。其中核心数据内容是：疾病诊断信息，如肿瘤诊断及诊断依据、肿瘤学分类、病理号、肿瘤 TNM（T，原发肿瘤；N，区域淋巴结；M，远处转移）分期、肿瘤临床分期、目前疾病情况、是否复发、是否转移及转移部位等；疾病治疗信息，如肿瘤治疗方式、手术性质、化疗方案、放疗方案等；患者管理信息，如肿瘤患者指导内容、卡氏评分值等；肿瘤家族史及肿瘤家族史瘤别等信息。

4. 老年人健康管理信息　老年人健康管理是对老年人进行医学检查，对其健康进行评估，并对评估中发现的异常问题进行处理、转会诊及随访管理。老年人健康管理信息包括人口学信息、社会经济学信息、亲属信息、行为危险因素监测信息、治疗信息、健康管理信息和行政管理信息。其中，核心数据内容是：行为危险因素监测信息和疾病诊断信息，如体重（kg），吸烟、饮酒、饮食等行为的频率、种类、数量，以及身体活动的类别、强度、频率，还有心理状态、职业暴露及其他主要健康问题、症状、疾病诊断分类等；疾病治疗信息，包括用药信息（如药物名称、药物使用频率、药物使用次剂量、药物使用途径、服药依从性等）和住院、家庭病床等信息；健康管理信息，如随访方式、随访评价结果、随访周期建议、随访遵医嘱行为评价结果、随访心理指导等。

（三）卫生监督信息

1. 卫生监督检查与行政处罚信息　卫生监督检查与行政处罚记录卫生监督过程中监督检测与行政处罚的相关信息，包括监督相关机构基本信息、监督检查信息、行政处罚信息和行政管理信息，如监督相关机构基本信息和生产经营情况、监督检查内容和结果、监督意见、处罚结果以及卫生监督量化分级管理等级评定情况等。

2. 卫生行政许可与登记信息　卫生行政许可与登记记录卫生监督过程中卫生行政许可与登记的相关信息，包括管理相关机构信息、行政许可与登记信息和行政管理信息，如申请单位基本信息和生产经营情况、申请登记和受理申请记录、行政许可项目名称、行政许可决定书、登记备案记录（如职业病危害预评价结果、建设项目设计卫生审查结构、水源、消毒、空调通风系统等情况）等。

3. 卫生监督监测与评价信息　卫生监督监测与评价记录卫生监督过程中卫生监测的相关信息，包括监测单位信息、监测样品信息和行政管理信息，如公共场所监测类别、监测样品合格件数等。

4. 卫生监督机构与人员信息　记录卫生监督机构和人员的相关信息，其中：机构信息主要记录机构名称、机构基本情况、机构分类管理情况等；人员信息主要记录卫生监督员资格情况和执业范围、培训情况、流动情况等。

（四）突发公共卫生事件应急处置信息

突发公共卫生事件应急处置信息是指通过有组织地实施预防控制策略，有效地防止突发公共卫生事件的发生和发展，以减少或消除其危害程度，保障公众健康。突发公共卫生事件应急处置信息包括人口学信息、社会经济学信息、接警处警信息、事件报告和管理信息、应急处置信息、人员物资信息和行政管理信息。其中核心数据内容是突发公共卫生事件名称、类别、等级、发生地区、场所、进展、结案等事件报告和管理信息，以及现场处置报告方案、现场处置报告、现场快速评估等应急处置信息。

（五）居民电子健康档案

居民健康档案是社区卫生服务机构与居民健康管理过程中服务事件和干预活动的规范化记录，是以居民个人健康为核心，贯穿整个生命过程，涵盖各种健康相关因素，满足居民自我保健和健康管理、健康决策需要的系统化信息资源。内容包括个人基本信息、健康体检、重点人群健康管理记录和其他医疗卫生服务记录。个人基本情况包括姓名、性别等基础信息和既往史、家族史等基本健康信息；健康体检包括一般健康检查、生活方式、健康状况及疾病用药情况、健康评价等；重点人群健康管理记录包括国家基本公共卫生服务项目要求的 0～6 岁儿童、孕产妇、老年人、慢性病和重性精神疾病患者等各类重点人群的健康管理记录；其他医疗卫生服务记录包括上述记录之外的其他接诊、转诊、会诊记录等。

第二节　典型的公共卫生知识组织系统

一、中国公共卫生信息分类与编码体系

中国疾病预防控制中心（Chinese Center for Disease Control and Prevention，CDC）和中国卫生信息学会公共卫生信息专业委员会于 2007 年 1 月联合发布《中国公共卫生信息分类与基本数据集标准》。本书介绍其中的公共卫生信息资源的分类体系——公共卫生信息分类与编码、基本数据集和基本数据元集。

（一）公共卫生信息分类与编码

1. 分类的目的　以数据集为分类对象的最小单元，将具有共同特征的数据归并在一起，使之与不具相同特征的其他数据区分开来，并通过设定的编码规则进行唯一识别。

2. 分类的原则　公共卫生数据分类体系中类目的划分遵循系统性原则、实用性原则、可扩展性原则与科学性原则等基本原则；类目的设置遵循数据集保证原则、类目稳定性原则、发展性原则、均衡性原则、类目概念清楚、上下位概念层层隶属、同位类互相排斥原则和类号唯一准则。

3. 技术方法　分类的实施采用面分类法和线分类法相结合的技术路线进行分类研究。

（1）面分类法应用：将所有公共卫生现有或可能产生的信息资源的属性或特征视为若干个"面"，每个"面"再分为彼此独立的若干个类目。根据需要将这些"面"中的类目组合在一起，形成一个复合类目。

（2）线分类法应用：将初始的分类对象按所选定的若干个属性或特征作为分类的划分基础，逐次地分成相应的若干个层级的类目，并排成一个有层次的、逐级展开的分类体系。在这个分类体系中，同位类的类目之间存在着并列关系，下位类与上位类的类目之间存在着隶属关系，同位类的类目不重复，不交叉。

4. 分类框架　根据公共卫生信息的基础属性和本质特征分析本领域资源域的全集范畴和主体类别。按线分类和面分类相结合的方法，再将其逐次分成相应的层级，每一个层级设若干节点作为类目，由此排成一个有层次、有节点、逐级展开的分类框架。在该分类框架中，同位类之间按并列关系设置，下位类与上位类之间按隶属关系设置。

（1）层级设计：为兼顾稳定性和扩展性，将公共卫生信息的分类框架设计 4 层，前 2 层按面分类，保持稳定性，第 3、4 层遵循线分类原则，提供扩展空间。

（2）类目的设计：类目体系的 4 级分类框架依次被定义为主题域、主类、子类和小类。第 1 层将公共卫生信息资源域全集抽象为 4 个主题域；第 2 层将每个主题域按现有或可能产生的信息资源的

本质属性或特征分解为若干个主类;第3层在对每一个主类信息进行概念抽象的基础上进行特征划分,构建若干"子类"。不同主题域、主类和子类间相互不重复、不交叉,每个主题域、主类和子类都给出明确的释义;第4层的小类是子类的下位类,也是具体业务活动中相同属性多个数据集集合的类目,内容范围等于或小于"子类",即"小类"类目可以不是子类的全集,因为随着信息资源的扩展和信息系统建设的不断发展,小类属性需要不断地补充和完善。

5. 类目名称的定义　分类框架中的每一个类目都是一个特定的主题,表达一类信息的内涵和外延,需要给出明确的定义和名称。

(1)主题域类目名称:4个"主题域"分别定义为"疾病预防控制""公共卫生服务""公共卫生管理"和"卫生监督"。

(2)主类类目名称:疾病预防控制主题域下设报告与监测、调查、干预、评价、报告与发布5个主类;公共卫生服务主题域下设卫生检测与检查、卫生调查、卫生干预、卫生评价、报告与发布5个主类;公共卫生管理主题域下设政策法规、资源管理、教育培训、科研管理、国际交流合作以及评价6个主类;卫生监督主题域包括卫生行政许可、监督执法和卫生巡查3个主类。

(3)子类与小类名称:子类与小类名称的定义以"疾病预防控制"主题域中"报告与监测"主类的内容为例说明。"疾病预防控制"主题域的"报告与监测"主类分解为4个子类目,分别将其定义为"健康监测""疾病监测""伤害监测"和"危险因素监测"。由于"小类"可根据所属数据集基本内容进行不断补充设置,根据需要给出可能的内容,如将"疾病监测"子类目划分出"传染性疾病监测""慢性非传染性疾病监测""突发公共卫生事件监测"和"疫苗针对性疾病监测"4个小类定义,用户可以根据需求按规则扩展。

按照上述方法进行类目的设置与划分,最终形成的公共卫生信息分类框架包含4个主题域、18个主类、49个子类及205个小类。

6. 公共卫生信息分类编码　公共卫生信息基本数据集分类有两类代码系统:主分类代码系统和复分类代码系统。分类框架中的所有类目按主分类代码规则进行编码,基本数据集按主分类代码加复分类代码进行编码。

(1)主分类代码系统:分类框架中每一个类目设定唯一的主分类代码,代码为7位混合码,码位结构设计如表12-1所示。其中主题域为1位英文字母码,主类、子类、小类各为2位数字码,从01到99。类层级间按从属关系逐级顺序编码。若在一个类目下没有分出更详细子类目,则总代码用阿拉伯数字"0"补齐2位。

表 12-1　码位结构设计

码位名称	主题域	主类	子类	小类
码类	字母类	数字类	数字类	数字类
位数	一位	两位	两位	两位
取值	A、B、C、D	01~99	01~99	01~99

(2)复分类代码系统:分类体系最终是对主题数据集进行分类和标引,而每一个小类下都会有若干相同主分类编码的主题数据集,因此仅通过主分类编码不能对数据集进行唯一标识,需要对其进一步细分。为了增强类层级相同但学科、地区、专业等内容不同的主题数据集的标引与检索能力,并缩小分类表的篇幅和细分需求,公共卫生信息分类体系特设立了复分类表。复分类表从基本数据集主题概念、学科、地域等综合因素考虑,采用分段编码设计,其基本内容由地区、组织机构、国际疾病分类和学科分类代码四段30位代码组成,格式为:XXXXXX-XXXXXXXXX-XXX.XXX-XXX.XXXX。其中,第1段6个数字表示地区码(国标),第2段9个数字表示组织机构码(国标),第3段7位表示

疾病编码(ICD-10),第4段8位表示学科分类码(国标)。当数据集不体现某个复分表分类属性时,整段编码用0标识。

以"结核病监测数据集"的分类编码应用为例。首先在主分类表中查找归类:主题域(疾病预防控制 A)、主类(监测 01)、子类(疾病监测 02)、小类(传染病监测 01),由此获得主分类编码:A010201;其次在复分类表中查找归类,地区码(000000)、组织机构码(中国疾病预防控制中心 400013118)、疾病码(结核病 A15-A19)、学科分类码(结核病学 320.2420),复分类表编码为 000000-400013118-A15-A19-320.2420。最终得出"结核病监测数据集"复分类编码结果:A010201-000000-400013118-A15-A19-320.2420。

（二）公共卫生基本数据集

《中国公共卫生信息分类与数据集标准》共设置了56个数据集,分为公用数据集和事务性数据集。

1.**公用数据集** 是关于公共卫生资源信息的基本数据集,包括人员基本信息、组织机构信息、位置信息、设备物品信息、日期时间信息、财务信息和科研管理信息7个数据集。

描述公用数据集的元数据为:数据集序号、数据集名称、数据集摘要、提交部门、版本号。公用数据集元数据描述示例见表12-2。

表12-2 公用数据集元数据描述(示例)

序号	数据集名称	数据集摘要	提交部门	版本号
1	人员基本信息	该数据集主要规范人员基本属性的格式及取值,是信息系统在收集人员信息时的参考	中国 CDC·上海嘉定区 CDC	V1.0

2.**事务性数据集** 包括免疫规划、职业卫生与职业中毒、实验室管理、突发公共卫生事件、妇幼卫生、传染病监测、慢性病监测及健康相关危险因素监测等九个业务领域的49个基本数据集。

描述事务性数据集的元数据为:数据集序号、数据集名称、数据集分类、数据集代码、数据集摘要、提交部门、版本号。表12-3为事务性数据集元数据描述示例。其中,数据集分类是指按照本《信息分类与数据集标准》中信息分类的结果,数据集所归属的类别。如法定传染病监测基本数据集,其数据集分类是"疾病预防控制信息—监测类—疾病监测类—传染性疾病监测信息"。数据集摘要是对数据集分类、主要内容等信息的简要文字描述。

表12-3 事务性数据集元数据描述示例

序号	数据集名称	数据集分类	数据集代码	数据集摘要	提交部门	版本
1	儿童预防接种信息	疾病预防控制信息—干预—技术干预—预防接种	A0302010101	记录儿童预防接种过程中的儿童基本信息以及疫苗信息	中国 CDC 免疫规划中心	V1.0

（三）公共卫生基本数据元集

1.**数据元描述** 描述数据元的基本属性有:标识符、数据元名称、英文简称、定义、数据类型、数据格式、值域和版本号。表12-4为儿童预防接种信息数据集的数据元集示例。

2.**数据元集的排列** 首先是公用数据元集,然后再按照基本数据集元数据描述中"数据集代码"的顺序排列。每个数据集中的数据元按照标识符的规则排列。

（四）应用

中国公共卫生信息分类与数据集标准为中国疾病预防控制领域各业务部门应用系统的设计与开发提供基本数据元标准和数据规范化描述规则,促进公共卫生信息的有效交换和广泛共享,被应用于对公共卫生信息资源进行规范化组织。

表 12-4　儿童预防接种信息数据集的数据元集（示例）

儿童预防接种信息（A0302010101）

标识符	数据元名称	英文简称	定义	数据类型	数据格式	值域	版本
0101001	儿童姓名	Child_name	接受预防接种儿童的姓名	PN	a..30	GB/T 17538—1998（全国干部、人事管理信息系统数据结构）	1.0
0101002	儿童身份证号	Child_id	接受预防接种儿童的身份证号码	II	an18	GB11643—1999 居民身份证号码	1.0
0101003	儿童性别	Gender	接受预防接种儿童的社会性别	CE	n1	GB/T 2261.1—2003 个人基本信息与分类代码性别代码	1.0
...	...	...	...	...	...	...	...
0101011	疫苗名称	Vaccine_no	接种疫苗的商业名称	CS	n4	0101011 疫苗名称代码	1.0
0101012	接种性质	Immu_type	儿童接种疫苗的性质，分基础、加强、应急、强化等	CS	nl	0101012 接种性质代码	1.0
0101013	接种日期	Immu_date	儿童接种疫苗的公历日期	TS	yyyymmdd		1.0
0101014	接种单位	Immu_org	儿童疫苗接种的实施单位	ON	a10		1.0
0101015	疫苗生产厂家代码	Vacc_factory_code	儿童接种疫苗的生产厂家代码	CS	n2	0101015 疫苗生产厂家代码表	1.0
0101016	疫苗批号	Vacc_no	儿童接种疫苗的批号	ST	an..20		1.0
0101017	接种人员	Vace_person	实施接种的人员	PN	a..30	GB/T 17538—1998（全国干部、人事管理信息系统数据结构）	1.0
0101018	接种剂量	Vace_dose	疫苗的接种剂量，例如几粒、多少毫升、几个单位等	PQ	n..2，1		1.0
0101019	接种部位	Immu_place	疫苗的接种部位，例如左上肢、右上肢等	CS	n1	0101019 接种部位代码	1.0

二、电子健康档案基本数据集标准

2011 年 8 月正式颁布实施的我国卫生行业标准《城乡居民健康档案基本数据集（WS365—2011）》以基本医疗、基本公共卫生服务及 0～6 岁儿童、孕产妇、老年人、重性精神疾病患者等重点人群服务信息等为重点内容，规定了城乡居民健康档案基本数据集的元数据属性和数据元目录。

（一）健康档案基本数据集元数据属性

表 12-5 是电子健康档案基本数据集描述元数据。其中，数据集分类"卫生信息 - 卫生综合"和数据集标识符"HDSD00.01"，是依据中华人民共和国卫生行为标准《卫生信息数据集分类与编码规则（WS/T 306—2009）》对电子健康档案数据赋予的分类及编码。

（二）健康档案基本数据集内容

健康档案基本数据集内容目前包括 18 个部分：个人基本信息、健康体检信息、新生儿家庭访视信息、儿童健康检查信息、产前随访信息、产后访视信息、产后 42d 健康检查信息、预防接种卡信息、传染病报告卡信息、职业病报告卡信息、食源性疾病报告卡信息、高血压患者随访信息、2 型糖尿病患者随访信息、重性精神疾病患者管理信息、门诊摘要信息、住院摘要信息、会诊信息、转诊 / 院信息。

表 12-5　数据集元数据属性

元数据子集	元数据项	元数据值
标识信息子集	数据集名称	城乡居民健康档案基本数据集
	数据集标识符	HDSDO0.01
	数据集发布方——单位名称	卫生部卫生信息标准专业委员会
	关键词	城乡居民健康档案
	数据集语种	中文
内容信息子集	数据集分类——类目名称	卫生信息 - 卫生综合
	数据集摘要	城乡居民健康档案基本数据集包括个人基本信息、健康体检信息、重点人群健康管理记录和其他医疗卫生服务记录的相关数据元
	数据集特征数据元	城乡居民健康档案编号、本人姓名、性别代码、出生日期、婚姻状况代码、身高(cm)、体重(kg)、疫苗名称代码、疫苗接种日期、疫苗批号、传染病名称代码、职业病种类代码、出生孕周、助产机构、新生儿疾病筛查项目代码、新生儿访视健康指导类别代码、体格发育评价代码、孕周(d)、末次月经日期、孕产妇健康指导类别代码、体质指数、摄盐量分级代码、日吸烟量(支)、服药依从性代码、病案号、检查 / 检验项目名称、门诊诊断名称、药物类型、手术 / 操作名称、会诊原因、转诊标志、医疗费用支付方式代码

各数据集中的数据元与数据元目录中相同数据元保持标识符、名称、定义、数据类型、表达格式和数据元允许值的一致性。

（三）数据元目录

《数据元目录》中包括城乡居民健康档案基本数据集个人基本信息、健康体检信息、重点人群健康管理记录和其他医疗卫生服务记录的相关数据元，对数据元各属性含义及其描述方法进行规范，采用字典式格式进行描述。

1. **数据元属性**　根据数据元属性的重复程度，将数据元属性分公用属性和专用属性两类。数据元公用属性有 7 项：版本、注册机构、相关环境、分类模式、主管机构、注册状态和提交机构；数据元专用属性有 6 项：数据元标识符、数据元名称、数据元定义、数据元值的数据类型、表示格式、数据元允许值。

2. **数据元属性描述**　《数据元目录》采用字典式格式描述数据元。数据元公用属性在各部分中统一描述。

3. **数据元分类与编码**　数据元分类采用两级结构：第一级为大类，包含 9 项内容；第二级为小类，包含 16 项内容，最终得到 1 405 个数据元（表 12-6）。

表 12-6　卫生信息数据元分类及其各部分数据元数量

大类	小类	数据元数量	大类	小类	数据元数量
标识类信息	标识类	14	诊断与评估信息	医学诊断	73
卫生服务对象信息	人口学及社会经济学特征	62		医学评估	127
	健康史	92	计划与干预信息	计划与干预信息	175
健康危险因素	健康危险因素	98	卫生经济信息	卫生费用	10
医学观察信息	主诉与症状	119	卫生资源信息	卫生机构	53
	体格检查	243		卫生人员	31
	临床辅助检查	51		药品、设备与材料	26
	实验室检查	129	卫生管理信息	卫生管理信息	102
数据元数量合计					1 405

数据元标识符（编码）按照数据元分类架构，采用字母数字混合码，包含 5 段，分别为主题分类代码、大类码、小类码、顺序码和附加码，共 14 位编码。数据标识符结构设计见图 12-1。其中，"主题分类"代码用 2 位大写英文字母表示（卫生信息领域代码统一定为"DE"）；"附加码"代表一组数据元的连用关系编码，无连用关系的数据元附加码为"00"，有连用关系的数据元附加码从 01 开始顺序编码。

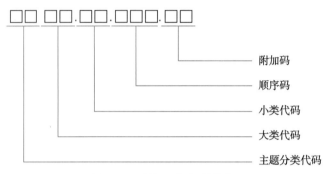

图 12-1　数据元标识符结构

表 12-7 是健康体检数据集的数据元目录中"症状代码"数据元的属性描述字典信息。

表 12-7　健康体检数据集的数据元专用属性（症状代码）描述字典

数据元属性	数据元属性值
数据元标识符（DE）	DE04.01.116.00
数据元名称	症状代码
定义	受检者的症状在特定编码体系中的代码
数据元值的数据类型	S3
表示格式	AN..5
数据元允许值	ICD-10 R 编码

（四）应用

《城乡居民健康档案基本数据集（WS365—2011）》统一了全国电子健康档案标准，实现了健康档案信息在收集、存储、发布、交换等应用中的一致性，适用于我国卫生领域相关信息数据标识信息交换与共享，城乡居民健康档案的信息收集、存储与共享，以及城乡居民健康档案管理信息系统的建设。

三、人口健康科学数据共享数据集分类与编码标准

人口健康科学数据分类与编码标准由国家人口健康科学数据平台标准规范课题组于 2012 年提出。该标准定义了人口健康科学数据的分类方法，说明如何将人口健康科学数据的分类组织为人口健康科学数据的目录，并规定了如何将人口健康科学数据映射至人口健康科学数据目录中。本书主要介绍本标准在宏观层次上对人口健康科学数据集的分类与编码。

（一）数据集分类方法

人口健康科学数据分类方法从人口健康科学数据本身的内容属性出发，采用面分类法和线分类法相结合的技术路线进行分类研究。

（二）分类框架

人口健康科学数据分类框架由主分类表和复分类表两部分组成。主分类表、复分类表分别面向该科学数据集的不同主题采用线分类法进行类目设置。

1. **主分类表**　分为七个层次：门类、亚门类、大类、小类、一级、二级、三级。

（1）门类及亚门类的划分：根据国家科学数据共享工程标准《科学数据共享工程数据分类编码方案（SDS/T 2122—2004）》关于科学数据的分类，人口健康科学数据属于"人口健康科学"门类、"医药卫生科技数据"亚门类，二者的编码均为"M"。

（2）大类及小类的划分：人口健康科学数据大类的划分遵循学科分类方法，分为基础医学、临床医学、公共卫生、中医药学、药学和特种医学六个大类。大类主要担负承上启下作用，对使用者来说可起引导作用。

大类的下位类的划分遵循分类基本原则，类目的确定以科学内容主题、专业领域内习惯和规范化三个主要因素为依据，对类目概念的划分争取实现与各专业领域分类类目的参照和对应；小类的类目划分力求全面，使由一个上位类划分出来的一组下位类的外延之和等于上位类的外延，以保证类列的完整。当不可能全面列举或无须全面列举所有类目时，一般在类列的最后编制"其他"类，用以容纳尚未列举的内容。在本分类标准中，公共卫生大类下设 7 个小类（表 12-8）。小类、一级、二级、三级分类是整个分类法的主表，是人口健康科学数据共享数据集标引的实际依据。

2. 复分表　采用的复分类表包括疾病和有关健康问题的国际统计分类第十次修订本（ICD-10）、GB/T 13745—92《学科分类与代码》。

表 12-8　人口健康科学数据共享平台数据分类代码表（示例）

门类	代码	亚门类	代码	大类	代码	小类	代码	总代码
人口	M	医药	M	公共	13	传染病和寄生虫疾病	01	MM1301
健康		卫生		卫生		慢性非传染性疾病	02	MM1302
科学		科技				环境卫生	03	MM1303
		数据				健康危险因素与行为生活方式	04	MM1304
						人口健康素质	05	MM1305
						生命登记与统计	06	MM1306
						基础信息	07	MM1307

（三）编码规则

人口健康科学数据集的分类采用分段编码设计。码位分为三段：第一段为主分类码；第二段为疾病码；第三段为学科分类码。完整的人口健康科学数据集分类编码由三段 25 个数字组成，形式为 XXXXXXXXXXXX-XXX.XXX-XXX.XXXX。

1. 主分类码位设计　人口健康科学数据共享工程数据主分类表分类代码设计为 12 位混合码。门类、亚门类各为 1 位英文字母码，大类、小类、一级、二级、三级各 2 位数字码，从 11 到 99。采用线分类按门类、亚门类、大类、小类、一级、二级、三级的从属关系顺序编码。

2. 复分组配表码位设计　第二段 6 位表示疾病码（如伤寒 A01.001），第三段 7 个数字表示学科分类码（如内科学 320.2400，心血管病学 320.2410）。数据集名称不体现某个复分表分类属性时，整段编码用 0 表示。

3. 编码规则

（1）整体编码是数字字母混合码。采用数字码的大类和小类为 2 位，从"11"开始，到"99"。

（2）如在一个类目下，没有分出更详细的子类目，则总代码用阿拉伯数字"0"补齐 12 位。

（3）大类和小类中的"其他"类编码定为"99"，满足代码扩充的需要。

（四）应用

人口健康科学数据分类与编码标准面向人口健康领域基础、临床、公共卫生、中医药四个数据中心及药学主体数据库对数据资源进行系统化归纳，层次化标识，规范化表达需求，提供的分类与编码标准文档用于人口健康科学数据集的目录体系设计，并对单个资源进行标识与管理。

四、MedlinePlus 健康主题词表

（一）MedlinePlus 概述

MedlinePlus 是美国国立医学图书馆于 1998 年创建的公众健康网站，是集健康教育、医学研究、数据查找和热点新闻发布于一体的健康知识宝库。其信息来源于世界上 850 个经过遴选的权威机构。MedlinePlus 的健康主题模块收录了 1 000 多种医学领域关注度高的疾病和健康问题的症状、病因、治疗和预防等信息，通过主题导航向用户提供健康信息的浏览服务。

本部分介绍 MedlinePlus 中的健康主题信息服务模块。

（二）MedlinePlus 健康主题词表

1. **健康主题词汇来源**　健康主题词来源于公众检索频次较高的词语，充分考虑了多数用户的需求兴趣和用词习惯。内容定期管理，链接每日更新。

2. **健康主题结构**　MedlinePlus 健康主题目前采用三级结构组织健康主题词，共分为 5 个一级类，44 个二级类。二级类下是 2 353 个健康主题及其入口词。用于组织健康主题的三级结构示例见图 12-2。

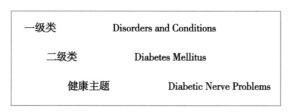

图 12-2　健康主题三级结构示例

MedlinePlus 健康主题的 5 个一级类目分别是身体部位（body location/ systems）、疾病和症状（disorders and conditions）、诊断与治疗方式（diagnosis and therapy）、人群（demographic groups）和其他健康相关问题（health and wellness）。一级类目及所包含的二级类目如图 12-3 所示。

Body Location/Systems
- Blood, Heart and Circulation
- Bones, Joints and Muscles
- Brain and Nerves
- Digestive System
- Ear, Nose and Throat
- Endocrine System
- Eyes and Vision
- Immune System
- Kidneys and Urinary System
- Lungs and Breathing
- Mouth and Teeth
- Skin, Hair and Nails
- Female Reproductive System
- Male Reproductive System

Disorders and Conditions
- Cancers
- Diabetes Mellitus
- Genetics/Birth Defects
- Infections
- Injuries and Wounds
- Mental Health and Behavior
- Metabolic Problems
- Poisoning, Toxicology, Environmental Health
- Pregnancy and Reproduction
- Substance Abuse Problems

Diagnosis and Therapy
- Complementary and Alternative Therapies
- Diagnostic Tests
- Drug Therapy
- Surgery and Rehabilitation
- Symptoms
- Transplantation and Donation

Demographic Groups
- Children and Teenagers
- Men
- Older Adults
- Population Groups
- Women

Health and Wellness
- Disasters
- Fitness and Exercise
- Food and Nutrition
- Health System
- Personal Health Issues
- Safety Issues
- Sexual Health Issues
- Social/Family Issues
- Wellness and Lifestyle

图 12-3　MedlinePlus 健康主题一级类目及二级类目

二级类目下由属于该类的具有相关关系的多个健康主题组成，以健康主题词的入口词字顺排列，指引用户查找主题。表 12-9 为二级类目"Diabetes Mellitus"（糖尿病）下的健康主题词信息。表中列出所有属于"Diabetes Mellitus"类的主题词及其入口词。例如：A1C（糖基化血红蛋白）、Blood Glucose（血糖）、Blood Sugar（血糖）等。其中，"Blood Glucose"是"Blood Sugar"的入口词。所有的主题相关的词语按字顺排列。

表 12-9　Diabetes Mellitus 的主题词相关信息（示例）

主题词及入口词	主题词及入口词
A1C	**Gestational Diabetes see** Diabetes and Pregnancy
Blood Glucose see Blood Sugar	**Glucose see** Blood Sugar
Blood Sugar	**Hemoglobin A1c see** A1C
Children and Diabetes see Diabetes in Children and Teens	**High Blood Glucose see** Hyperglycemia
Diabetes	**High Blood Sugar see** Hyperglycemia
Diabetes and Pregnancy	How to Prevent Diabetes
Diabetes Complications	Hyperglycemia
Diabetes in Children and Teens	**Hypoglycemic Medicines see** Diabetes Medicines
Diabetes Medicines	**Insulin see** Diabetes Medicines
Diabetes Mellitus see Diabetes	**Insulin Resistance see** Metabolic Syndrome；Prediabetes

注：未加粗字体为主题词。

每一个健康主题下的信息内容包含该主题词的同义词、疾病概述、定义、最近新闻、诊断、症状、治疗、特殊类型、预防、相关研究、临床试验、参考文献、专家、其他相关健康主题等丰富的信息。MedlinePlus 健康主题最突出的特点是提供每一个内容的出处及链接。

第三节　公共卫生领域知识组织应用

一、中国疾病预防控制中心数据资源平台

（一）中国疾病预防控制中心数据资源平台概述

中国疾病预防控制中心（Chinese Center for Disease Control and Prevention，CDC）是国家卫健委直属的实施疾病预防控制与公共卫生技术管理和服务的国家级公益事业单位。

CDC 目前拥有 22 个疾病预防控制业务信息系统和 2 个基础管理信息系统。在开展监测、干预、科研、教育培训、服务和内部管理等业务活动中，CDC 所产生的具有自主知识产权的信息和数据资源通过其官网的健康主题栏目和 CDC 对外数据服务门户网站"中国公共卫生科学数据中心"向社会发布。本部分主要对 CDC 官网的健康主题信息进行介绍。

（二）CDC 健康主题信息

1. 健康主题信息的组织结构　在中国疾病预防控制中心网站主页，健康主题栏目下的信息资源主要是围绕某一具体主题的相关科学知识、相关公共卫生宣传活动、科普资料、技术文献及相关链接等信息。

健康主题分为十大类：传染病，免疫规划，突发公共卫生事件，慢性非传染性疾病，烟草控制，营养与健康，环境与健康，职业卫生与中毒控制，放射卫生，妇幼保健。在每个大类下，根据需要进行子

类目的划分。如图 12-4，健康主题下，一级类目传染病按疾病分类可划分为四个子类，甲类、乙类、丙类和其他，其中甲类传染病包括鼠疫、霍乱。点击"传播途径"则可看到按该标准划分出的五个子类：接触性传播，空气传播，水和食物传播，虫媒传播，其他。技术文件下列出传染病诊断、防治技术、方案及政策报告等相关文档。

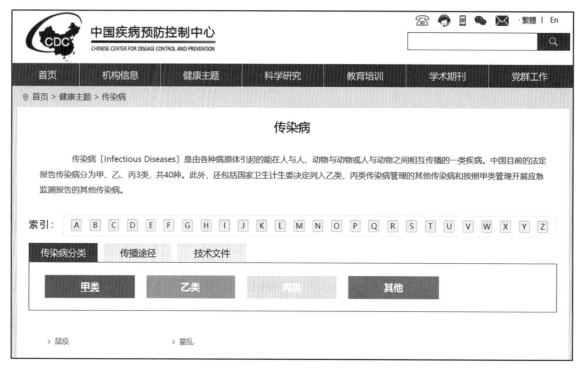

图 12-4　一级类目传染病的子类及主题

2. 主题的信息内容　子类下列出属于该类的主题。选择一个主题，则在页面左侧显示该主题的知识天地、科普资料、宣传活动、技术文件、出版物、统计数据、相关链接等栏目，其对应的信息在页面的正文部分显示。图 12-5 是结核病主题的上述相关栏目及信息内容，访问路径为：传染病分类→乙类→结核病。信息内容以网页格式显示。其中，如果该主题下有相应的统计数据，在页面正文部分显示统计数据集的名称，如"结核病监测数据"；点击名称，则会链接到 CDC 的数据服务网络平台"公共卫生科学数据中心"。

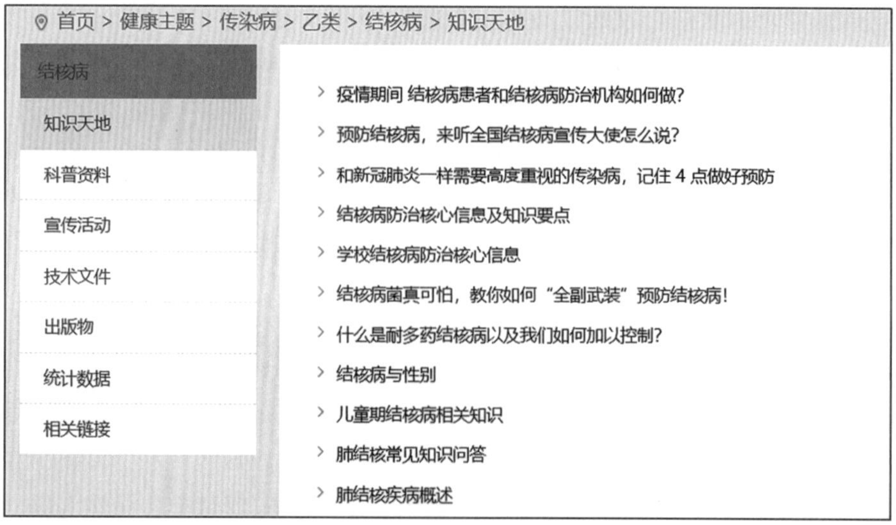

图 12-5　结核病主题信息内容

二、中国公共卫生科学数据中心数据资源平台

（一）中国公共卫生科学数据中心数据资源平台概述

中国公共卫生科学数据中心是国家人口健康科学数据共享平台的主要数据中心之一，由中国疾病预防控制建设，是公共卫生数据汇交、共享、加工与分析的数据平台。该平台集成分布在公共卫生领域、高等院校、科研院所以及科学家个人手中的公共卫生数据资源和科研项目数据并向社会发布。用户可在该平台进行元数据查询、数据申请、资源检索、标准规范下载和政策法规下载等。

（二）公共卫生数据资源与服务

平台主要通过三大模块向全社会提供公共卫生数据资源服务：公共卫生数据、公共卫生专题和公卫百科知识。

1. 公共卫数据服务

（1）公共卫生数据资源分类：中国公共卫生数据中心网络平台系统中的数据资源分类以《人口健康科学数据共享数据集分类与编码标准》为基本依据，设置为一个等级结构体系，用于对所有公共卫生数据库进行分类组织。该体系包括六个一级类目。一级类目根据需要细分出若干个二级类。图 12-6 左侧为公共卫生数据集的六个一级类目。其中，传染性疾病又细分为六个二级类目（图 12-6 中的粗体字），类目下显示属于该类的数据集名称。其余的一级类下未设二级细类。

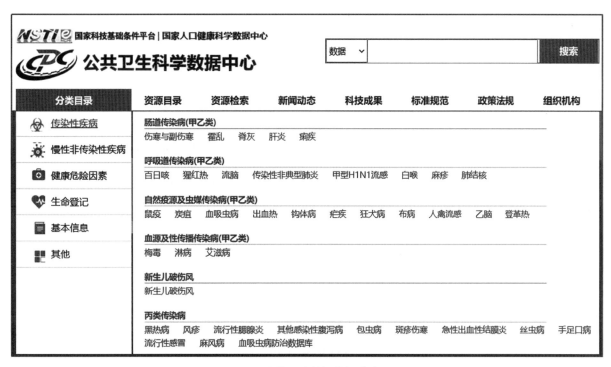

图 12-6　公共卫生数据资源分类目录

（2）公共卫生资源目录：是按分类目录组织的各种数据库资源。下面简述六个大类下的主要数据库信息。

1）传染性疾病：包括我国法定报告管理监测的 40 种传染病数据库。内容包括数据库介绍、元数据、原始数据、分年龄组查询数据和分地区查询数据。

2）慢性非传染病：提供影响我国居民健康和生活质量的高血压、糖尿病、肿瘤及心脑血管疾病等慢性非传染性疾病数据，主要指标为患病率。包括糖尿病、慢性病患病率、高血压病和慢性病疾病系统别构成 4 个数据库。

3）健康危险因素：主要提供与健康危险因素相关的各类全国性调查数据，包括中国食物成分数据库、中国居民营养与健康状况、食物血糖生成指数、中国健康与营养调查数据库、中国青少年健康危险行为调查、中国吸烟行为的流行病学调查、地方病防治数据库、全球成人烟草调查 - 中国、中国居民营养与健康状况调查、中国老年人口健康状况调查数据。

4）生命登记信息：提供全国出生登记和死因登记等数据。现阶段的数据包括全国疾病监测系统死因监测网络报告数据库和 3 次（1973—1975 年，1991—2000 年，2004—2005 年）全国死因回顾抽样调查数据。

5）基础信息：现阶段已收集、整理和共享的数据主要包括生物安全监测标准、艾滋病检测机构、传染病网络报告历年人口数据库、传染病网络报告全国行政区划数据库、疾控机构基本信息数据库、机构编码数据库和 2000 年人口普查分县资料。

6）其他：包括 2006 年全国人群乙型病毒性肝炎血清流行病学调查、2001 年全国人体重要寄生虫病现状调查、传染病疫源地监测数据、法定报告传染病、1992 年全国病毒性肝炎血清流行病学调查数据和全国狂犬疫苗接种服务机构数据。

对每个数据库提供了数据库介绍、元数据和查询条件等信息。其中，核心元数据包括：数据库标识符、数据库名称、关键字、摘要、负责单位名称、资源分类标准名称、资源类目名称、资源类目编码等。图 12-7 是传染性疾病类下"伤寒与副伤寒"数据库的简要信息。

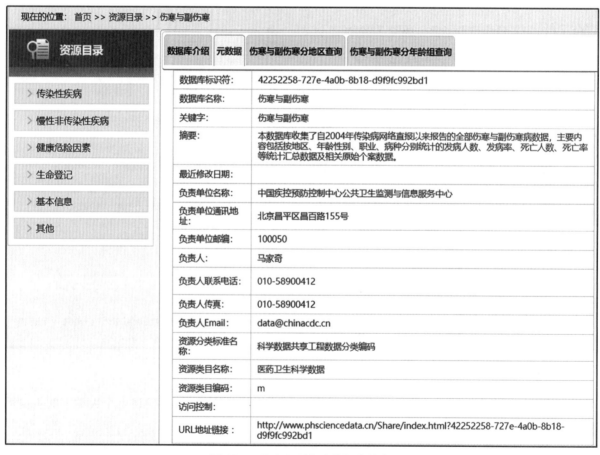

图 12-7　伤寒与副伤寒数据库信息

2．专题服务　是公共卫生科学数据中心共享服务的一个特色，是针对特定人群的需求而专门整理和加工数据以开展特定服务的一种服务形式。目前已完成结核病防治健康教育和热点传染病预警与追踪两个专题。

1）结核病防治健康教育专题：提供结核病防治健康教育与健康促进工作所需的媒体材料、培训材料和工作材料，由 3 个资源库组成——结核病防治健康教育材料资源库、中国结核病防治健康促进材料资源库学校版、中国结核病防治健康促进材料资源库医疗机构版。

2）热点传染病预警与追踪专题：对法定报告传染病数据进行加工整理，结合传染病数据、传染病预警预测模型和地图信息系统，形成热点传染病预警与追踪专题，为公众提供当前热点传染病的预警与追踪。

3. 公卫百科知识服务　公卫百科是一个开放的网络公共卫生平台，全面介绍与公共卫生、预防医学相关的医学或其他相关知识。公卫百科对涉及公共卫生的专业术语、概念以百科全书的形式呈现，包括文字、表格、图片等，目前有词条 3 545 条。

（1）公卫百科知识的组织：公卫百科提供了按主题分类和百科知识词条首字母顺序建立的知识导航。图 12-8 为公卫百科知识分类导航。百科知识按主题可分为 16 个类，所有百科知识资源按主题内容被纳入相应的类目。

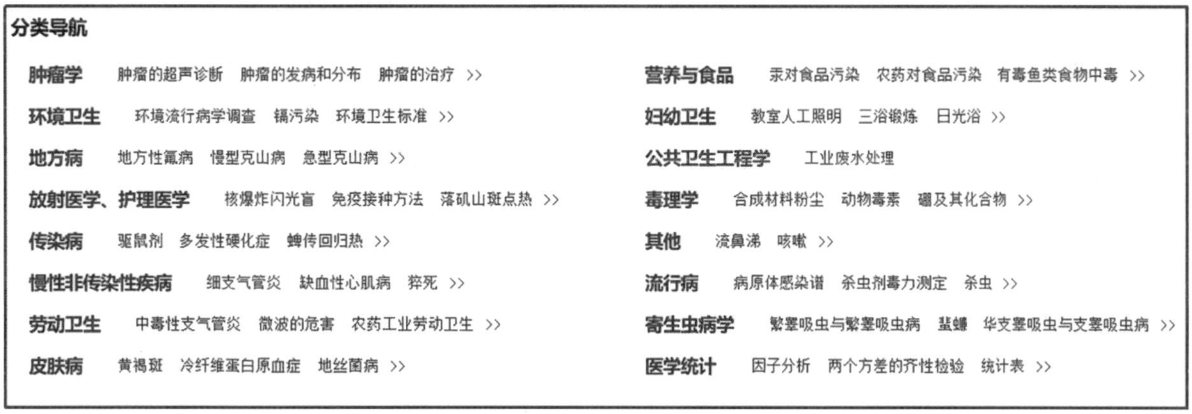

图 12-8　公卫百科主题分类

（2）公卫百科知识资源的获取：用户可通过分类导航或字母导航进行公共卫生知识的浏览，也可输入词语对词条进行全文检索。在某个主题类目下选择一个百科知识资源名称，即可看到该百科知识词条的全部内容，包括词条标题、内容摘要、全文、发布时间、更新时间等属性。用户可以对百科知识资源进行全文复制、下载保存和发送邮箱等操作。

三、美国国家环境卫生中心数据资源系统

（一）美国国家环境卫生中心

美国国家环境卫生中心（National Center for Environmental Health，NCEH）是美国疾病控制与预防中心下属的一个机构，主要研究预防环境引起的疾病、残疾和死亡，调查领域内环境对健康的作用，利用监测系统追踪并评价环境相关的健康问题，致力于保护人民健康，使其免受环境危害。美国国家环境卫生中心的主要任务是应对突发事件，教育和培训不同领域的学者，制定新标准和指南，辅助规划公共卫生政策。

（二）环境卫生信息资源的组织结构及内容

美国国家环境卫生中心的数据资源系统采用了三种环境卫生信息资源的组织方式。

1. 字母导航　环境卫生信息资源按标题首字母建立索引，形成字母导航供用户浏览。

2. 主题导航　按环境卫生信息资源的内容将资源划分为 26 个一级主题（图 12-9），形成的主题导航是用户访问资源的主要方式。26 个环境卫生主题（environmental health topics），每个主题链接了大

量的相关资源,如主题概况、事实表单和出版物、医学指南建议、相关的主要国家项目及相关国际机构等,便于用户全面了解相关内容。

Environmental Health Topics

Air Quality	Environmental Health Science and Practice	Newborn Screening Laboratory Bulletin
Asthma	Environmental Health Services	Noise-Induced Hearing Loss
Biomonitoring	Environmental Public Health Tracking Network	Nutritional Indicators
Carbon Monoxide Poisoning	Food Safety	Radiation Emergencies
Chemical Weapons Elimination	Health Studies	Radiation and Your Health
Childhood Lead Poisoning Prevention	Human Exposure to Environmental Chemicals	Research (e.g., Biomonitoring, Genetics, Laboratory Quality Assurance)
Climate and Health	Laboratory Quality Assurance	Safe Water
EH Nexus	Mold	Vessel Sanitation
Emergency Response	Natural Disasters	

图 12-9　环境卫生资源主题导航

环境卫生主题大致包括三个方面的内容。

(1)突发事件和环境卫生服务:主要主题有应急反应、化学武器的消除、环境健康、铅中毒预防、船舶卫生设备等。

(2)环境危害和健康影响:主要是关于环境污染(气体污染、水污染、辐射等)和气候与疾病(哮喘、慢性阻塞性肺疾病)的关系等主题。

(3)实验室科学:主要包括生物监测、营养指标、基因学、环境化学物质(一氧化碳中毒、铅中毒、环境化学品暴露)等主题。

上述主题在内容上有部分交叉,如主题应急反应(emergency response)包括的内容有一般应急、生物暴露、化学品暴露、自然灾害与恶劣天气、辐射暴露,因此与辐射应急(radiation emergencies)、自然灾害(natural disasters)等主题下的内容有部分重叠。

3.**环境卫生数据集**　提供与环境公共卫生有关的国家资助的主要数据系统的数据,用户可直接查看和下载。主要包括以下方面。

(1)健康数据:包括哮喘数据统计和监测资源、儿童铅中毒数据与监测资源、国家环境公共卫生跟踪网络、行为危险因素监测系统数据、全国流动医疗保健调查数据、全国医院出院调查数据、国家健康与营养检查调查、国家癌症登记计划、美国劳工部劳工统计局职业调查等。

(2)生物监测数据:包括美国国家膳食和营养生化指标报告、国家健康和营养检测报告、全国人类接触环境化学品报告。其中,人类接触环境化学品的国家报告和更新的表格提供1999—2000年和2015—2016年代表性的国家生物监测数据,包括400多种化学品的接触数据。

(3)环境数据:包括美国环保局空气数据、酸雨排放追踪系统数据、国家排放清单数据、有毒物质排放数据、泳滩环境评估及海岸卫生数据、安全饮用水信息系统数据、洪水灾害数据、美国食品和药物管理局膳食研究、美国地质调查局国家水质评估项目、国家河流质量核算网络等相关数据。

(4)搜索引擎:提供主要的公共卫生与环境卫生数据系统链接列表,用户可进行数据检索。

(邰杨芳)

思 考 题

1. 简述电子健康档案与公共卫生各职能域业务数据之间的关系。
2. 试述中国人口健康科学数据共享数据集分类的主要方法、框架及编码原则。
3. 简述 MedlinePlus 健康主题结构。
4. 试述中国疾病预防控制中心数据资源平台及其健康主题信息。
5. 简述美国国家环境卫生中心及其数据资源系统。

第十三章

中医药领域知识组织

　　中医药领域知识组织是揭示中医药领域相关知识单元，挖掘知识关联的过程或行为，目的是为用户提供有效的知识或信息。本章从中医药信息资源及特征、中医药信息标准、中医药知识组织系统与典型应用等四个方面进行论述，对中医药领域的文献、数据、信息以及知识的特点进行分析与介绍。

第一节　中医药信息资源及特征

　　中医药信息资源载体形式多样，包括古代中医文献资源、现代纸媒出版物、电子资源、网络资源等，内容涵盖中医、中药、针灸、古籍等领域，有对中医古籍的阐释利用，也有采用现代科学技术研究中医药形成的各类信息。

一、中医领域

（一）中医领域信息资源概述

　　中医领域信息资源是指中医学的基本概念、基本知识、基本原理和基本规律以及中医临床诊疗方面的信息资源，主要涵盖中医学的哲学基础，中医学对人体生理、疾病及其防治的认识等基础理论以及中医临床诊疗等方面的信息。

（二）中医领域信息资源

1. 中医哲学　主要包括中医古代哲学的精气学说、阴阳学说、五行学说。

（1）精气学说：是探求宇宙本原和阐释宇宙变化的一种世界观和方法论。认为精或气是构成天地万物的本原，精或气自身的运动变化推动和调控着宇宙万物的发生、发展和变化。

（2）阴阳学说：在阴阳概念基础上建立起来的中医学基本理论，认为阴阳对立统一、消长转化、相反相成的关系贯穿于自然与人体等一切事物之中，是人体生理和病理发生、发展、变化的根源及规律。

（3）五行学说：将古代哲学理论中以木、火、土、金、水五类物质的特性及其生克制化规律来认识、解释自然的系统结构和方法论运用到中医学而建立的中医基本理论，用以解释人体内脏之间的相互关系，脏腑、组织、器官的属性和运动变化及人体与外界环境的关系。

2. 中医生理　中医学有关人体生理方面的知识，主要包括精气血津液神、藏象、经络、体质等。

（1）精气血津液神：精、气、血、津液，是构成人体和维持人体生命活动的基本物质。神，是人体生命活动的主宰及其外在总体表现的统称。

（2）藏象：是藏于体内的脏腑及其表现于外的生理病理征象及与外界环境相通应的事物和现象。

（3）经络：是运行全身气血、联络脏腑形体官窍、沟通上下内外、感应传导信息的通路系统。

（4）体质：人体生命过程中，在先天禀赋和后天获得的基础上所形成的形态结构、生理功能和心理状态方面综合的相对稳定的固有特质。

3. 疾病防治

（1）病因：致疾病发生的原因，亦称为致病因素，如六气异常、疠气传染、七情内伤、饮食失宜、劳逸失度、持重努伤、跌扑金刃、外伤及虫兽所伤等。

（2）病机：疾病发生、发展与变化的规律和机制。

4. 中医诊疗　根据中医学的理论体系，研究诊察病情、判断病种、辨别证候并用辨证论治的方法和观点来治疗疾病。

（三）资源描述特征

1. 中医哲学　精气学说、阴阳学说和五行学说是中医学的重要思维方法。其属性描述主要是自身概念。在进行知识组织时，应明晰各学说与精气、阴阳、五行及其变化规律对机体产生的影响的相关性。

2. 中医生理　是运用中医理论研究人体生理状态。精气血津液属性描述包括精气血津液的生成、代谢、生理功能、病理变化以及与各脏腑等的相互关联信息。藏象则是以五脏为中心，通过经络系统，将六腑、五体、五官、九窍、四肢百骸等沟通联系成有机整体，其属性描述包括位置、生理功能等；在进行知识组织时，主要考虑脏腑与体、华、窍、志、液之间的关联信息。经络系统则包括经脉、络脉等，其属性描述包括名称、位置、走向、作用等；在进行知识组织时，需厘清经络系统等级结构关系、与腧穴的部位关系以及与脏腑的功能联系等。体质主要描述人体的形态结构、生理功能和心理状态，以及与之关联的体表形态、体格体型、机体的新陈代谢，各器官、系统的功能和一些速度、力量等活动能力。

3. 疾病防治　病因又称致病因素，主要是以临床表现为依据，通过分析病证的病位、症状、体征、病势来推求病因，即"辩证求因"。病因的属性特征包括自身性质、致病特征等，还与症状、体征以及导致病因产生的因素等信息关联。病机，属性描述主要包括邪正盛衰、阴阳失调和精气血津液失常等；在进行知识组织时，主要考虑其与病因、中医物质、脏腑/形体/官窍、脏腑功能、病证等之间的关系。

4. 中医诊疗　中医临床对疾病状态的判断、纠正过程，是一种活动。属性描述包括病因、症状、诊断方法、病证信息；在进行知识组织时，通常与治则治法、方剂、中药等信息相关联。

二、中药领域

（一）中药领域信息资源概述

中药是在中医理论指导下，用于预防、治疗疾病并具有康复与保健作用的物质。中药领域信息资源主要涵盖中药资源、中药材、中药饮片、中成药、中药化学成分以及中医方剂等方面的知识。

1. 中药资源　指可提供中药材或作为制备中成药原料的药用植物、药用动物、药用矿物等。

2. 中药材　是在中医药理论指导下，所采集的植物、动物、矿物经产地初加工后形成的原料药材，可供制成中药饮片、提取物及中成药。

3. 中药饮片　是以中药材为原材料，按中医药理论，经过加工炮制后，可直接用于中医临床或制剂生产使用的处方药品。

4. 中成药　是以中药饮片或中药材为原料，在中医药理论指导下，按规定的处方和方法，加工制成一定的剂型，标明药物作用、适应证、剂量、服法、注意、规格等，供医生、患者直接选用，符合药品法规定的药物。

5. 方剂　即治病的药方。在临床应用方面，根据中医辨证论治的特点，针对现代临床的多发病、常见病,广泛使用的古今方剂。

6. 中药化学成分　是从中药中提取、分离、鉴定、测定的分子成分。

（二）资源描述特征

1. 中药资源　作为中药材的来源,其属性特征包括科、属、类、族、形态等。在进行知识组织时,通常与中药材进行信息关联。

2. 中药材　属性特征包括药材基原、药用部位、性状等。在进行知识组织时,通常与中药资源的药用动植物和矿物以及中药饮片、中药化学成分等相关联。

3. 中药饮片　属性特征包括药性、药味、归经、毒性、升降浮沉、功效、药理作用、化学成分等。在进行知识组织时,通常与中药材、中成药、方剂及中药化学成分、药理作用等相关联。

4. 中成药　属性特征包括组成、性状、功能、剂型、规格等。在进行知识组织时,通常与中药材、中药饮片、剂型、功效等信息关联。

5. 方剂　属性特征包括组成、功能等。在进行知识组织时,通常作为中成药处方溯源,由中药饮片组成,治疗某些病证,与中成药、中药饮片、病证等信息关联。

6. 中药化学成分　属性特征包括分子式、分子量、理化性质、药化作用、毒性等,通常与中药材、中药饮片等关联。

三、针灸领域

（一）针灸领域信息资源概述

针灸领域信息资源是指在中医理论指导下的经络、腧穴、刺法、灸法及针灸治疗等方面的信息资源,涉及运行在经络的气血、腧穴定位的形体官窍、刺灸使用的用具、腧穴的定位方法及针刺疗法和手法等方面的信息。

1. 经络　纵横交错,遍布全身,是人体内运行气血的通道,包括经脉和络脉。经脉包括十二经脉、奇经八脉,以及附属于十二经脉的十二经别、十二经筋、十二皮部;络脉包括十五络脉和难以计数的浮络、孙络等。

2. 腧穴　是人体脏腑经络之气输注于体表的特殊部位,是对穴位的统称。一般归属于十四经系统的为"经穴",未归入十四经的补充穴为"经外奇穴",按压痛点取穴的称为"阿是穴"。

3. 刺法　又称针法,是指采用不同针具或非针具,刺激人体的一定部位（腧穴）,并运用各种手法以调整阴阳、防治疾病的方法。

4. 灸法　古称"灸焫",又称艾灸,指以艾绒为主要材料,点燃后直接或间接熏灼体表穴位的一种治疗方法。也可在艾绒中掺入少量辛温香燥的药末,以加强治疗作用。

5. 针灸治疗　是根据脏腑、经络学说,运用四诊、八纲理论,将临床上各种不同证候进行分析归纳,以明确疾病的病因病机、病位病性,根据辨证进行相应的配穴处方,按方施术,以通其经脉,调其气血,使阴阳归于相对平衡,从而达到防病治病的目的。

（二）资源描述特征

1. 经络　可运行全身气血,联络脏腑/形体官窍,沟通上下内外,感应传导信息。属性特征包括属、络、分布、功能等。在进行知识组织时,需厘清经络系统等级结构关系、与腧穴的部位关系以及与脏腑的功能联系等。

2. 腧穴　既是疾病的反应点,又是针灸的施术部位。属性特征包括定位、解剖等。其与经络、脏腑密切相关,腧穴归于经络,经络属于脏腑,与脏腑脉气相通。在进行知识组织时,通常与经络、脏腑关联,其定位、解剖通常与身体结构相关联,而在针灸治疗过程中刺灸疗法也通常作用在腧穴而发生效应。

3. **刺法**　作为针灸治疗方法,在进行知识组织时,通常是与其相关的(如针灸用具、作用的腧穴等)信息相关联。

4. **灸法**　属性特征与刺法相似。在进行知识组织时,通常是与灸法使用的灸材、施灸的部位、腧穴等信息相关联。

5. **针灸治疗**　是一个治疗过程,涉及环节包括针灸治则、辨证、配穴处方、适应病证等。在进行知识组织时,通常与刺法、灸法、经络、腧穴、针灸用具、病证信息等关联。

四、中医古籍

(一)中医古籍信息资源概述

中医古籍信息资源是指 1911 年以前(含 1911 年)书写或刻印于纸质载体上的中医学信息。中医古籍研究重在古籍的学术和文献价值,可以从品种和版本两方面体现。现存历代中医古籍品种数量众多,版本和流传情况复杂。《中国中医古籍总目》收录了中医古籍 8 663 种。在品种选择时,重点研究:对中医学发展过程中具有重要影响力的名著、各中医流派的代表著作等;各类中医古籍的基本文献,或属于某一疾病、某一问题的独有文献;具有广泛应用价值,载有独特的诊治疾病和养生保健经验,对中医理论研究和临床诊疗具有指导意义的基本古籍等。中医古籍的研究历来重视版本的选择,版本是否精良,直接影响着古籍的内容质量。在版本选择过程中要考虑:版本年代,是否珍、善本;版本形式,如稿本、刻本、抄本、影印本、石印本等;同一种古籍,版本较多,一般选取完本,按照精校本、祖本、通行本的顺序选择;另外,还有孤本、流传不多的稀见版本等。

(二)资源描述特征

各类中医古籍信息资源外部特征,通常包括书名、作者、分类、版本、馆藏地、书籍特征、内容提要、成书年代等信息。各类古籍亦有各自不同的内容特征,从知识分类角度可分为医经、医理、伤寒金匮、诊法、本草、方书、临证各科、针推外治、养生、医案医话医论、医史目录、丛书等。

1. **医经**　指《黄帝内经》《难经》等中医古典著作,可进一步描述为本文、注释、发挥等。

2. **医理**　指论述中医基础理论的各类著作,具体包括通论、阴阳五行、五运六气、病源病机、经络腧穴、藏象骨度等。

3. **伤寒金匮**　指《伤寒论》《金匮要略》等各类著作,可进一步描述为本文、注释、发挥、方论、歌括等。

4. **诊法**　指论述中医诊断方法的各类著作,具体包括通论、脉诊、望诊、舌诊、杂著等类。内容属性描述包括面色、脉象、舌色、舌象等信息,在进行知识组织时,考虑与之相关疾病的关联。

5. **本草**　指论述本草学的著作,具体包括本经、历代本草、歌括、便读、杂著等。在进行知识组织时,除了考虑作为本草类具有的基础属性(如药性、药味、毒性等信息)外,还需考虑历代衍化更名及描述性变化。

6. **方书**　指中医方剂的著作,具体包括历代方书、专科方书、歌括、便读、成方药目等。在进行知识组织时,除了考虑作为方剂具有的基础属性(如组成、功效、制备方法等信息)外,还需考虑历代衍化更名及描述性变化。

7. **临证各科**　指论述中医临证各科的著作,具体包括通论、温病、内科、妇科、儿科、外科、伤科、眼科、咽喉口齿、祝由等。属性描述包括病名、症状、病位、辨证等。

8. **针推外治**　指论述针灸推拿外治疗法的著作,具体包括通论、针法、灸法、推拿、外治等类。属性描述包括针法、灸法、推拿、外治等方面,属性特征包括经络的属、络、分布、功能,腧穴的定位、解剖等,以及与之关联的针法、灸法、推拿、外治方法,治疗疾病以及所使用的针灸用具等信息。

9. **养生**　指论述中医养生的著作,具体包括通论、食疗、房中、广嗣、导引、炼丹等类。

10. **医案医话** 指采用病案、笔记、短文、随笔等形式,撰写病例治疗经过、医学体会、叙事议论等内容的著作。

11. **医史目录** 指中国医学史和中医目录学的著作,涉及历代医家、医疗机构以及一些医藏书目的记录信息。

12. **丛书** 指合编或丛编两种或两种以上的,不同学科或不同类属的中医著作。

第二节 中医药信息标准

中医药信息标准,是用以促进中医药领域信息化,使中医药信息和数据达到兼容和一致,减少信息和数据的冗余和重复,促进各个独立信息系统间的"互操作"的规范性文件。国际标准化组织(International Organization for Standardization, ISO)发布的《中医药信息标准体系框架与分类(ISO/TS 18790—1:2015)》对中医药信息标准体系进行了顶层设计,规定了中医药信息标准的三维框架,即业务域、信息化要素和特异度。"业务域"主要是指中医药信息标准涉及的业务主题范围,包括医疗保健、临床研究、文化教育、中药产业;"信息化要素"是指术语、数据、信息系统和电子设备通信;"特异度"是指概念层、逻辑层和物理层三个层次。

本节主要从信息化要素的维度对中医药信息标准进行介绍。

一、中医药数据标准

(一)中医药数据集分类标准

1. 中医药数据集分类标准 随着信息技术在中医药领域的应用,中医药临床实践、科学研究等活动中产生的数据集日益丰富。这些数据来源于医院、大学、科研机构和企业等机构,时间跨度从古代至现代。

ISO/TS 22558:2019 Health Informatics - Classification of Traditional Chinese Medicine Data Sets(健康信息学 中医药数据集分类)以中医药数据集为分类对象,遵循系统性原则、科学性原则、可扩充性原则及实用性原则,采用面分类法和线分类法相结合的混合分类法进行分类。按照面分类方法,将中医药数据集类目编码分为中医药领域代码、创建者类型代码、数据来源类型代码和主题类型代码4个"面";按照线分类方法,将各个"面"中的具体内容进行描述和分类。在该标准中,将中医药数据集的主题类型分为5个一级类目,分别为中医药事业管理、中医、中药、针灸及其他类。

在国际标准基础上,我国国家标准化管理委员会进行了修改采标,于2019年12月发布了《健康信息学 中医药数据集分类(GB/T 38327—2019)》,根据我国的实际情况,将主题类型划分为6个一级类目,分别是中医药事业管理、中医、中药、针灸、中国少数民族医药及其他类。

2. 中医医院管理信息基本数据集分类团体标准 参照GB/T 38327—2019国家标准,《中医医院管理信息基本数据集分类(T/CIATCM 089—2020)》针对中医医院管理基本信息数据集给出了分类方法。分类代码结构采用GB/T 38327—2019的15位代码,其中中医药领域代码、创建者类型代码、数据来源类型代码均相同;主题类型代码是将GB/T 38327—2019的一级类目"中医药事业管理"细化,共划为三级类目,其中二级类目包括行政管理、医疗管理、保健管理、科研管理、教育管理、文化管理、国际发展、药事管理及其他9个二级类目。

(二)中医文献元数据标准

中医文献具有内容宏博、医理深邃、字词古奥、版本抄刻多等鲜明的特色,并继承了中国古代文献的特征性元素。为了更好地对中医文献进行描述,ISO/TS 17948:2014 Health Informatics - Traditional

Chinese Medicine Literature Metadata（健康信息学 中医药文献元数据）在通用的文献元数据标准（都柏林核心元数据，Dublin Core，DC）基础上，规定了中医文献元数据的基本内容。从架构上，元数据模型分为 4 个层次：①元数据子集（metadata section）由相关的元数据实体和元素组成；②元数据实体（metadata entity）是一组说明数据相同特征的元数据元素；③元数据元素（metadata element）是元数据的基本单元；④元数据元素的细化（metadata refinement）是与某个元数据元素具有相同意义，但含义更窄的资源属性。

ISO/TS 17948:2014 在保留了 DC 的元数据元素基础上，又增加了中医药领域的特征元素，其设计原则包括：①重用 DC 元数据元素，如题名（title）、类型（type）、创建者（creator）、主题（subject）、描述（description）、日期（date）、标识符（identifier）、语种（language）、关联（relation）等；②根据中医药文献特点，对 DC 元数据元素进行细化，例如将 DC 中的题名（title）进一步细化为版心题名（title on the fore-edge）、内封题名（title on the inside cover）、书衣题名（title on the book cover）、卷端题名（title on the first page of text）等；③添加具有中医药特色的元数据元素。

如图 13-1 所示，ISO/TS 17948:2014 中包含 24 个元数据元素，其中有 15 个元素源自 DC，9 个是面向中医药文献的特征。该标准为中医文献资源的规范化描述奠定了基础，有助于构建明晰、全面、易懂的文献描述性记录，能有效支持中医药文献的收集、保管和利用，改善中医药文献检索的效果，对于中医药文献资源的系统保护和深度利用具有重要意义。

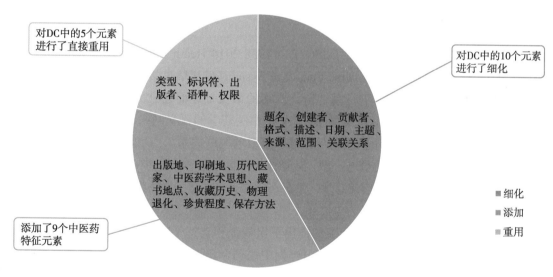

图 13-1 ISO/TS 17948:2014 的元数据元素及其与 DC 元素之间的关系

（三）中医药数据元标准

2019—2020 年，中国中医药信息学会颁布了一系列中医药信息团体标准，其中，中医药数据元相关标准 18 项。这 18 项数据元标准按照《卫生信息数据元标准化规则（WS/T 303—2009）》《卫生信息数据元目录（WS 363—0211）》和《卫生信息数据元值域代码（WS 364—2011）》等给出的规则起草，以中医药领域具体的业务、医院管理为切入点，规定了中医药领域的基本业务、综合统计、护理、资源管理、绩效考评、临床路径、医疗质量、协同办公等的数据元和数据元值域代码，具体如下。

1.《中医药信息数据元目录（T/CIATCM 002—2019）》。

2.《中医药信息数据元值域代码（T/CIATCM 003—2019）》。

3.《中医药综合统计信息数据元目录（T/CIATCM 004—2019）》。

4.《T/CIATCM 005—2019 中医药综合统计信息数据元值域代码（T/CIATCM 005—2019）》。

5.《中医医院护理管理信息数据元目录（T/CIATCM 026—2019）》。

6.《中医医院护理管理信息数据元值域代码(T/CIATCM 027—2019)》。

7.《中医医院资源管理信息数据元目录(T/CIATCM 033—2019)》。

8.《基层医疗卫生机构中医诊疗区(中医馆)健康信息平台信息数据元目录(T/CIATCM 046—2019)》。

9.《基层医疗卫生机构中医诊疗区(中医馆)健康信息平台信息数据元值域代码(T/CIATCM 047—2019)》。

10.《中医医院经济管理绩效考评信息数据元目录(T/CIATCM 059—2020)》。

11.《中医医院经济管理绩效考评信息数据元值域代码(T/CIATCM 060—2020)》。

12.《中医临床路径信息数据元目录(T/CIATCM 071—2020)》。

13.《中医临床路径信息数据元值域代码(T/CIATCM 072—2020)》。

14.《中医医院医疗质量控制信息数据元目录(T/CIATCM 077—2020)》。

15.《中医医院医疗质量控制信息数据元值域代码(T/CIATCM 078—2020)》。

16.《中医医院协同办公信息数据元目录(T/CIATCM 084—2020)》。

17.《中医院协同办公信息数据元值域代码(T/CIATCM 085—2020)》。

18.《中医医院资源管理信息数据元值域代码(T/CIATCM 087—2020)》。

二、中医药术语系统分类标准

(一)中医药学语言系统语义网络框架

2014 年,ISO 国际标准化组织发布了 ISO/TS 17938:2014 Heath Informatics - Semantic Network Framework of Traditional Chinese Medicine Language System(健康信息学　中医药学语言系统语义网络框架)。该标准是基于中医药学语言系统语义网络的语义描述而建立的,通过梳理中医药学的知识、概念、描述等,构建概念之间的语义关系,定义了中医药学的语义网络框架,包括 96 种语义类型及其之间的 58 种语义关系,代表了中医药学领域中重要的关联关系。

为促进国家标准与国际标准协调与一致,我国国家标准化管理委员会在国际标准的基础上进行修改采标,于 2019 年 12 月发布了《健康信息学　中医药学语言系统语义网络框架(GB/T 38324—2019)》,其语义类型和语义关系见图 13-2、图 13-3。

中医药学语言系统语义网络框架标准的提出不仅规范和支持了中医药学语言系统的建设,还为中医药学术语系统和本体创建提供了语义标准,为中医药学语言系统和统一的医学语言系统的映射提供了支持,对中医药学术语的语义交换具有重要意义。

(二)中医临床术语系统分类标准

2017 年,ISO 国际标准化组织发布了 ISO/TS 19465:2017 Traditional Chinese Medicine - Categories of Traditional Chinese Medicine(TCM)Clinical Terminological Systems(中医药　中医临床术语系统分类框架)。该标准是基于中医临床术语系统的分类建立的,描述了中医临床术语体系的层级结构,共分为 17 个类目。具体类目名称和说明见表 13-1。

(三)中西医结合临床术语系统分类

2019 年,ISO 国际标准化组织发布了 ISO/TS 22990:2019 Traditional Chinese Medicine - Categories of Clinical Terminological System to Support the Integration of Clinical Terms from Traditional Chinese Medicine and Western Medicine(中医药支持中西医融合临床术语系统分类框架)。该标准规定了中西医结合临床术语的顶层分类结构,用以支持构建中西医结合临床术语系统,亦可支持标准化电子医疗记录中的术语集成(包括中医药和西医中的专业临床术语),为以标准化电子病历为中心的临床术语的处理、分析提供模型。

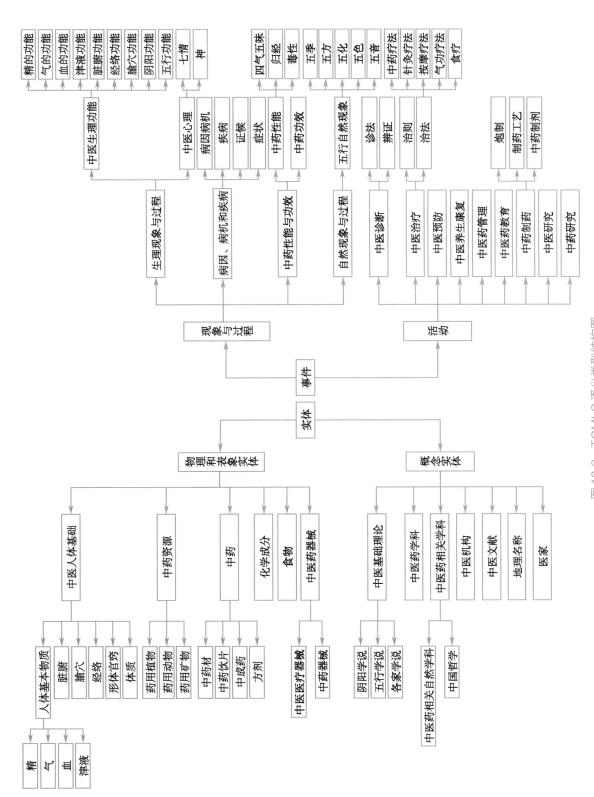

图 13-2　TCMLS 语义类型结构图

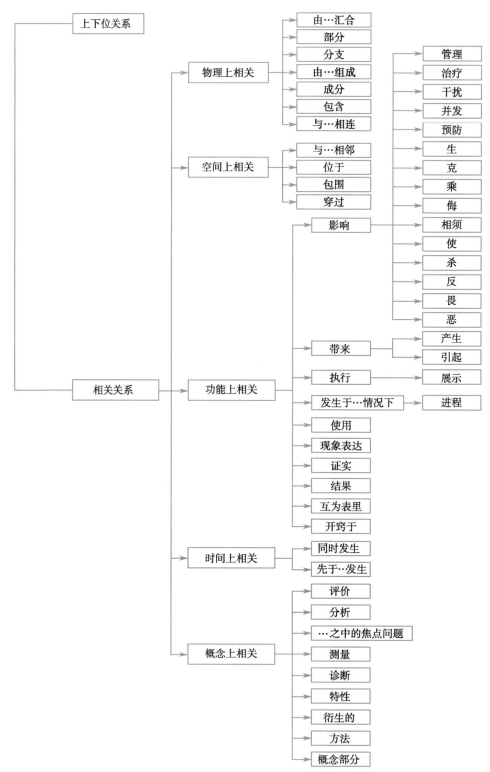

图 13-3 TCMLS 语义关系结构图

表 13-1 中医临床术语系统分类的类目表

序号	类目	说明
1	症状体征	机体因发生疾病而表现出来的生理或心理的异常状态，包括患者自身的各种异常感觉，与医生检查患者时所感知的各种异常表现
2	诊察对象	根据四诊，可以划分为"望诊对象""闻诊对象""问诊对象""切诊对象"

续表

序号	类目	说明
3	病证	分为"中医疾病"和"中医证候"。"中医疾病"描述异常健康情况的状态(轻或严重),表现为症状、体征、行为、病理变化等异常。"中医证候"指对疾病过程中一定阶段的诊断结论,包括病位、病因、病性及病势
4	中医操作/方法	描述在提供中医保健服务中执行的多种活动,包括养生操作/方法、诊断操作/方法、治疗操作/方法
5	病因病机	描述破坏人体阴阳相对平衡而引起疾病的原因,以及疾病发生、发展与变化的机制
6	原理和经验	描述指导中医临床实践的理论,与病证、治则治法、中医操作/方法之间均存在着学习与利用的关系
7	治则治法	中医治疗疾病时所遵循的基本原则,以及针对不同病证采用的具体治疗方法和手段
8	中药和方剂	描述是指在中医药理论指导下应用的药物,也指记录在中国本草书中的传统药物,包括饮片、中成药、方剂、药引和药膳
9	机体形态	指形体和形态,包括有一定形态结构的组织、器官以及无具体形态结构的组织,如经络、三焦等
10	分期与传变	指疾病在机体脏腑、经络、组织之间的转移和变化,包括病位传变和病性传变,包括亚类"脏腑传变""六经传变""三焦传变""卫气营血传变""三关"等
11	中医体内物质	区别于西医的具体物质,是有形、无形物质的统称,包括"正常体内物质"和"异常体内物质"两个亚类,如气、血、津液、唾液、尿液、痰等
12	中医环境和地理定位	包括了中医环境的类型及已经命名的地理定位,例如岭南、巴蜀
13	中医器械和设备	指中医诊断和治疗过程中使用的器械和设备,包括3个小类:诊断器械和设备;治疗器械和设备;中药处理设备
14	限定值	应用于中医药中表示与其相比较的同种量的大小的约定定义和采用的特定量,以及用来表示人、事物或动作的数量单位的词,包括:中医计量单位,如重量单位(铢、两、钱)、长度单位(寸、同身寸)及容量单位(斗、升、合等)等;中医量词,如(生姜两)片,(葱白三)段
15	连接概念	用以连接两个及以上的概念,表达不同概念以及概念类型之间的关系
16	医案结构	提供记录医生诊断病情及治疗过程的文献信息,包括对有关症状、辨证论治、处方、用药以及有关其他情况(如姓名、性别、年龄、职业等)的连续记录
17	情景短语	由两个或两个以上的词组合而成的语法单位,包括古籍中使用的对中医临床有意义的概念

该标准规定了27个顶级分类:症状和体征、证候、疾病、生理结构、功能系统、药物治疗、检测指标、四诊对象、样本、诊断、治疗、实验室分析、药剂处理、健康管理、设备、物理、身体结构、医疗记录、理论和经验、短语、计量单位、环境和定位、物理因素、有机体、特殊概念、连接概念、临床事件。

三、中药编码系统系列标准

中医药编码国家标准主要有《中药编码规则及编码(GB/T 31774—2015)》《中药方剂编码规则及编码(GB/T 31773—2015)》《中药在供应链管理中的编码与表示(GB/T 31775—2015)》,用于实现中药和方剂"一药、一方、一名、一码",解决由出处不同、组方不同导致的"同方异名""同名异物"的情况。

(一)中药编码规则及编码

《中药编码规则及编码(GB/T 31774—2015)》由中药编码规则和编码构成,其中编码规则为通用标准,适用于中药的分类编码。编码采用10层共17位阿拉伯数字来表达中药的身份信息,以期达到"一药一码""一药一名",固定中药的"身份证"。该标准对1 219种中药材、1 603味中药饮片、1 364种中药配方颗粒、1 337 种中药超微饮片进行了分类与编码，既有利于指导医生规范合理用药，提高处方质量，又有利于减少因同名异物、同物异名和炮制方法不同等因素引起的安全用药等问题。

（二）中药方剂编码规则及编码

《中药方剂编码规则及编码（GB/T 31773—2015）》由编码规则和编码两部分组成。编码规则是通用规则，适用于方剂的分类编码。该标准收录的方剂主要依据《中华人民共和国药典》、国家中医药管理局《2010 年中医医院管理年活动三级中医医院检查评估专家手册》《2010 年中医医院管理年活动二级中医医院检查评估专家手册》，并从《黄帝内经》《伤寒论》《金匮要略》《温病条辨》等 1 800 余种中医经典著作的内、外、妇、儿、骨伤等 9 万首方剂中，遴选出临床各科经典方、基础方、常用方共 1 089首中药方剂，并对它们进行了分类编码。该标准可以用于中药方剂的统计和监督管理，以及电子处方、电子病历等的数据处理和数据交换。

（三）中药在供应链管理中的编码与表示

《中药在供应链管理中的编码与表示（GB/T 31775—2015）》规定了中药产品贸易项目、产地、单位、等级、生产日期、批次号、系列号、数量等产品表示内容信息的编码与表示，与 GB/T 31773、GB/T 31774 相互衔接，发挥技术标准的作用，构造完整的中药编码体系，为中药的溯源体系、认证体系和标识制度提供技术支撑。该标准采用 13 位数字代表中药零售产品代码，并使用附加信息编码表达中药产品附加信息。附加信息包括中药代码、内部信息标识符、批号、系列号、生产日期、物流单元内贸易项目数量等，对中药（包含中药饮片、草药、中药配方颗粒、中药超微配方颗粒，不包含中成药）在供应链管理中的信息处理做了详尽的规定。

该系列标准于 2017 年形成了 4 项 ISO 国际标准，见表 13-2。

表 13-2　中药编码系列国际标准表

序号	英文名称	中文名称
1	ISO 18668-1:2016 Traditional Chinese medicine— Coding system for Chinese medicines—Part 1: Coding rules for Chinese medicines	中药编码系统 - 第 1 部分：中药编码规则
2	ISO 18668-2:2017 Traditional Chinese medicine — Coding system for Chinese medicines — Part 2: Codes for decoction pieces	中药编码系统 - 第 2 部分：饮片编码
3	ISO 18668-3:2017 Traditional Chinese medicine — Coding system for Chinese medicines — Part 3: Codes for Chinese Materia Medica	中药编码系统 - 第 3 部分：中药材编码
4	ISO 18668-4:2017 Traditional Chinese medicine — Coding system for Chinese medicines — Part 4: Codes for granule forms of individual medicinals for prescriptions	中药编码系统 - 第 4 部分：中药处方颗粒剂编码

四、针灸语义范畴结构标准

针灸领域的语义范畴结构标准是通过定义一组广泛认可的领域约束，明确针灸学科各子领域的范畴结构。目前针灸领域语义范畴结构的 ISO/TS 16843 系列标准共包含 6 部分内容，分别是针刺穴位（acupuncture points）、进针（needling）、艾灸（moxibustion）、经络（meridian and collateral channels）、拔罐（cupping）和针刺效应（acupuncture effect）。

（一）针灸表达的范畴结构　第 1 部分：针刺穴位

ISO/TS 16843-1:2016 Health Informatics - Categorial Structures for Representation of Acupuncture - Part 1: Acupuncture Points（健康信息学　针灸表达的范畴结构 - 第 1 部分：针刺穴位）描述了针刺穴位的特征范畴和语义关联：3 个特征范畴分别是穴位定位、临床发现以及功效；4 种语义关联分别是识别（identifies）、位于（locates）、定位于（is_located_at）、用于⋯的临床结果（is_used_for_clinical outcome_of）。

（二）针灸表达的范畴结构　第 2 部分：进针

ISO/TS 16843-2:2015 Health Informatics - Categorial Structures for Representation of Acupuncture - Part 2: Needling（健康信息学　针灸表达的范畴结构 - 第 2 部分：进针）描述了针刺的特征范畴和语义关联。进针的 14 个特征范畴分别是进针法、进针属性、持针法、出针法、补泻法、其他刺激法、针刺得气、针刺效应、异常情况、针刺类型、针刺特征、附加刺激方法的刺激剂量、留针时间、伪针刺；7 种语义关联分别是测量（measures）、使用（uses）、造成（causes）、是…的结果（result_of）、评价（evaluation_of）、并发（co-occurs_with）、先于…（precedes）。

（三）针灸表达的范畴结构　第 3 部分：艾灸

ISO/TS 16843-3:2017 Health Informatics - Categorial Structures for Representation of Acupuncture - Part 3: Moxibustion（健康信息学　针灸表达的范畴结构 - 第 3 部分：艾灸）描述了艾灸的特征范畴和语义关联。10 个特征范畴分别是艾灸部位、绝缘介质、艾灸器、不适用艾绒的艾灸器、使用艾绒的艾灸器、艾灸用具、刺激剂、手法、补泻、剂量；6 种语义关联分别是应用于（is applied on）、适用于（is used for）、放置于（is placed on）、用于（is used in）、以…方式使用（is used with）、被应用于（is applied for）。

（四）针灸表达的范畴结构　第 4 部分：经络

ISO/TS 16843-4:2017 Health Informatics - Categorial Structures for Representation of Acupuncture - Part 4: Meridian And Collateral Channels（健康信息学　针灸表达的范畴结构 - 第 4 部分：经络）描述了经络的特征范畴和语义关联。10 个特征范畴分别是经络、经络循行、形体官窍、生理功能、脏腑、病理过程 - 中医、十四经脉、十二正经、解剖学标志；6 种语义关联分别是属于（belong to）、调节（regulate）、…的位置（location of）、穿过（traverse）、与…相连接（connected to）、相当于…（correspond to）。

（五）针灸表达的范畴结构　第 5 部分：拔罐

ISO/TS 16843-5:2017 Health Informatics - Categorial Structures for Representation of Acupuncture - Part 5：Cupping（健康信息学　针灸表达的范畴结构 - 第 5 部分：拔罐）描述了拔罐的特征范畴和语义关联。11 个特征范畴分别是拔罐位置、拔罐类型、拔罐大小、解压缩压力、压力控制方法、压力控制设备、治疗方法、针刺、包含物、持续时间、拔罐数量；14 种语义关联包括用于…（is applied to）、作为…被应用（is applied as）、装配有…（is applied with）、被…应用（is applied by）、被应用于…（is applied for）、应用（is applied）、应用选择（is applied selecting）、应用使用（is applied utilizing）、由…提供（is provided by）、由…解压（is decompressed by）、装配有…（is equipped with）、与…成比例（is proportional to）等。

（六）针灸表达的范畴结构　第 6 部分：针刺效应

ISO/TS 16843-6:2022 Health Informatics - Categorial Structures for Representation of Acupuncture - Part 6: Acupuncture Effectt（健康信息学　针灸表达的范畴结构 - 第 6 部分：针刺效应）是针灸表达的范畴结构标准的第 6 部分，该标准描述了针刺效应的特征范畴和语义关联。针刺效应的 8 个特征范畴分别是针刺疗法、针刺穴位、进针方法、解剖学结构、病证、生理过程、分子功能、基因和基因产物；5 种语义关联分别是应用…（is_applied_to）、调控（regulate）、发生于…（occur_in）、位于…（is_located_in）、…的一部分（part_of）。

五、中医古籍相关标准

（一）中医古籍分类标准

中医古籍是中医药知识的重要载体，是中医学术传承和创新的源泉。为了统一与规范中医古籍分类方法，推进中医古籍在编目分类、保护管理、检索利用和整理研究过程中的标准化和信息化，中国标准化协会发布了团体标准《中医古籍分类标准（T/CAS 531—2021）》。该标准将中医古籍分为 12

个一级类目,53 个二级类目,55 个三级类目。一级类目分别是医经、医理、伤寒金匮、诊法、本草、方书、临证各科、针推外治、养生、医案医话医论、医史目录以及丛书,并将基本大类分为三级类目,按照层累标记制给出各个类目的类号,便于查找和检索。

(二)古籍元数据标准

在古籍著录方面,我国文化和旅游部主导研制了行业标准《古籍元数据规范(WH/T 66—2014)》。该标准以都柏林核心元数据元素集为基础,设计了 21 个元素和 43 个元素修饰词以及 5 个编码体系修饰词,并对相关术语进行了属性定义。21 个元素包括题名、主要责任者、其他责任者、日期、出版者、版本类型、载体形态、附注、收藏历史、文献保护、馆藏信息、相关资源、主题、时空范围、语种、来源、权限、类型、格式、标识符以及其他复本信息。

第三节 典型的中医药知识组织系统

近些年,知识工程方法与技术的应用使得中医药经验性知识的结构化得以实现,形成了许多具有中医药特色的知识组织系统,为中医药知识的传承和创新提供了坚实的基础。本节主要介绍中医药学语言系统、中医临床术语系统、中国中医药学主题词表、中医古籍后控词表等 4 个典型的中医药知识组织系统。

一、中医药学语言系统

(一)简介

中医药学语言系统(Traditional Chinese Medicine Language System,TCMLS),是由中国中医科学院中医药信息研究所研制的,遵循中医药学特点,利用本体论的思路,引进美国一体化医学语言系统(UMLS)的方法,建立的中国第一个计算机化的中医药学及其相关学科的术语集成系统。

(二)框架

中医药学语言系统是借鉴本体论的方法,根据中医药学特点构建的大型语料库和语义网络,将语言学与中医药学知识体系有机地结合在一起。TCMLS 主要包括语义网络(semantic network)和基础词库(basic lexicon)两大部分。

1. 语义网络 中医药学语言系统的语义网络框架定义了中医药领域最基本的语义类型(semantic type)和语义关系(semantic relation)。其中,语义类型是语义网络的节点,为中医药概念提供了一个分类架构系统。该系统在最顶层分为"实体(entity)"和"事件(events)"两大类,并由此展开其层次结构;语义关系是语义网络的节点之间的边,用于将中医药概念连接成一个大型的语义网络。该系统分为"上下位关系"和"相关关系"两大类。"相关关系"又细分为"物理上相关""时间上相关""空间上相关""概念上相关"和"功能上相关"5 种。目前中医药学语言系统的语义网络是依据国际标准ISO/TS 17938:2014 Health Informatics - Semantic Network Framework of Traditional Chinese Medicine Language System 构建的,并在此基础上构建了语义类型之间的语义关系。图 13-4 所示为"证候"与其他语义类型之间的语义关系(包括正向关系和反向关系)。

2. 基础词库 中医药学语言系统的基础词库是以概念为单位,对 25 余万条中医药术语、10 余万条概念进行的系统梳理和准确诠释,建立科学合理的概念分类体系以及概念之间的语义关系。该系统以涵盖中医药学科及其相关学科的概念术语为目标,除了收词量大、覆盖范围广外,还表现为对概念术语的语义控制方面,即每一概念至少被标引为一种语义类型,达到控制概念多方位语义关系的目的,不仅为中医药术语规范化、标准化工作打下一定的基础,更为自然语言处理中医药学知识提供了方便。

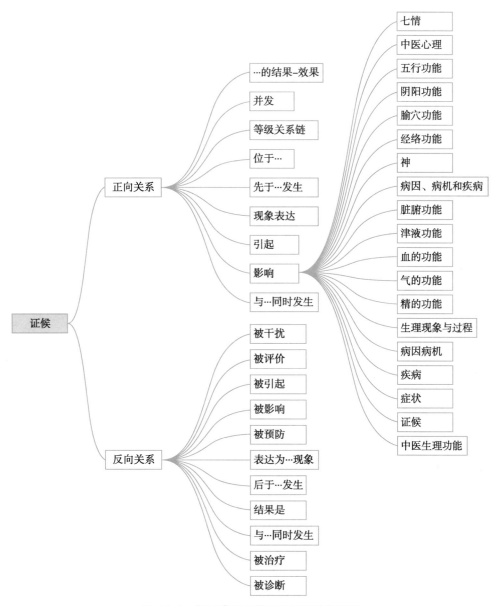

图 13-4　"证候"语义类型及其语义关系图

二、中医临床术语系统

（一）中医临床术语系统简介

中医临床术语系统（Traditional Chinese Medicine Clinical Terminological System，TCMCTS），是由中国中医科学院中医药信息研究所研制，用来描述健康状况和中医医疗活动的大型术语系统。该术语系统参照系统化临床医学术语集（SNOMED-CT）的结构，依据中医临床特色，建立了中医临床术语分类结构，确定中医临床术语的概念、术语间的语义关系。

（二）中医临床术语系统结构

1. 分类结构　TCMCTS 分类结构主要遵循 ISO 发布的中医临床术语系统分类框架［ISO 19465:2017 Traditional Chinese Medicine - Categories of Traditional Chinese Medicine（TCM）Clinical Terminological Systems］。TCMCTS 共有一级类目 18 类，涵盖了临床实践中需要的各种概念与术语，如表 13-3 所示。

表 13-3　"中医临床术语系统分类结构"18 个顶层概念

序号	中文名称	英文名称
1	症状体征	syndrome and sign
2	四诊对象	four examination objects
3	病证	disease and pattern
4	中医操作/方法	TCM operational approach
5	病因病机	cause and mechanism of disease
6	原理和经验	protocol and guideline
7	治则治法	principle and method of treatment
8	中药	Chinese medicinal
9	机体形态	body system
10	分期与传变	staging and transmission/transmutation
11	中医体内物质	internal substance in TCM
12	中医环境和地理定位	environment or geographic location in TCM
13	中医器械和设备	TCM equipment and device
14	中医计量单位和量词	unit of measurement and qualifier value in TCM
15	连接词	linkage
16	医案结构	structure of medical case record
17	短语	phrase
18	限定值	qualifier value

2. 概念及其关系

（1）概念定义：SNOMED-CT 的逻辑化概念定义包括概念的层级定义和概念的属性关系定义。层级定义表示概念的"上下位关系"，用于纵向连接概念，构建系统的层次结构。属性关系通常用于横向连接概念，通过概念间关系对概念的属性特征进行描述，用以阐明一个概念跟其他概念发生关系的性质特征。

TCMCTS 借鉴 SNOMED-CT 构建理念，结合中医特点，通过描述性定义和逻辑性定义实现概念定义，从不同角度表达概念的内涵。以中药饮片"生马钱子"为例，在 TCMCTS v2.0 中，生马钱子的上位词为活血疗伤药，其描述性定义为："生马钱子为双子叶植物马钱科植物马钱的成熟种子，味苦性温，具有通络止痛、散结消肿的功效，临床用于治疗跌打损伤、骨折肿痛、风湿顽痹、麻木瘫痪、痈疽疮毒、咽喉肿痛。"其逻辑性定义则以描述性定义为依据，表达概念自身属性及相关属性。生马钱子的部分逻辑性定义表达如下．

　　生马钱子

　　|上位词|活血疗伤药

　　|有…药味|苦

　　|有…药性|温

　　|有…毒性|大毒

　　|有…功效|通络

　　|有…功效|止痛

　　……

（2）概念关系：TCMCTS 借鉴现有术语系统（如 SNOMED-CT、中医药学语言系统）中的关系类型，注重体现中医特色，增设如"归…经""有…功效"等描述中医特有理论的关系类型。TCMCTS 共

确定了 24 种关系类型（表 13-4）。概念之间的关系连接方式为"定义域 | 关系类型 | 值域"，即关系类型和值域概念组合起来，用以阐释某一概念。

表 13-4 TCMCTS 概念间关系表

定义域	关系类型	值域
方剂、中成药、中药饮片	有…功效	功效
方剂、中成药	由…组成	中药饮片、药用食品、植物油脂和提取物
方剂、中成药	适应证	病证、症状体征
方剂、中成药	有…剂型	剂型
中成药	处方溯源	方剂
中药饮片	有…药性	中药药性
中药饮片	有…药味	中药药味
中药饮片	有…毒性	中药毒性
中药饮片	归…经	经络
中药饮片	是…的炮制品	中药药材
中药饮片	饮片加工	中药配方颗粒
中药饮片	炮制方法	药物炮制法 / 操作
病证	由…造成	病因病机、情景短语、病证
证候	证候所见	症状体征、情景短语
疾病	疾病所见	症状体征、情景短语
病证	病证部位	身体部位
治法	使用	功效、中药药性、中药药味
治法	适用于	病证
中成药	药厂	中药药厂
中医疾病	有…证候	证候
治法	使用	中药药性、中药药味、功效
方剂、中成药	治疗	症状体征、病证
方剂、中成药	适应证	病证、症状体征
穴位	位于	经络

三、中医药学主题词表

（一）简介

中医药学主题词表（Traditional Chinese Medical Subject Headings，TCMeSH）是将中医药文献标引人员或用户的自然语言转换成规范化中医药名词术语的一种术语控制工具。作为我国第一部中医药专业词表，其研究起步于 20 世纪 70 年代，1987 年正式出版《中医药学主题词表》，1996 年修订后更名为《中国中医药学主题词表》，2008 年第三次修订，2015 年网络版发布。此后每年进行年度更新，在中医药文献主题标引、图书编目、期刊索引、数据规范等方面发挥作用。

（二）体系结构

1. **字顺表** 又称主表，是词表的主体部分，是文献标引和检索的主要依据。《中医药学主题词表》收录的全部正式主题词，按汉语拼音字母顺序排列便于查询，以主题词中的单字为单位拼写汉语拼音。同音字按字形集中，首字音形相同者均按第二拼音排列，第二字相同时按第三字排列，以此类推。主题词款目结构包括主题词名称、汉语拼音、英译名、树形结构号、定义、注释、参照项等。

2. **树形结构表** 是综合了范畴索引与词族索引的主题词等级分类表，从学科范畴全面地显示了主题词之间的关系，便于从科学角度选用主题词。中医药学主题词表是以中医药学科体系为基础，同时兼顾了专业特点及分类的需要，将全部主题词按学科门类划分，并尽量做到与《医学主题词表》（MeSH）的范畴类目相兼容，包括中医形态，药用动植物，中医病症，中药和方剂，中医诊断治疗技术和设备，中医精神疾病和心理学，中医药学及其相关学科，自然科学，教育，工艺学与中药技术，人文科学，信息科学，各种人和各种职业名称，保健，地理名称等。

3. **副主题词表**

（1）专题副主题词表：中医药学主题词表收录了副主题词 94 个，其中 MeSH 副主题词 84 个，中医药学副主题词 10 个，分别为中医药疗法、中西医结合疗法、针灸疗法、按摩疗法、穴位疗法、气功疗法、中医病机、针灸效应、气功效应、生产和制备。在标引和检索时用副主题词对主题词进行限定，使主题方面更加专指。每个副主题词均有明确的定义和范围，对其允许组配的主题词类目进行了严格的规定。

（2）编目、出版类型副主题词表：编目副主题词表供中医药学书籍编目使用，包括：资料类型副主题词表，收录副主题词 51 个；地理副主题词表，收录副主题词 79 个；语言副主题词表，收录副主题词 25 个。出版类型表收录 MeSH 词表中出版类型 44 个，供标引与检索使用。

（3）附表：医学家姓名附表，收录医学家姓名 59 条，按汉语拼音顺序排列。本表供书本式检索工具书编制索引及书籍主题编目使用，在数据库的标引及检索时做主题姓名标引和检索的参考。

四、中医古籍后控词表

（一）简介

后控词表，又称"只供检索词表"或"不断增长词表"。它是利用先控语言的原理和方法编制的自然语言检索用控制词表，主要是对自然语言中大量存在的等同关系、等级关系和大部分的相关关系进行控制与揭示，通过这些措施达到对自然语言检索中的各种不利因素的事后控制。后控制词表的性质类似于入口词表，它可以弥补自由标引带来的检全率降低的不足。

中医古籍后控词表配备在检索系统中，用户只要输入已知的检索词，系统利用后控词表自动地把同义词、相关词纳入检索式，并用"或"逻辑彼此联系在一起，从而提高查全率。借助于后控词表，用户可以获取所需专指度，而且各种水平的族性检索能力仍然存在。

（二）结构

中医古籍后控词表共设 8 个字段，包括类号、标引词、同义词、近义词、上位词、下位词、关联词和现代医学对照词：①类号，是指标引用词的所属分类代号；②标引词，是指利用自由标引方法提取的标引用词；③同义词，是指与标引词有同义关系的标引用词；④近义词，是指与标引词有近义关系的标引用词；⑤上位词，是指与标引词有上位关系的标引用词，如"草部"可以作为金银花的上位词；⑥下位词，是指与标引词有下位关系的标引用词，如赤芍、白芍可以作为芍药的下位词；⑦关联词，是指与标引词关联密切的标引用词，如金银花散、银翘散可以作为金银花的关联词；⑧现代医学对照词，是指与标引词具有一定医学对照关系的现代用词，具体可指中西医学对照比较明确的医学用词或是现代最新研究成果等，如"糖尿病"可以作为"消渴"的现代医学对照词。为保证数据库的检索效率，后控词表需要根据数据库用户的使用评价、数据库内容的变化进行更新维护。

第四节　中医药领域知识组织应用

在人工智能时代，随着知识表示和机器学习的技术进展，中医药领域知识组织系统越来越多地被实际应用于知识检索、知识推荐、知识共享等各个方面。本节就中医药领域知识组织的具体应用进行简要介绍。

一、中国中医药期刊文献数据库

（一）简介

中国中医药期刊文献数据库收录 1949 年至今的有关中医药学内容的期刊文献信息，涵盖了中国国内出版的生物医学及其他相关期刊千余种，包含中医药学、针灸、气功、按摩、保健等方面的内容，收录了中医药文献题录 100 余万条，其中 50%～70% 附有文摘。该数据库采用美国国立医学图书馆的《医学主题词表》（MeSH）及中国中医科学院中医药信息研究所的《中医药学主题词表》进行规范的主题词标引，用以进行精确检索和扩展检索。该数据库每季度更新一次，每年约增加文献 6 万篇。

（二）主题标引和主题检索

中国中医药期刊文献数据库在构建过程中，利用中医药学主题词表对中医药文献进行主题标引，在检索界面提供主题检索，从而实现更为精准的查询。在词表系统中查到相应的主题词，然后在进行文献检索的时候，进入主题检索，输入主题词，就可以更快、更全地检索到相关文献。在中医药期刊文献数据库里还可以利用扩展检索，检索到相应主题词下位所有词，进行成族一类主题词的检索，利用加权检索，检索到更为精准的文献（图 13-5）。

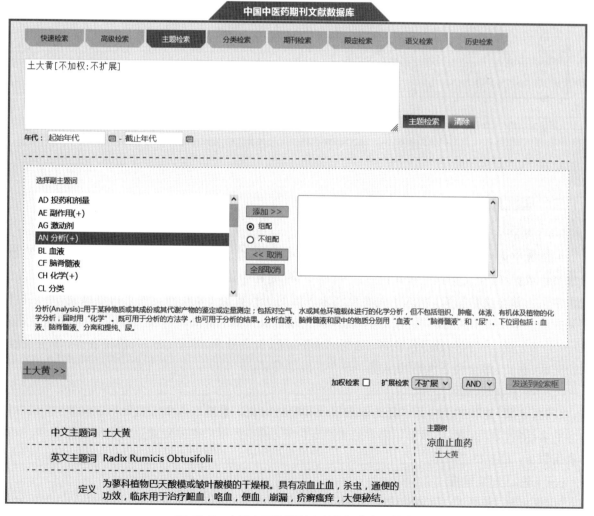

图 13-5　中国中医药期刊文献数据库主题检索

（三）分类检索

中国中医药期刊文献数据库，除了主题检索外，还提供了分类检索，采用《中图分类法》的 R 类医学卫生的分类（图 13-6），方便用户从分类法的角度迅速检索到需要的文献。具体检索方法是：进入分类检索界面，点击分类树上的节点分类词，输入检索框，就可以检索到相应的文献。

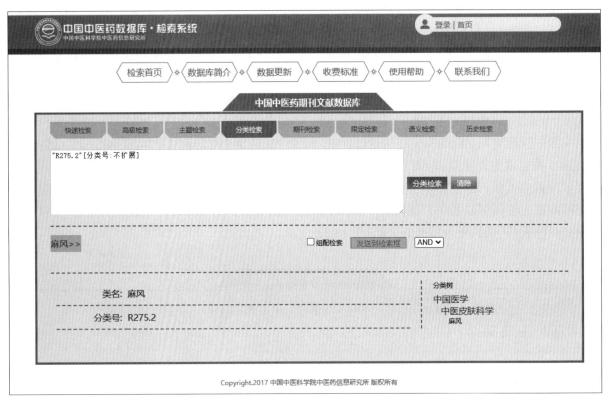

图 13-6　中国中医药期刊文献数据库分类检索

二、国医典藏古籍文献资源库

（一）简介

古籍数字化是指利用现代技术将古籍中的文字和图像信息转换为能被计算机识别的数字符号，形成书目数据库、全文数据库和知识库。"国医典藏"是由中国中医科学院中医药信息研究所研发的大型中医古籍全文数据库，精选了先秦至清末民国的历代典籍 1 800 种。收录内容精良，不乏世所罕见的珍善本及孤本医籍，具有较高实用价值、文献价值和学术价值。所选书目按《中国中医古籍总目》分类法分类，内容涉及医经、医理、诊断、伤寒金匮、针灸推拿、本草、方书、临证各科、养生、医案医论医话、医史、综合性著作等 12 大类、65 个二级类目。

（二）后控词表应用

"国医典藏"能够实现中医古籍的原貌展现和便捷阅览。系统嵌入中医古籍后控词表，实现古籍内容的多途径深度检索、古籍知识内容的精准定位等功能，为用户提供专业化的中医古籍阅读、检索与利用服务，如图 13-7 所示。

（三）古籍分类导航

"国医典藏"采用了《T/CAS 531—2021 中医古籍分类标准》作为分类导航，方便用户从知识分类角度进行检索查找，如图 13-8。

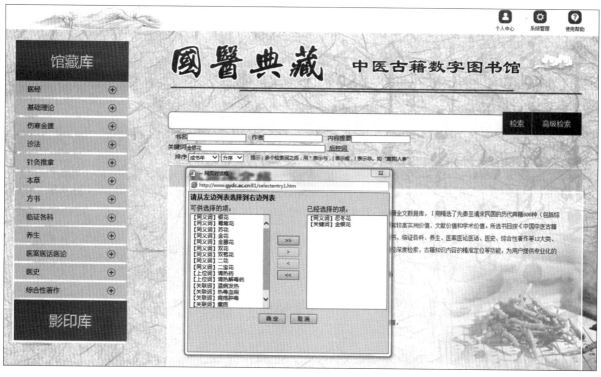

图 13-7 "国医典藏"后控词表检索

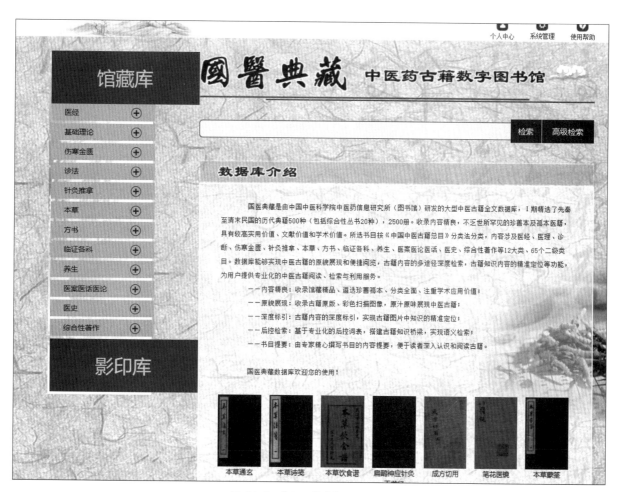

图 13-8 "国医典藏"分类导航

三、中医药语义百科系统

中医药语义百科系统基于中医药学语言系统实现术语系统和知识库的整合,为汇集和维护中医药领域的知识提供一个开放的网络平台,使全世界的中医药工作者都可以访问和利用这些中医药知识资源。中医药语义百科主要由中医药知识图谱和语义百科两部分内容组成。

（一）中医药知识图谱

中医药知识图谱是以"中医药学语言系统语义网络框架"为骨架,以语义网络中的结点代表领域概念,以边代表概念之间的关系,在此基础上,将中医药领域现有术语资源和数据库资源融合起来构建的大型中医药知识图谱。如图 13-9 所示,该知识图谱在语义网络的基础上增加了更多的知识内容,这些内容可能分散在中医药领域的各种数据库、文献资源、原始数据文件等中。用知识图谱技术,以语义网络为"骨架"对这些分散的领域知识进行有序汇集和组织,并实现图形化展示,为中医药领域用户提供知识资源浏览、语义检索、语义百科等服务。

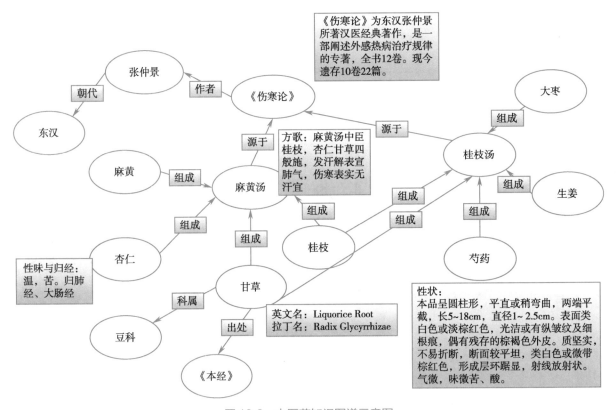

图 13-9　中医药知识图谱示意图

知识图谱根据用户输入的知识识别出相关实体,列出该实体的核心信息,并以可视化概念图的方式形象地表达概念之间的关联。用户可以通过交互的方式来浏览概念,并选择其中的某个概念继续检索。如图 13-10 所示,在"人参"的检索结果右侧,列出了其图片、主要相关信息;左侧则用动态图的形式展现该知识点的主要网络关系;在右下方列出了相关文献的检索结果。

（二）中医药语义百科

中医药百科按概念实体对知识和文献进行组织。它将知识图谱中关于某个概念实体的知识综合呈现出来,包括该概念的名称、类型、简介、文字信息以及语义关系等,并列出与该实体相关的文献题录。可参考用户的编辑和反馈结果,不断完善和丰富中医药学语言系统等知识资源。以"中药"类概念为例,根据中药概念的数据特点,展示目录分为四大类,基本信息、中药属性、药用价值、理化特性;每一大类下又分设小类,以便更清晰明了地展示概念信息(图 13-11)。

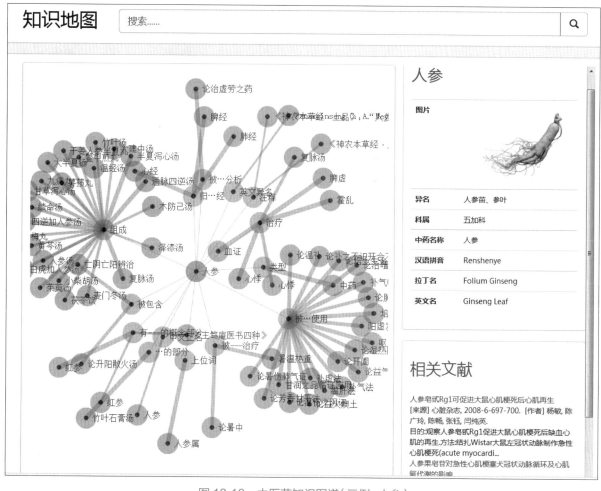

图 13-10　中医药知识图谱(示例:人参)

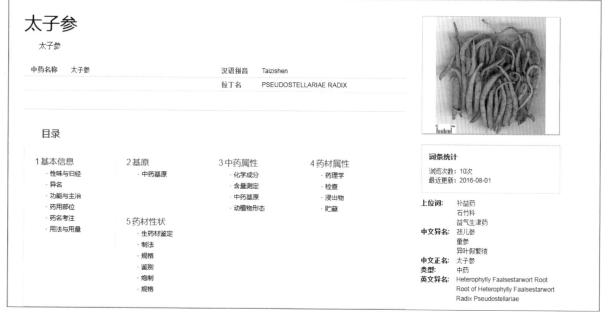

图 13-11　中药类百科词条

中医药百科系统以《中医药学语言系统语义网络框架（ISO/TS 17938：2014）》作为平台的知识导航结构（图13-12），将系统内的中医药知识用标准的知识组织结构统领起来，方便用户检索查询。

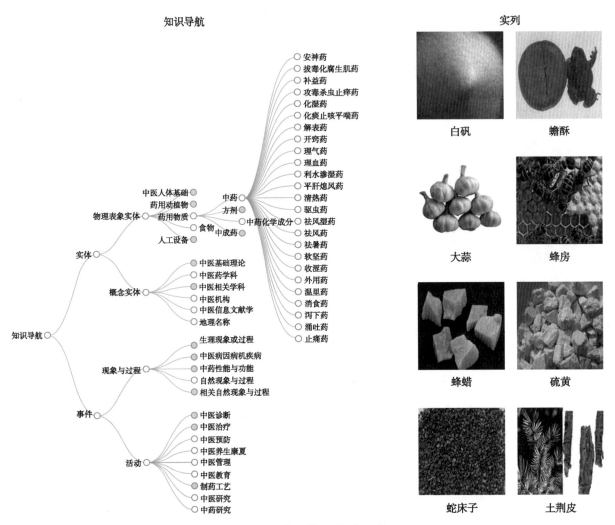

图 13-12   中医药百科知识导航

四、中医药智能问答系统

中医药智能问答系统是以"月经病"为示范构建的一款知识问答系统，其目的主要是帮助普通用户能够更便捷地了解医疗知识，帮助用户获取到更有针对性的医疗信息等。如图 13-13 所示，该系统将中医药学语言系统的规范知识与文献中的病案结合起来，将相关疾病、症状、方剂、中药等知识实体构建成知识图谱，通过临床实际病历的训练，不断丰富后台知识库，修正问答算法，进而进一步提高回答的准确性。

目前该问答系统尚未能实现用户完全自由提问，而是为用户提供了几种可提问的类型，比如问疾病、问治疗方法、问方药、问病案等。如输入问题"什么疾病有小便短黄、月经量少这些症状？"，系统会首先返回知识图谱，在左侧知识图谱中可显示与"小便短黄、月经量少"相关的疾病和症状。同时，用户根据图 13-14 左侧给出的图谱提示，补充病情描述，得到治疗建议。治疗建议按可能性大小排序给出疾病名称和治疗方案。

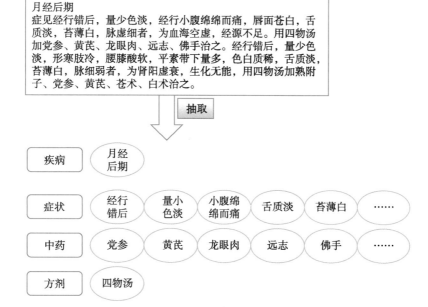

图 13-13　中医药知识抽取示意图

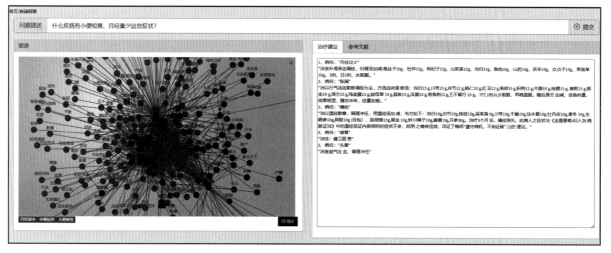

图 13-14　中医药智能问答系统

（李海燕）

思 考 题

1. 中医药领域知识组织的应用前景有哪些？
2. 中医药古籍有哪些知识组织和利用方式？
3. 目前中医药领域的知识组织系统有哪些？分别介绍每个知识组织系统的特点。

推荐阅读

[1] 李丹亚,李军莲. 医学知识组织系统 - 术语与编码 [M]. 北京:科学出版社,2019.

[2] 郭继军. 医学信息资源建设与组织 [M]. 北京:人民卫生出版社,2009.

[3] 王知津. 知识组织理论与方法 [M]. 北京:知识产权出版社,2009.

[4] 曾新红等. 中文知识组织系统——语义描述、共建及共享服务 [M]. 北京:化学工业出版社,2016.

[5] International Medical Informatics Association(IMIA). Yearbook of Medical Informatics,2021.

[6] 苏新宁,谢靖,徐绪堪,等. 面向知识服务的知识组织理论与方法 [M]. 北京:科学出版社,2019.

[7] 冷伏海. 信息组织概论 [M]. 北京:科学出版社,2008.

[8] HOYT R E. Health Informatics - Practical Guide for Health Care and Information Technology Professionals[M]. 6th ed. Lulu.com,2014.

[9] 司莉. 信息组织原理与方法 [M]. 2 版. 武汉:武汉大学出版社,2020.

[10] 宋培彦. 术语计算与知识组织研究 [M]. 北京:科学技术文献出版社,2018.

[11] 卜书庆. 知识组织系统构建与知识服务研究 [M]. 北京:国家图书馆出版社,2014.

[12] 中华人民共和国国家质量监督检验检疫总局,中国国家标准化管理委员会. GB/T 13190.1—2015 信息与文献 叙词表及与其他词表的互操作 第 1 部分:用于信息检索的叙词表 [S]. 北京:中国标准出版社,2015.

[13] 陈文伟,陈晟编. 知识工程与知识管理 [M]. 2 版. 北京:清华大学出版社,2016.

[14] UZUNER O,MAILOA J,RYAN R,et al. Semantic relations for problem-oriented medical records[J]. Artif Intell Med,2010,50(2):63-73.

[15] HANISCH D,FLUCK J,MEVISSEN H T,et al. Playing biology's name game: identifying protein names in scientific text[J]. Pac Symp Biocomput,2003:403-414.

[16] 惠军华. 知识表示与处理 [M]. 北京:电子工业出版社,2021.

[17] 胡洁,彭颖红,戚进. 知识融合理论与方法 [M]. 上海:上海交通大学出版社,2018.

[18] 肖仰华. 知识图谱:概念与技术 [M]. 北京:电子工业出版社,2020.

[19] 王昊奋,漆桂林,陈华钧. 知识图谱:方法、实践与应用 [M]. 北京:电子工业出版社,2019.

[20] 朱小燕,李晶,郝宇,等. 人工智能 - 知识图谱前沿技术 [M]. 北京:电子工业出版社,2020.

[21] 赵军,刘康,何世柱,等. 知识图谱 [M]. 北京:高等教育出版社,2018.

[22] 惠军华. 知识表示与处理 [M]. 北京:电子工业出版社,2021.

[23] 邵浩,张凯,李方圆,等. 从零构建知识图谱:技术、方法与案例 [M]. 北京:机械工业出版社,2021.

[24] 周宁. 信息组织 [M]. 4 版. 武汉:武汉大学出版社,2017.

[25] 肖晓旦,张士靖. 医学文献主题标引 [M]. 北京:高等教育出版社,2008.

[26] 刘德培. 中华医学百科全书·医学信息学卷 [M]. 北京:中国协和医科大学出版社,2017.

[27] 瞿裕忠,胡伟,程龚. 语义网技术体系 [M]. 北京:科学出版社,2015.

[28] 娄岩. 医学大数据挖掘与应用 [M]. 北京:科学出版社,2015.

[29] Marakas GM,敖富江. 数据仓库,挖掘和可视化:核心概念——国外经典教材·计算机科学与技术 [M]. 北京:清华大学出版社,2004.

[30] 于凯江. 重症医学:融合与创新 [M]. 北京:人民卫生出版社,2015.

[31] 马张华,黄智生. 网络信息资源组织 [M]. 北京:北京大学出版社,2007.

[32] 黄如花. 网络信息组织:模式与评价 [M]. 北京图书馆出版社,2003.

[33] 赵志坚,何平,杜方冬. 网络信息资源组织和检索 [M]. 北京:人民邮电出版社,2004.

[34] 张俊林. 这就是搜索引擎:核心技术详解 [M]. 北京:电子工业出版社,2012.

[35] 李霞,雷健波,李亦学,等. 生物信息学 [M]. 2 版. 北京:人民卫生出版社,2015.

[36] 崔雷. 临床信息管理 [M]. 北京:人民卫生出版社,2019.

[37] 李毅,张豫夫. 医学信息分析与临床决策支持 [M]. 北京:北京大学医学出版社,2020.

[38] 杨善林,丁帅,顾东晓,等. 医疗健康大数据驱动的知识发现与知识服务方法 [J]. 管理世界,2022,01:219-228.

[39] 顾东晓. 医疗健康案例知识发现与智能决策方法 [M]. 北京:科学出版社,2020.

[40] 国家药品监督管理局职业药师资格认证中心. 药事管理与法规 [M]. 北京:中国医药科技出版社,2020.

[41] 黄敏琪. 药事管理与法规 [M]. 3 版. 郑州:河南科学技术出版社,2014.

[42] 崔蒙,吴朝辉,乔延江. 中医药信息学 [M]. 北京:科学出版社,2015.

[43] 李海燕. 中医药信息标准 [M]. 北京:科学出版社,2015.

[44] 于彤,陈华钧,姜晓红. 中医药知识工程 [M]. 北京:科学出版社,2018.

[45] 孟群,胡建,马敬东,等. 卫生管理 [M]. 北京:人民卫生出版社,2014.

[46] 马家奇. 公共卫生信息资源管理及信息化规划方法 [M]. 北京:人民卫生出版社,2010.

[47] 赵文龙,陆斌杰. 卫生信息管理学 [M]. 北京:科学出版社,2018.

[48] 万跃华,何立民. 网上生物信息学数据库资源 [J]. 情报学报,2002,4:497-512.

[49] 李晓瑛,李军莲,邓盼盼,等. 医学知识组织系统构建研究与应用实践 [J]. 数字图书馆论坛,2020(7):30-35.

[50] 朱东屏. 数字化医学信息组织和数据描述发展概况 [J]. 解放军预防医学杂志,2005,4:308-310.

[51] 张思思,陈婷婷,朱军伟,等. GSA:组学原始数据归档库 [J]. 遗传,2018,40(11):1046-1049.

[52] 刘丽华,金水高,郭静. 公共卫生信息分类与编码研究 [J]. 中华预防医学杂志,2007,41(05):344-347.

[53] 冯丹,周游,姚远,等. 我国居民健康档案基本数据集数据元目录编制 [J]. 中国卫生信息管理杂志,2012,9(01):71-74.

中英文名词对照索引

29